优生咨询与指导

总主编　陈雅芳

编　著　严碧芳　蒋梅珠

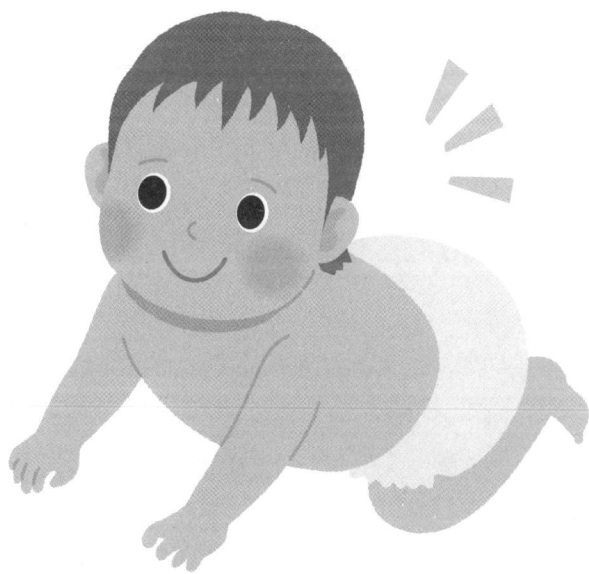

复旦大学出版社

内容提要

全书共 5 章，系统地阐述了优生学的发展、影响优生的因素、胎儿的生长与发育、孕期的生理与保健、优生咨询与指导等内容；重点分析了遗传、环境、营养等对优生的影响；提出了婚前、孕前、产前等不同阶段的优生做法。该书吸收了当今最前沿的优生理论，并通过案例进行深入浅出的剖析，表述清晰流畅，语言通俗易懂，内容体系完整，旨在丰富早期教育工作者的优生理论并指导她们有针对性地开展优生咨询服务工作。本书适用于早期教育、学前教育专业学生使用，同时可作为广大适龄青年及初为父母者学习优生咨询与指导知识的好帮手。

编 审 委 员 会

总主编
陈雅芳

副总主编
颜晓燕

编委会成员
王颖蕙　徐华莉　陈春梅　曹桂莲　严碧芳
许环环　刘丽云　刘婉萍　裴殿玲　洪美芬

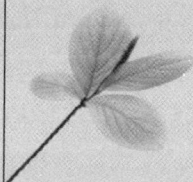

序

重视早期教育,促进0~3岁儿童身心健康发展是当前世界学前教育发展的潮流,也是广大家长的迫切需求。0~3岁儿童教育发展,关系到千家万户的幸福,关系到未来民族的整体素质。我国《中长期教育改革和发展规划纲要(2010~2020年)》明确提出:重视0~3岁儿童教育。在这种政策导向下,我国儿童早期教育市场整体步入快速发展轨道,一部分由幼儿园、妇幼医院、儿童活动中心以及社区等机构主办的早教中心、亲子园、亲子俱乐部等,如雨后春笋般出现在早教市场。为提高家庭的育婴水平,各地纷纷兴办家长学校、父母学校、家政学校等,以各种教育文化传播形式向年轻父母传授儿童教育的知识和方法。然而不容忽视的是,在早期教育快速发展的背景下,存在着过度的智力开发、过早的优势智能定向、过量的单一兴趣培养、过重的学科知识学习等不良现象,早期教育在市场的规范和质量的提升上还存在诸多问题,特别是在质量上急需专业的引领。

近年来,福建省高度重视早期教育事业的发展,把0~3岁的儿童教育列入重要的议事日程,颁布《福建省0~3岁儿童早期教育指南(试行)》,成立福建省南、北两个片区的早期教育实验研究基地。南片区0~3岁早期教育实验研究基地由泉州幼儿师范高等专科学校牵头,对当前0~3岁儿童发展教育亟待解决的问题进行专门的实验研究。6年来,工作小组成员相继深入泉州、厦门、漳州、龙岩的公、民办幼儿园和早教机构,针对当前早期教育的热点、难点问题,开展各种早教指导研究活动。主要内容包括儿童身心发展理论、育儿方法、营养指导、护理技能、教育顾问、家庭益智游戏、体育游戏、感知能力发展、语言与动作发展、情绪与行为、社会性发展等,并为社区早期教育、家庭教育和托幼机构教育提供专业咨询服务,有效推进福建省早期教育事业的发展。在6年实验研究的基础上,我们组织专家、幼儿园老师编写0~3岁早期教育系列丛书。

本丛书共9本,是福建省南片区0~3岁儿童早期教育实验研究的成果。总主编陈雅芳,副总主编颜晓燕。具体分册内容及编写人员是:《优生咨询与指导》,严碧芳、蒋梅珠编著;《0~3岁儿童心理发展与潜能开发》,主编陈雅芳,编者刘婉萍、孙蓓、姚瑶;《0~3岁儿童教养》,主编刘丽云,编者刘丽云、连翔、公燕萍、郑诚燕;《0~3岁儿童保健与营养》,主编许环环,编者许环环、林洁怡、孙巧锋;《0~3岁儿童动作发展与训练》,主编陈春梅,编者陈春梅、杨清美、吴聿霖、许环环、杜珍珍、林阿虹、何立航;《0~3岁儿童语言与交往》,主编颜晓燕,编者颜晓燕、方少萌、黄丽娟、何立航、丁翎、郑晓云等;《0~3岁儿童艺术启蒙与指导》,主编徐华莉,编者徐华莉、任建龙、欧阳毅红、郑青梅;《0～3岁儿童玩具与游戏》,主编王颖蕙,编者王颖蕙、王英会、陈恒娥,以及《0～3岁儿童亲子活动设计与指导》,主编曹桂莲,编者曹桂莲、王清得、林琳、王雅霜。

本丛书在构思和章节安排上,尽量做到结构统一,体例合理,资料翔实,便于使用。一是以需求为依据,以实用为旨归,在编写中充分依据家长育儿的现实需求,遵循"0～3岁早期教育的第一任老师是家长,教育指导的对象是家长"的客观事实,从实用出发,设置"案例导入、内容阐释、育儿宝典、家长沙龙、反思与实践"等内容板块,使丛书具有可读性强、可操作性强等特点。二是以实证为基础,以科学为引领。丛书编写以泉州、厦门、漳州和龙岩近10所亲子教育机构的实证研究为素材,并广泛收集、整理、吸收当前0～3岁早期教育的权威研究资料,在编写中以各种有关的教育理论为指导,如蒙台梭利敏感期理论、加德纳多元智能理论、皮亚杰的认知发展阶段理论、弗朗西斯·高尔顿的优生理论、弗洛伊德人格发展理论、华生和布里奇斯的婴儿情绪发展理论等。三是以专业为支撑,以品质为特色。丛书由0～3岁早期教育研究的专业团队共同打造,各位主编均为相关领域的专业骨干,具有良好的学前教育专业背景,本着传播科学的早期教育理念,为0～3岁早教专业师资的培养培训和家长的科学育儿提供专业指导的宗旨,在编写中追求品质,努力做到观点鲜明精确、阐述清晰透彻、表达生动精炼、实例典型具体。本丛书既适用于高、中等师范院校培养、培训早教师资,也适用于早教机构人员和广大家长的阅读,具有较高的参考价值与实用价值。

由于编者水平有限,丛书中不妥之处,恳请读者批评指正,也热切希望得到更多的幼教同行们的指教。

教育部高职高专教育专业类教学指导委员会委员
福建省民办教育协会学前教育专业委员会会长　　**陈雅芳教授**
福建省幼教研究会副理事长

2014年7月

前言

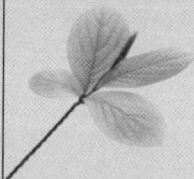

　　近几年,0～3岁婴幼儿早期教育受到了社会前所未有的关注。应社会对早教师资的迫切需求,泉州幼儿师范高等专科学校于2007年设置并招收首届学前教育专业(早教方向)学生,《优生咨询与指导》课程被列入早教专业人才培养方案中的必修课程,笔者有幸承担本门课程的教学任务。因教学与研究之需,查阅大量相关文献资料,发现目前与早教优生学相关的书籍不多,且已经出版的这些书籍不适合作为专科层次早期教育的专业教材。为此,从2007年起笔者便启动编撰适合专科早教专业的优生学教材工作,经过数年的不断修改和完善,终于如愿地完成了《优生咨询与指导》的编撰工作。

　　全书共分为五章,分别为优生咨询与指导概述、影响优生的因素、胚胎的发育与优生、优生咨询指导和妊娠期的优生指导。本教材在编撰过程中,力求做到体例完整、内容新颖丰富,凸显科学性、创新性、时代性与实用性相统一。力求为广大早期教育工作者在优生咨询与指导方面提供有价值的理论探索和方法指导,为广大家长提供有益启迪和具体的帮助。

　　本书第一至第四章由严碧芳负责编撰,第五章由蒋梅珠编撰;全书目录架构、统稿工作由严碧芳完成。本书在编撰过程中借鉴和参阅了国内、外同行相关的大量研究成果,在书中均一一做了注明,在此对这些著作者表示由衷的谢意!

　　由于作者水平有限,书中存有疏漏与不妥之处在所难免,敬请广大读者不吝指正,以便日后不断修订完善。

严碧芳

2015年1月

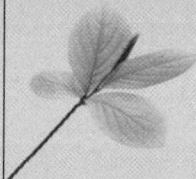

目录

第一章

优生咨询与指导概述

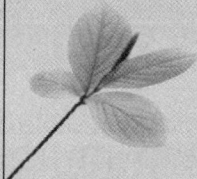

优生是人类社会永恒的一种理想和希望,在没有文字记载前,优生就存在于人类的生殖实践中,优者选优的择偶原则甚至在动物世界里都普遍存在,动物与人类的性选择便是自然的优生。

案例导入

印度电影《流浪者》有句台词:"法官的儿子是法官,贼的儿子一定是贼。"你认同这种说法吗? 为什么?

第一节　优生学概念、任务与内容

一、优生学的概念

优生学是应用医学和遗传学原理和方法研究防止出生缺陷,改善人类遗传素质的科学。

优生,顾名思义,就是如何才能生育一个健康聪明的后代,尽可能地降低"缺陷儿"的诞生。而优生学一词最早出现在《对人类才能及其发展的调查研究》一文中,是英国博物学家弗朗西斯·高尔顿(Galton,1822～1911)于 1883 年首创的,该词来源于希腊文 eugenes,本意"生好的"。

早期对优生学的理解,认为优生学是指"研究在社会控制下,为改善或削弱后代体格和智力上的某些种族素质力量的科学"[1],即中国人称为善种学。

到了现代社会,随着科技的发展,人类对优生学的理解更加深入和完善。现代对优生学的认识,认为优生学是应用医学和遗传学原理和方法研究防止出生缺陷,改善人类遗传素质的科学。出生缺陷包括遗传性、先天性和产伤性三大类方面的疾病。优生学的理论基础是人类遗传学,它是由遗传学、医学、心理学、人口学、

---

① 吴刚,伦玉兰. 中国优生科学[M].北京:科学技术文献出版社,2000,8

社会科学等学科相互渗透、发展起来的边缘学科及综合性的应用学科。

现代对优生学的诠释，摒弃了早期优生学的模糊性和种族性，在社会、文化、伦理的支持下，以生物学、医学、环境学和遗传学为基础，从宏观和进化的角度判断人类性状的优劣，倡导用科学的方法维持和促进人类的优良素质，减少或控制某些遗传性疾病或先天性缺陷儿的出生，使之生出既健康又聪明的个体，为生后优育优教打下基础，全面提高世界人口的素质。

二、优生学研究的目的与任务

（一）优生学研究的目的

优生的目的是提高人口质量。根据优生学研究的目的，人们习惯将优生学区分为消极优生学和积极优生学。

消极优生学研究的主要目的是研究使不理想的有害基因减少的可能性和方法；积极优生学研究的主要目的是探讨决定人类理想的性状的基因增加的原因和方法。

过去按照优生学的观点，曾在各国实行了禁止低劣遗传素质人生育的法律。但是决定哪个性状优良，哪个性状低劣并不是一件简单的事情。同时也需要警惕，如果乱用优生法恐怕会侵犯人权。许多学者指出，随着医学的进步，有害的基因突变会在人群中积累起来，所以单是医疗的进步和环境的改善不能解决优生学的根本问题。

（二）优生学研究的任务

优生学研究主要有两个任务：一是，增进有关人类不同特征遗传本质的知识，并判定这些特征的优劣和取舍；二是，提出旨在改进后代遗传素质的方案。

目前，有关人类性状遗传的知识仍较局限，判定某种性状在未来社会中的优劣或对人类进化的利弊则更非易事，所以在制订增加或减少某种基因频率的方案时更应十分谨慎从事。当前，只能对某些已确证为有害的习俗和遗传性状采取优生措施：①制定优生法，对婚配、生育和生育年龄进行合理的限制，以减少因近亲结婚而产生的隐性遗传性疾病和因母亲年龄过大所致先天愚型等先天性缺陷的发病率；②通过普查，检出特定人群中某些隐性有害基因的携带者，以避免两个杂合体结婚而生出隐性纯合子患者；③通过羊膜腔穿刺获得羊水中胎儿脱屑细胞或取出早期胎盘绒毛进行胎儿的产前诊断，结合必要的人工流产以防止患儿的出生；④广泛设立遗传咨询网点，开展遗传咨询工作等。

我国学者李崇高认为现阶段我国优生学研究的主要任务是：应在社会、经济、环境、文化、伦理的支持下，以预防性优生学为重点，以生物学、医学、环境学和遗传学为基础，采取遗传咨询、植入前或产前诊断、选择性植入或选择性流产的方法，减少或杜绝某些遗传性疾病或先天性缺陷儿的出生，并积极关注孕期、围产期和新生儿期的保健及婴幼儿的早期教育，以达到提高出生人口素质的目的。另外，还要为积极优生探索方法和积累资料，为将来人类控制和改造自身创造条件。[①]

三、优生学研究的主要内容

现代优生学的范围正在逐步扩大，已不限于只在遗传学考虑下一代的生物素质，而且还要防止各种非遗传性先天性疾病，分娩过程中的损伤及新生儿疾病，以保证下一代的人口素质。因此，优生学的学科基础十分广泛，需要从分子遗传学、人类遗传学、医学遗传学、行为遗传学、胚胎学、畸形学、妇产科学、围产医学、儿科学、社会学、伦理学、人口学、教育学、流行病学、环境科学和法学等多方面进行研究。

从优生学所涉及的领域又可将优生学分为基础优生学、临床优生学、环境优生学和社会优生学。

（一）基础优生学

从生物科学和基础医学方面对优生课题进行研究，主要研究导致出生缺陷的遗传因素、发病机制、防治

---

① 吴刚,伦玉兰.中国优生科学[M].北京:科学技术文献出版社,2000,32

方法和检测手段等,搞清哪些因素可以导致出生缺陷,其作用原理,如何防止缺陷儿出生以达到优生的目的。基础优生学偏重于生物学,以揭示优生和劣生的一般规律为主。

(二)临床优生学

从临床医学角度对优生医疗措施的研究。早期用于优生的医疗措施有绝育术、人工流产术及避孕方法;新近的有遗传咨询、产前诊断等。目前,从临床角度有许多与优生相关的研究内容,其不仅包括胎儿学、新生儿学、围产医学,还包括婚前检查、孕期保健、优生咨询、产前诊断、分娩监护等。临床优生学偏重于医学,以针对母体和胎儿的医疗预防技术措施为主。

(三)环境优生学

研究如何消除公害,防止各种有害物质对母体、胎儿和整个人类健康的损害,即探讨环境与优生的关系。它偏重于人类生态学和预防医学,以改善人类的生活环境为主。

(四)社会优生学

社会优生学主要从社会科学和社会运动方面对优生的研究。目前,研究的关键内容包括产前诊断、医学助孕、人工流产、基因治疗等优生措施的法律、道德等方面,以及以社会为单位的优生工程建设,旨在推动优生立法、贯彻优生政策、开展优生宣传教育,使优生工作群众化、社会化,从而达到保证人口素质,实现民族优生的社会目标。社会优生学则偏重于社会学,以改变政策、法令、舆论、道德、教育等人文环境为主。

第二节　优生学的起源与发展

一、优生学的起源

从远古时期起,人类优生思想就开始萌芽并经历了漫长的历史发展阶段。这时期世界各国不同民族、不同地区、不同文化,都有着重要的优生实践,并不断涌现出优生思想。

(一)古人的优生实践

在生产力极其低下的古代,如果生下来的婴儿有严重的残疾,往往会被遗弃或处死。在古希腊城邦斯巴达,不仅是军事强国,也是体育、优生优育的提倡者和实践者。古斯巴达的法律对过早、过晚和非法婚姻严加处罚。古斯巴达的政权可干预私人的家庭生活,强调婚姻必须为国家生育健康的儿童。古斯巴达对刚出生的婴儿进行体格检查,把身体有缺陷、畸形、孱弱不健康者,遗弃到附近山庄的一个弃婴场,任其自毙。

虽说在当今看来这些做法剥夺了这些残疾儿的生存权,是不人道的。但是从优生的角度来看,这是一种不自觉的优生措施,使那些病态基因不至于扩散,限制了遗传性疾病的蔓延,具有一定的科学意识。

(二)古人的优生思想

在优生学的前科学阶段,除了有自觉或不自觉的优生实践,还不断涌现出重要的优生思想,并以各种方式在文化典籍中表达出来。

1. 主张对婚姻关系加以控制

著名的古希腊哲学家柏拉图(公元前427年～前347年),因其重要的优生思想被认为是倡导优生的先驱。柏拉图认为,对婚姻关系加以控制和调节,可以达到生育健康、优秀儿女的目的。他一方面倡导将衰弱、有病或低能的个体处死;另一方面提议让那些优秀的男女做"暂时的和通",以生衍杰出的儿童。在其著名的著作《理想国》中,他提出:"国家负责选优、淘汰劣的责任,保护良种,人口要受国家洗涤。"

另一位古希腊著名哲学家,柏拉图的学生亚里士多德(公元前384年～前322年)也主张政府应有干涉婚姻制度之权,并极力反对早婚,认为早婚生的婴儿发育不良。

2. 对选择配偶的建议

古代著名的印度经典《格里希亚经集》,约在公元前1世纪成书,其中对如何择妻作了阐述,"姑娘不仅要漂亮,而且还要性格端淑;她一定要健康而没有疾患……她的健康是很重要的。她一定要明眸净肢。还要调查她的家史。"

我国古籍《左传》中也有"男女同姓,其生不蕃"的记载,《礼记·内则》中指出"娶妻不娶同姓",表明对近亲通婚的危害已经有所认识和总结(在古代,同姓的往往有一定的亲缘关系)。《大载礼·本命》中有"五不娶",就有"世有恶疾不取"的说法。《诗·周南·关雎》中说:"窈窕淑女,君子好逑。"

3. 强调孕期保健

古希腊著名哲学家亚里士多德特别强调孕期保健,认为"妇人怀孕的时候,必须注意他们的身体康健,不可使为怠惰的生活,也不可只食淡泊食物"。在其著作的《政治学》一书中更增加了孕期卫生一项。

我国唐代名医孙思邈在所著的《备急千金要方》中指出:"妊娠期间要忌毒药、避诸禁的原因是,儿在胎,日月未满,阴阳未备,脏脏骨节皆未成定,故自初论于将产,饮食居处皆有禁忌。"他还提出:"妊娠三月,居处简静,割不正不食,席不正不座;弹琴瑟,调心神,和情性,节嗜欲,庶来清净,生子皆良。"

二、优生学的发展

(一) 优生学的半科学发展阶段

1. 优生学的创立

进化论是优生学创立的学科基础。1895年英国生物学家达尔文(1809～1882年)发表了《物种起源》一书,提出"物竞天择,适者生存"的进化学说后,人们很快就意识到人类本身作为生物之一,同样通过长期的自然选择而逐步进化成现代人。考虑到现代人类文明(包括科学、技术、法律、宗教、伦理、道德等)对自然环境和生活方式的变革作用,于是产生了两种形似对立而实则互为补充的看法。一种看法认为,人类文明可能会创造这样一种环境,在这种环境下不仅最适者能生存繁殖,就连本来不能存活或繁育的个体也能生存和繁殖后代,这就导致不良的遗传结构在人群中的增加。另一种意见认为,人类社会可以运用他的知识和才能比大自然更有效地和更成功地改进其后代的遗传素质。达尔文的表弟高尔顿首先认识到这两种可能性。

在进化论的影响下,英国科学家高尔顿(Galton,1822～1911年)开始系统地考虑研究有益于和有害于人类遗传品质的因素。他把进化论直接应用于人类,将人类学、心理学、遗传学、统计学等方面的研究结合在一起,对人类智能和遗传关系做了大量工作,调查了300个人的家谱,其中包括法官、政治家、文学家等,发表一系列论述优生思想和优生学的论文和专著。1883年高尔顿专著《人类才能及其发育》一书出版,书中首次提出"优生学",这是优生学作为一门独立学科的标志。

2. 优生学的传播

优生学创立后,很快在各国传播,出现了国际性的优生运动。1903年在密苏里州的育种协会设立优生学部(1913年改称为"遗传学会")。1904年,高尔顿在伦敦大学建立高尔顿优生学研究室,该研究室至今仍被保留。1905年,德国勃洛专集合德、奥、瑞典、瑞士等国有关研究人员建立"国际民族卫生学会",这是第一个国际性优生学组织。1907年,美国印第安纳州颁布世界历史上第一部有关优生的立法。1910年美国优生学倡导者达文波特在纽约冷泉港建立"优生学记录馆"。1912年,在伦敦举行了第一届国际优生会议,成立"国际永久优生委员会"。在20世纪20年代苏联建立了优生学研究机构和优生学会,创建了《优生学》杂志。

3. 优生学"误入歧途"

在欧美国家阶级和种族偏见盛行,趁着优生学的兴起,有些国家制定出一些政策,如限制结婚,限制移民,强制低能、精神病患者和惯犯绝育,有些强制做法令人震惊。如1905～1930年,美国优生学家提出用限制婚姻、绝育和永远监禁身心有缺陷的人来中止遗传"退化者"生育,而遗传"退化者"包括癫痫患者、罪犯、酒鬼、妓女、疯子、低能者等一些社会边缘和弱势人群。第一次世界大战后,美国开始了长达10年之久的优生立法运动。优生学实际上已成为惩罚、遗弃那些社会边缘和弱势人群及患者和种族歧视的工具。

在1934年,德国纳粹公开声称美国的优生立法是他们的榜样,从而开展了惨无人道的"种族卫生"运动。20世纪30~40年代,希特勒颁布了强制精神病患者、智力低下者、低能者绝育的优生法律,1934~1939年,德国约35万人被迫绝育;1936年通过了纽伦堡法律:禁止犹太人与德国人通婚和性接触。1941年计划将1/4的犹太人进行绝育。

在其他国家,诸如此类畸形的"优生运动"也在进行。1933年,瑞典议会通过了"强迫绝育法",此后,瑞典仅800万人口的小国,每年都有数千女性被强制绝育。与瑞典一样,芬兰、冰岛、挪威也先后通过类似的法律,一年又一年,这些国家中每年都有成千上万的女性被强制绝育。

在所谓"优生"科学思想指导下,如此大规模侵犯人权的行为持续到20世纪60~70年代才被有关国家逐渐禁止。但是,它对被强制节育女性的伤害是永久的,她们被剥夺了女性最基本的生育权,一生都无法拥有自己的孩子,可以想象这对一个女性的身心摧残有多大!

4. 对优生学的半科学阶段的评价

(1) 优生学的伪科学成分。西方国家早期的优生学者有些观点过于偏见,论断过于武断,论述中不乏不当之处。例如在高尔顿的关于优生学观点中,过分强调智能和遗传性,断言"作为法官所需要的才能往往是遗传的",声称"高贵"家庭遗传下来的是聪明智慧、身体健康、仪容美丽、道德高尚的遗传因子,而"卑贱"家族遗传下来的则是愚昧、疾病、犯罪和低能的遗传因子,甚至在后来把名门、望族、科学家、艺术家、资本家作为优秀个体进行研究,而把结核病、残疾、智力低下、贫穷、苦力、犯人作为劣等个体进行研究。一些优生学者曾无限扩大遗传的作用,不但认为人的躯体和精神性状全由遗传决定,甚至把犯罪、酗酒、暴力行为和漂泊习性等也都纳入孟德尔遗传范畴。

西方国家早期的优生学者出于偏见和缺乏遗传学知识,曾经使优生学走上歧途。20世纪初德国的优生学者提出种族优生观点,宣传北欧人是优秀人种,防止优秀的雅利安人血统被劣等民族污染等主张,后来发展到与纳粹的排犹种族主义同流合污,为希特勒在20世纪40年代初大规模屠杀犹太人提供了舆论准备和理论根据。

(2) 优生学的科学成分。从高尔顿以来至20世纪40年代,尽管优生学蒙受了极大的耻辱,但优生学的科学成分还是得到了长足的发展,表现在:①认清了近亲结婚的危害。②绝育术出现并成为一种重要的优生措施。在20世纪前对生殖采取的手术是阉割,非阉割的绝育术(如输精管结扎术、输卵管结扎术等)到20世纪初才开始施行,其好处是可以使遗传病患者得以结婚,但不生育。③优生与计划生育相结合。人们逐渐意识到对人口数量的控制与对人口质量的改善两者互相促进。④生殖细胞的冷冻和贮存、人工授精、体外受精和胚胎移植等的出现和发展,使精子和卵子有缺陷的夫妇,能生育正常的后代。⑤人工流产术的发展。人工流产术可以清除一些有问题的胚胎,避免有严重缺陷的胎儿出生。

(二) 优生学的科学发展阶段

从20世纪50年代优生学进入一个全新的发展时期,使该阶段优生学完成了以下任务。

1. 认清了种族主义的伪科学性

第二次世界大战后,人们认清了种族主义者的一些伪科学谬论,并认为应该把优生学和法西斯暴行区分开。如优生学史的研究者米本昌平写道:"一提起优生学,马上使人联想起纳粹,认为优生学就是大屠杀,但事实上却完全相反,优生学的核心在于不杀人。不是杀人而是通过绝育的方法来根除不良基因,不杀人而使下一代变得更好,这是合理的方法。"

2. 现代遗传学与新优生学的诞生

20世纪50年代前后,生化遗传学、细胞遗传学、分子遗传学等领域出现了一系列重大进展。1949年艾弗里、麦卡蒂确定DNA是遗传物质;1953年沃森和克瑞克提出了DNA的双螺旋模型;1956年庄有兴和莱万利用现代组织培养技术,证明人类体细胞染色体数目不论男女都是2n=46条;1968年发现测定羊水中酶的活性,可诊断先天性代谢缺陷;1972年测定羊水中甲胎蛋白酶可诊断无脑儿、脊柱裂等先天性神经管畸形;新优生学把遗传咨询、产前诊断和选择性流产相结合,目标是减少劣生。

这段时期主要清除了种族主义伪科学的成分,通过结合遗传学出现了一系列重大进展,使优生目标不仅可以通过社会措施在社会群体水平上实现,而且还可以通过医疗措施,在每对夫妇个体生育水平上实现。

第三节　　优生学在我国的发展

一、我国古代的优生思想与实践

我国古代的优生思想主要是体现在古书籍中,通过研究分析历代有关著作中的相关内容,可以将我国古代优生思想的发展大致分为3个阶段,即先秦、秦汉及唐、宋、元、明、清。

（一）我国古代优生思想与实践的演变过程

1. 第一阶段在先秦时期

神灵感应,天人相应、万物有灵、物性相渗、阴阳学说等多种思想影响着人们对成孕及胚胎的认识,也进而形成了那时人们的优生学思想和胎教观念。先秦时期胎教优生的最有特征性的思想即"内象成子"和"逐月养胎"。逐月养胎法的产生基本是基于人们对胚胎逐月发育的实际观察。因而这时候的优生胎教方法是朴素的感应灵性转移与实际经验的混合体。

2. 第二阶段由秦入汉

此阶段多种因素促使优生思想出现了重要的变化。在原先基于实际观察的基础上,最明显的是希图以模型化的象数演绎来指导优生。具体讲,五行学说的逐渐盛行并引入医学,有关五脏及十二经脉模型的形成,方术尤其是道教的长生术、房中术的采阴补阳等对后世种子学说,择妇标准等均产生了重要影响。这时最明显的学说是经脉逐月养胎引入妊娠养胎法中。这一时期优生虽然因为房中术的兴盛而并不重视,但优生学思想中的医学研究并非完全泯灭,如褚澄的著作就是一例。

3. 第三阶段由唐进入宋后

中医优生学作开始回归医学专业的研究探索,可以说进入宋代后,中医优生思想进入了发展的成熟阶段。其标志为许多著作专设种子或嗣育专门篇章,尤其是妇儿科专著问世后,几乎每部著作中都有此类内容。这个阶段以种子嗣育为中心内容的优生思想专著开始问世并逐渐增多,其成因与儒家思想及求子多福等礼教思想有关。唐代后,由早期的阴阳精气成孕向男精母血精血合凝过渡,并使男精母血这一核心思想支配了主要的优生措施。

（二）我国古代的优生思想主要观点

1. 血缘远近与优生

一般认为,我国从西周开始就有同姓不婚的规定与习俗。如《左传·僖公二十三年》郑叔詹说:"男女同姓,其生不蕃。"《礼记·曲礼上》又言:"娶妻不娶同姓,故买妾不知其姓则卜之"等。这些记述说明,春秋时期,对同姓婚姻造成的生育繁殖不旺和后代疾病问题已经有一定的认识。也有学者认为,当时的同姓不婚制度仅仅出于家族的繁衍昌盛并非出于优生学考虑,但尽管如此,这在客观上还是起到了一定的优生作用。

此外,出于政治、经济上的考虑,通过婚姻家庭关系使家族在政治、经济上牢固持久,表兄弟姊妹之间的中表（即姑表、姨表兄弟姊妹亲）婚在我国历史上长期流行。中表关系属于近亲婚配,对后代是极为不利的。我国古代律法中从宋代开始对表亲间的婚姻就有限制。宋《刑统》中规定:"中表为婚,各杖一百,离之。"明、清律中有"若取已之姑舅两姨姊妹者,杖八十"的规定。唐、宋、明、清律还明文规定同母异父、同父异母的兄弟姊妹禁止结婚。这些律法在一定程度上避免近亲结婚带来的不良影响起到一定的抑制作用。

2. 择偶标准与优生

从生物进化的角度而言,人类在选择配偶时具有挑选健康对象的本能,以有利于保证繁衍更多更健康后代的机会。《后汉书·冯勤传》称:"冯勤……曾祖父扬……有八子……兄弟形皆伟壮,唯冯勤祖父偃长不满七尺,常自耻短陋,恐子孙之似也,乃为子偃取长妻,优生勤,长八尺三寸。"可见当时的人们已观察到身材高矮与遗传有关,并且指出了通过择偶可控制这种遗传特征。在宋代陈自明《妇人大全良方》卷九引陈无择求子论同样强调了择偶应避免遗传类疾病:"凡欲求子,当先察夫妇有无劳伤、痼害之属。"

同时在择偶时历来也强调人格品行等方面的因素。如《大戴礼记·本命》中有"五不娶"之说,包括丧妇长女、世有恶疾、世有刑人、乱家女、逆家女。这其中乱伦之家、逆德之家、上代有受刑等家的女儿更多的是考虑精神道德伦理层面的因素,而患恶疾人家的女儿不娶则显然说明当时已意识到遗传性疾病的危害。

3. 择孕候与优生

汉代男女交会时期的选择有律令的形式,如严禁在仲春,特别是雷电天气时受孕。《淮南子·时则训》载仲春之月令:"是月也,日夜分,雷始发声,蛰虫咸动苏。先雷三日,振铎以令于兆民曰:'雷且发声,有不戒其容止者,生子不备,必有凶灾'。"高诱注曰:"以雷电合房者,生子必瘖聋通精痴狂之疾,故曰不备必有凶灾也。"西汉末年,这则月令又以法律的形式被颁布实行。古人认为,雷电等时交会,触犯天威而遭报应。早在《周易》时,人们就有这样的认识,天地以暴风雨的形式交会,后世常以"云雨"指代男女交媾。

在孙氏的《备急千金要方》和《千金翼方》两部著作中,提出了交会时气象及日月星辰的变化对子代的生理、遗传性疾病及人生轨迹有重大影响。

现代医学研究表明,在天气阴冷、风雨交加、电闪雷鸣等恶劣的自然环境中,均不利于受孕和优生,如有研究证实望月不能受孕的问题。望月即月球和太阳直径相差180°的时候,这时月球对地球的引力最大,易使人的情绪波动而出现不良情绪,从而会影响生殖细胞的质量,进而影响胚胎的发育。还有雷电霹雳等恶劣天气,与地球所处的射线、磁场均会发生较大变化,使生殖细胞突变畸变的概率增加,从而使畸形或不正常胎儿的出生。

当男女双方的生物节律处于最佳时,有利于受孕。古人认为,如万物一样,受孕成人,也是阴阳交感的结果,一日内阴阳的变化对受孕有影响,男女交会也应在阳气盟发时最有利于受孕,并多半主张在夜半子时。现代研究证明男性性激素一般从子夜后开始逐渐上升,但孙氏书中强调一定在子时未免过于机械,是否有科学基础尚不得而知。

择孕人候即男女双方什么时候最适宜交会,涉及交会时双方的生理、心情及情感的状态。换言之即应在男女双方在上述3个方面处于最佳时期交会,则不但有利于男女双方的身体和易于成孕,同时也有利于胚胎及其出生后的体质。择孕人候大致可概括为以下几个方面:①男精女血最充盛时交会。如男子精亏或女子血虚,更应调理至较好状态时交会成孕。如袁黄在《祈嗣真诠》提出了具体的养精5个方面的注意事项:"聚精之道,一曰寡欲,二曰节劳,三曰息怒,四曰戒酒,五曰慎味",故在男子寡欲葆精是第一,而在女子调经是重要方式。②不应在酒后同房交会。《千金翼方》指出:后代的或癫或狂等精神类疾病即可能是酒后同房之子:"醉饱之子,必为病癫,疽痔有疮。""新饮酒饱食,生子必癫狂"。"命不长者,是大醉之子。"③不应在疲劳时同房交会。《千金翼方》指出:"劳倦重担,志气未安,生子必夭残"、"不痴必狂者是大劳之子。"④不可忍小便交合。"新小便,精气竭,生子必妖孽"。⑤房中术与成孕及子代体质有关。历代不少中医书籍中强调两性交会时的性反应强弱、有无亦会影响成孕及子代体质。

张景岳在其《宜麟策》中提出了两性交合时10条规律,包括:合辟、迟速、强弱、盈虚、劳逸、怀抱、暗产、童稚、二火。无非强调两性交会的融洽。

4. 养胎与优生

从《胎产书》、《徐之才逐月养胎方》、《产经》、《诸病源候论》的内容来看,有关胚胎发育的胎象、妊娠食宜及禁忌等内容基本相同。在此期间将经脉胎养与10月妊娠结合起来,南齐徐之才在此基础上增加了逐月养胎方,这些内容成为《产经》及后世诸多著作,如《诸病源候论》、《备急千金要方》、《妇人大全良方》等相关内容的来源。

目前,所知最早详细记载孕期食物宜忌的为成书于约春秋晚至战国初的《胎产书》,书中记载了有关孕期逐月食养食忌的一些原则及具体食物。这些内容成为后世孕期食养食忌思想的源头。如妊娠一月,胎初凝,宜食酸收,精细和煮熟的食物,不宜食辛腥发散之品,以防扰动初凝之胎;二月份同样不宜用辛燥之品;四月份成血,宜食养血的鳝血类;五月份胎动开始增加,为"成气",故宜食用温性的食物以养阳气,如牛羊肉,配以吴茱萸;六月份胎儿筋发育成长,所以宜食筋有力发达的猛禽之类;九月份生长较快,可食用米酒(醴)或含糖量高的甜食,以增加才力等。

现代医学认为,妊娠早期由于孕激素水平突然增高,消化系统功能受到影响,胃酸分泌减少,胃肠蠕动迟缓、消化动能降低。所以,早期应饮食清淡,无刺激、易消化。如刻意过多进食高蛋白、高脂肪饮食,不但不能消化吸收,反而会加重消化系统的负担,加重反应。此外,妊娠早期胎儿发育缓慢,并不需要增加特殊营养。而在胎儿发育的 4～5 个月后,内脏组织如脑、肌肉等开始迅速增大、增长,需要大量营养,所以此时开始增加动物蛋白是必需的。因此,从现代医学的角度来看,我国古代《胎产书》的妊娠期总的饮食原则是符合胎儿发育需求的。

5. 胎教与优生

我国传统的"胎教"包括孕母采取有利于胎儿健康的思、视、闻、言、行、止等行为及精神心理状态。我国是世界上最早开展"胎教"的国家,是胎教的起源国。据现有文献显示,我国开展胎教可以追溯到公元前 11 世纪的西周时期。最早记载"胎教"的典籍是西汉贾谊的《新书·胎教》,文中说:"周妃后妊成王于身,立而不跛,坐而不差,笑而不喧,独处不倨,虽怒不骂,胎教之谓也。"这说的是周武王的妃子孕周成王时的胎教。同样,周武王祖父的妃子太妊孕周文王时,进行了相似的胎教措施,这在西汉刘向所著的《列女传》中有载:"太任,文王之母……王季娶以为妃……及其有身,目不视恶色,耳不听淫声,口不出傲言,能以胎教子,而生文王……君子谓太任为能胎教。古者妇人妊子,寝不侧,坐不边,立不跸,不食邪味,割不正不食,席不正不坐,目不视邪色,耳不听淫声。夜则令瞽通诗,道正事。如此,则生子形容端正,才德过人矣。"这是史籍记载中最早的"胎教"。这些记载可以说明远在 3 000 多年前,我们的祖先就十分注意和重视"胎教"。这一传说在司马迁《史记·周本纪》同样有记载。其后在《大戴礼记》保傅篇及晋代张华的《博物志》等均复述了这类内容,可见在战国至秦汉间胎教已相当盛行。在《新书·胎教》中还提到,当时已有将胎教的内容"书之玉版,藏之金柜,置之宗庙,以为后世戒"的作法,说明上层社会将胎教当作一项非常严肃的事情要求执行。作为专门讲述如何进行胎教的文章《胎产书》,出现在春秋战国时期就完全可以理解了。《胎产书》的行文体裁是韵文,易于上口,可能系为了便于在民众中传播,于此可见当时百姓对孕育健康聪明后代的企盼之情了,也从侧面说明当时胎教的流行。之后,北齐徐之才《逐月养胎法》、隋代时巢元方等所撰《诸病源候论》卷四十一"妊娠候"中胎教的内容、唐代孙思邈《备急千金要方》有专门内容、宋代陈自明《妇人大全良方》卷十一卷专列"胎教门",明清以后有关胎教的内容更是不胜列举,其内容与思想秉承早期《胎产书》的主张。

6. 药物养胎与药忌

一般情况下,妊娠是人类的正常生理现象,不需要任何药物治疗。即使偶有小恙,医家大都不主张轻易施药。但妊娠期因胎动不安、胎不长或其孕妇自身合并各类疾病必须用药时,与一般用药本应一样遵辨证施治的精神。但因胎儿在发育阶段,组织器官对药物较敏感,故须避免一些性猛或有毒药物,这大多也是历代医家长期临床中积累起来的经验。我国现存最早的妇科著作唐代《经效产宝》提出的基本原则一直被后世所遵循:"安胎有二法,因母病以动胎,但疗母疾,其胎自安。又缘胎有不坚,故致动以病母,但疗胎则母瘥,其理甚效,不可违也。"

妊娠药忌,包括妊娠慎用药和禁用药。这类药物大多是从临床的实际毒副作用总结而来,由于患者体质和病证不同,所以对药物的反应不同,因而历代对妊娠药忌并不统一。《神农本草经》载有堕胎药 6 种,分别是牛膝、水银、䗪鼠、石蚕、地胆、瞿麦;在《本草经集注》序录中列出堕胎药共 41 种[①]。

二、优生学在我国的发展

20 世纪 20 年代,正当西方如火如荼的研究优生学时,优生学开始传入国内。我国学者面对民族的羸弱,认识到遗传因素对提高人口素质的作用,于是将优生学相关知识介绍到国内,希望能对国民选择婚姻对象予以指导,通过选优汰劣、优生优育,达到强国之目的。但是在新中国成立后的数十年,"优生学"受到极大的反对和无情的批判。直至 20 世纪 80 年代,随着"文革"的结束,国内形势发生了重大变化,在人口剧增的压力下,政府开始对前期的人口政策予以反思,许多遗传学家、社会学家和人类学家开始将研究的目光转向人口领域,大力提倡和宣传优生学,传播和宣传优生学的文章不断涌现,备受冷落的"优生学"得到了重建与兴盛。发展到今天,与"优生学"相关的"优生优育",已经成为国人非常熟悉的一个词语[②]。

---

① 蒋文跃. 中国优生思想研究[D]. 北京中医药大学博士论文,2007
② 王秀梅. 优生学在中国[D]. 湖南师范大学硕士论文,2008

（一）优生学的传入阶段：20世纪初至新中国成立前

20世纪初期我国社会正处于内忧外患的境地，随着西方国家新知识、新观念的传入，旧有的社会体系、知识体系和思想观念受到了极大的冲击，同时也为新的社会形态、文化观念和学术思想奠定了基础。一方面，这一时期西方英、美等国的优生学研究正进行得如日中天，这些国家的优生运动对我国的知识分子产生了很大的影响；另一方面，20年代关于我国人口数量多寡的争论为优生学的传播提供了良好的社会环境。在这种国内、外社会意识形态的双重作用影响下，优生学开始被视为"改善国民素质"使得国家摆脱危难的一剂良方而在国内得以传播。这一时期的优生学主要是作为一门学科从西方国家传入我国，并被赋予"哲嗣学"、"善种学"、"人类改良学"等各种不同的名称。为这一传播作出贡献的多是留学美国与欧洲的一些学者，特别是主修生物学的留学生，如我国著名优生学家潘光旦先生（1899～1967年）就是其中的杰出代表。

（二）优生学的批判阶段：新中国成立后至70年代末

新中国成立后，国内各个领域都在倡导学习苏联经验，其中生物学领域也不例外。这一时期的生物学领域主要是宣传和推行米丘林·李森科学说，深入批判孟德尔和摩尔根的遗传学。在这种社会意识形态的背景下，这一时期优生学主要被看作是为法西斯主义者搞种族歧视服务和为论证资本主义剥削制度的合理性服务的伪科学而受到批判。其中有代表性的如周建人的《论优生学与种族歧视》和方宗熙的《资产阶级优生学批判》，都对优生学在意识形态上进行了种族主义和资本主义的批判。

在"文革"期间，优生学同样遭受到被批判的厄运。批判者强调，优生学在阶级属性上是资产阶级，在哲学属性上是唯心主义和形而上学，在服务对象上是为资本主义制度服务的，它是一种彻头彻尾的反动学说。在此期间，国内的某些倡导优生和优生学的学者，被扣上"法西斯"及资产阶级学术的帽子，遭受了残酷的打击和迫害，使各类有关遗传学和优生学的学术研究机构完全被解散，并使研究者本人的权利也完全被剥夺：他们的思想被否定、书籍被没收和焚烧，有的甚至失去了生命，如我国优生学先驱潘光旦先生就是在这一时期（1967年）被迫害致死的。这造成20世纪70年代前优生学在我国一直成为禁区，使这一时期成为我国优生学发展中的一个低潮期。

（三）优生学的重建与兴盛：20世纪80年代至母婴保健法颁布

"文革"结束后，国内形势发生了巨变，特别是1979年后，随着改革开放的深入，我国重新确立了"实践是检验真理的唯一标准"，采取了科学的态度，对人口数量和质量进行了实事求是的调查和分析，开始意识到人口问题是关系国民素质、国计民生的大问题。这种社会形态上的转变迫切需要得到理论上的支持，因此优生学在这时得以重建，并取得了长足、快速的发展。著名医学遗传学家吴旻教授在1979年中国遗传学会第一次人类和医学遗传学论文报告会上的《关于优生学》的报告是优生学在我国得以重建的标志，它在理论上对优生学作了全面的论述，从而在思想上改变了20世纪50～70年代人们对优生学的态度。自此之后，对优生学的研究开始进入了兴盛发展的阶段。

这一时期优生学在国内的重建和兴盛表现在以下几个方面：①出现了大批宣传和提倡优生的遗传学家、社会学家和人类学家。如医学遗传学家吴旻教授，著名生物学家、医学遗传学家卢惠霖教授和作为我国当代优生学、医学社会学、医学逻辑学、性学和性教育学的主要奠基人之一的阮芳斌教授等。②出现了大量讨论优生和优生学的专著、文章。优生学在国内得到了广大人民群众的认可与支持，优生优育政策也取得了很大的成果，同时还出现了很多从事优生优育的工作人员，成立了"优生学会"等组织，出版了大量有关优生方面的刊物与作品。如卢继传《优生学的历史与未来》（1980年）、李崇高《我国优生科学的现状和未来》（1982年）、吴旻《优生学漫谈》（1983年）、阮芳斌《优生学史：一种新的三阶段论》（1983年）、万钫《优生学》（1994年）、吴刚等《中国优生科学》（2000年），以及严华、诸葛末伊《优生学基础知识与实验技术》（2006年）等，它们对优生学在国内的发展起到了很大的推动作用。③关于优生和优生学的行为开始进入人们的社会生活。20世纪80年代后，开始出现了以优生为目的的医疗方法和医学手段，如B超胎儿健康检测、产前诊断等医疗技术。④有关优生和优生学的思想开始渗入人们的意识领域。例如在一些师范类的教育学专业，优生学作为一门课程重新被开设，使人们在意识形态里开始注重对它的发展和建设。

这一时期除了以上论述的各种情况，还出现了其他方面关于优生学的研究。如立法方面的研究，最具有代表性的是 1994 年我国《母婴保健法》的颁布,陶广峰、张纪寒《关于我国优生立法的思考》(1994 年),则是对我国优生学立法情况的论述。

育儿宝典

古人受孕禁忌

唐代医家孙思邈在《医心方》中提出男女自身交合"五禁",这是优生至关重要的内因条件,文曰:"有五禁子生不祥:月水未清一禁也;父母有疮二禁也;丧服未出有子三禁也;温病未愈有子身亲衷四禁也;妊身而夏恐重复惊惧五禁也。"可见,古人对优生最佳受孕的时间早有很高标准,而现代所谓的选择"最佳受孕时间",如《十大受孕禁忌》中所述:不要在情绪压抑时受孕;不要在蜜月时受孕;不要在患病期间受孕;不要在旅行途中受孕;不要高龄受孕;不要在停用避孕药后立即受孕;不要在早产、流产和葡萄胎宫腔吸刮术后立即受孕;不要在受孕前接触放射性物质和剧毒性物质;不要在炎热和严寒季节受孕;不要在受孕前抽烟、喝酒。

家长沙龙

优生学鼻祖——高尔顿

高尔顿·弗朗西斯(Galton Francis 1822~1911 年)差异心理学之父,心理测量学先驱之一。1822 年 2 月 16 日生于英国伯明翰的拉杰斯,出身于英国贵族家庭。3 岁会看书、写字。由于父亲的坚持,早年入伯明翰综合医院学医。1840 年入剑桥三一学院改修数学,毕业后再去伦敦皇家医学院习医。因家庭富有,他从未担任大学教职或其他专门职业,仅凭兴趣做了很多超越同期其他学者的研究工作,其学术研究兴趣广泛,包括人类学、地理、数学、力学、气象学、心理学、统计学等方面。他是达尔文的姑表弟,深受其《物种起源》一书的影响,致力于个体差异与心理遗传的研究。1884 年创建人类测量实验室,1901 年与其学生皮尔逊创办《生物统计学》杂志,1904 年捐赠基金在伦敦大学创办优生学实验室。1911 年 1 月 17 日卒于伦敦东南的萨里郡。

【反思实践】

1. 什么是优生学? 什么是消极优生学? 什么是积极优生学?
2. 请对 19 世纪 80 年代至 20 世纪 40 年代世界优生学发展情况做客观的评价。

第二章

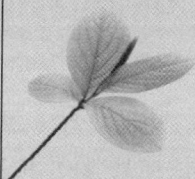

影响优生的因素

年轻的父母都希望能生育出优秀、健康的宝宝,那么影响优生的因素主要有哪些呢?

案例导入

"我婆婆是先天性聋哑人,其弟弟也是先天性聋哑,我婆婆的子女均正常,她的女儿与一位正常的男性结婚生出的女儿也正常,请问我(正常)和老公生育的孩子会遗传聋哑疾病吗?"这是一位网友的困惑,您能不能帮助回答这个问题呢?

第一节　遗传与优生

一、遗传学基础

20 世纪是遗传学诞生并飞速发展的世纪。在这 100 年里,遗传学所取得的每一项重大成就,如 DNA 双螺旋结构的发现、DNA 重组技术的创立、人类基因组计划的实施及动物克隆技术的应用等,对人类社会的发展都产生了深刻的影响。在当今的生命科学领域,遗传学占有举足轻重的地位,已成为影响整个自然科学乃至人类社会的带头学科。有人认为,遗传学已经成为自然科学所有门类中发展最快、影响最深、应用价值最大的学科之一。自 20 世纪 70 年代开始,遗传工程已逐渐从实验性研究转入实际应用阶段,为改善人类遗传现状、减少和防治遗传性疾病,为优生、优育、提高人类素质开辟了新的途径。可见,人类遗传学的发展为优生奠定了科学基础,而优生学的发展对人类遗传学也起到了较大的推动作用,它是遗传学原理在改良人类遗传素质中的应用。

(一)遗传与变异

世间万物,无论是最高等的动物——人,还是小到肉眼看不见的细菌、病毒,在繁衍其后代的过程中都只产生同类的生物体,即一个生物物种只会繁殖出同一物种的后代,每一物种的任何个体都继承着上一代的各种基本特征,这种世代间的连续现象称为遗传。俗话称其"种瓜得瓜,种豆得豆""龙生龙,凤生凤,老鼠的儿子会打洞"。正是由于这种遗传现象的存在,各类生物才得以维持其各自独有的形态特征和生理特点的恒定,物种才得以保持稳定。然而如果我们仔细观察,也不难发现人与人之间不仅有明显的外形差异,而且体内的基本物质——蛋白质更是具有鲜明的个体差异,即使是双胞胎之间也总是有一些细微差别。儿女长得像父母,但也很容易找到他们之间的差异,生物个体间的差异就是变异。俗话称其为"一娘生九子,连娘十个样""人上一百,种种色色"和"千人千面"。变异也是生物界的一个普遍现象,正是变异现象的存在,才使生物界如此丰富多彩。没有遗传,物种不能保持,世代不能延续,变异也就失去了意义;没有变异,生物界就失去了进化,遗传也只是简单的重复。

人类的祖先具有的某些形态特征在人的进化过程中已经发生了很大的变化,如脑容量增大、体形改变、毛发稀疏、尾巴消失等。人类祖先的基因和基因调控在这个过程中也发生了很大变化,有的基因改变了,有的基因在人类发育的某一阶段呈关闭状态,如人的胚胎发育中到 2 个月末时是有尾巴的,至 5～6 个月时全身有细密的毳毛,在胎儿成长的过程中控制生尾的基因关闭了,因此胎儿的尾巴停止生长变成尾骨;胎儿出生前浓密的体毛也消失了,胚胎发育的这一过程被认为是重演了人的进化过程,说明人类祖先的某些基因没有消失,只是在适当时候关闭。如果这些应该适时关闭的基因没有关闭,或是因某种原因重新开启,这部分基因就会使人出现异常发育,重现祖先的某些特征称为返祖现象。

返祖现象是一种少见的生物"退化"现象。在人类,偶然会看到有短尾的孩子、长毛的人、多乳头的女子等,这些现象表明,人类的祖先可能是有尾的、长毛的、多乳头的高级动物。所以返祖现象也是生物进化的一种证据,至于出现返祖现象的具体诱因,至今仍是一个谜。

(二) 染色体

父方的精子与母方的卵子相互结合形成一个受精卵,新的个体就是由受精卵(又称合子)经过一系列的细胞分裂、分化等过程形成的。因此,子代是通过精子和卵子获得两个亲本的遗传物质——基因。是什么承载了遗传物质,使其一代一代传递下去? 摩尔首先证明了遗传物质的承载者是染色体。如果把染色体比作一列火车,基因就是一节节的车厢。基因控制着生物体的各种性状,如高矮、胖瘦、肤色、血型等,基因是生物体的"设计蓝图",生命体按它的指令来塑造下一代。

人体的细胞由体细胞和生殖细胞两大类组成,人的体细胞有 46 条染色体,其中男女各有 22 对染色体,称为常染色体。常染色体中的每对同源染色体的形态、结构和大小都基本相同,而另外 1 对与性别有关,称为性染色体。女性有两条性染色体 XX,它们形态、大小相似。男性则有一条 X 和一条 Y 染色体,两条染色体的形态、结构和大小都有明显的差别。

人体的生殖细胞是由体细胞分裂、发育而成的。由于在这个过程中发生了一次减数分裂,所以染色体的数目就减少了一半。成熟的精子或卵子,细胞核内的染色体只有 23 条。受孕后,精子、卵子结合,受精卵又恢复了 46 条染色体,其中一半来自父亲,一半来自母亲,这就保证了上、下两代之间染色体数目的恒定,使得生物得以"万变不离其宗"。

(三) 精子、卵子与受精卵

1. 精子

精子的形态外观有点像蝌蚪,有一个扁圆形的头部,细细的颈部和长长的尾巴,全长约 60 μm。头部内是细胞核的遗传物质,内有一条 X 或 Y 性染色体。紧接头部的是颈部,内含一些巨大的线粒体,负责提供精子运动所需能量。后面细长的尾巴可以摆动,保证精子可以快速游动。精子虽然形似蝌蚪,但实际大小远小于蝌蚪,只有 2×10^{-10} g 重,如果不借助于显微镜,是看不见的。男性一生所能产生的精子数量之多十分惊人。正常男性一次射精 3～4 ml,含有 6 000 万个以上的精子。但随着年龄的增长,产生的精子数目会减少。

精子是从男性的性腺——睾丸中产生。一个发育正常的男性,到 14 岁后,青春萌动,性器官开始发育,其中最重要的是睾丸开始产生精子。精子由睾丸不断产生,其产生的整个过程大约需要 2.5 个月,一个成年男性每天可产生数百万个至数亿个精子。

精子由睾丸产生后尚不具备受精能力，必须经过两个发育阶段，即后熟过程和获能过程。

睾丸刚产生的精子很幼稚，必须由生精小管缓慢地游向附睾（附睾呈半月形，像帽子样盖在睾丸的后侧面），并在附睾中停留5～25天使之成熟，这个过程称为后熟过程。故附睾是精子发育成熟、贮存的地方。

精子在精液中还不具备使卵子受精的能力，必须离开精液，在女性生殖道内停留一段时间获能后，才能使卵子受精。进入阴道的精子，经受阴道中理化因素作用5～6小时后获能，即当精子运行经过女性生殖道，必须经过形态、生理和生化的变化，这种变化称为获能。

如果男女没有同房，经过一定的时间，这些生活在附睾里的精子活力可逐渐减弱，最后死亡，并由附睾的细胞吸收消化，附睾即重新贮存新的精子。

2. 卵子

女性一生中产生卵子的数量远远小于男性产生精子的数量。女性在生育期每月只产生一个成熟卵子，如怀孕当月有两个卵子分别受精或受精卵发生分裂均可形成双胎妊娠。如果按一个正常女性的生育期为40年计算，一生中能产生的成熟卵子约为480个。

卵子产生于卵巢，并从卵巢中排出，附着在卵巢的表面，由输卵管伞部上皮纤毛的摆动和肌肉的收缩将其扫拂入输卵管并在壶腹部停留，等待受精。如在输卵管中遇到精子，与之受精结合成二倍体合子，并在子宫着床。若在12小时内未遇到精子，则会死亡、溶解并被母体细胞吸收。排卵后9～10天，黄体萎缩，雌、孕激素分泌下降，子宫内膜逐渐萎缩、脱落、出血，此即表现为月经来潮。这也是为什么没怀孕会有月经，一旦怀孕就出现闭经的原因了。

3. 受精卵

男性一次可以射出数以万计的精子，然而这些精子却只有一个能与卵子结合。这些精子在射入女性阴道时，首先需要"获能"，接着要穿过卵细胞的放射冠及透明带。精子与卵子在输卵管会合，形成受精卵，生命就开始了。精子与卵子受精后，细胞便开始迅速分裂，数天后附着在子宫壁上，等待成长。

（四）性别的分化与发育

1. 染色体水平上的遗传性别决定

人类性别主要由细胞中的性染色体决定。经过减数分裂后，精子、卵子的染色体数只有体细胞的一半，即22条常染色体，1条性染色体，其中精子的性染色体有两种：一种为X，另一种为Y，两种性染色体数目相同。女性的卵子则只有一种性染色体为X。受精时，带有X染色体的精子与卵子结合，形成性染色体XX的受精卵，将来发育成女性；带有Y染色体的精子与卵子结合，形成性染色体XY的受精卵，将来发育成男性。在自然状态下，不同的精子与卵子的结合是随机的，因此人类的男女比例大致保持1∶1。

上述XX、XY的性别决定，严格来讲只是在染色体水平上的遗传性别决定，是在受精阶段所确定的性别决定基础。在染色体性别决定后，还需要经过相当长一段时期的性别分化发育，包括初级性别分化阶段和次级性别分化阶段[①]。

2. 初级性别分化

XX或XY受精卵在起初的6～7周前的早期胚胎阶段，从形态和生理上都是中性的，此时B超检查看不出胚胎的性别。此阶段的胚胎可以向任何一种性别分化发育。也就是说在受精卵阶段之后，还要经过相当长一段时期的性别分化发育，无论在其中哪个阶段出现任何遗传和发育的误差，都可能导致性别分化的异常。到妊娠6～7周后，才是初级性别分化阶段，即正常的XX胚胎中，开始发育并逐渐形成胚胎性卵巢及女性生殖器官；XY胚胎中，开始发育并逐渐形成胚胎性睾丸及男性生殖器官。而在XX胚胎中男性的性腺开始退化，XY胚胎中女性的性腺开始退化。这个阶段是形成第一性征的重要时期，如果这个阶段性别分化出现发育误差，就会造成出生后的第一性征模糊。

3. 次级性别分化

青春期性别分化发育进入次级性别分化阶段，是形成第二性征的重要时期。第二性征是指身体形态上的性别特征，又称副性征。在青春发育期，由于性激素的分泌，促使青少年第二性征发育，致使青少年男、女性在身体形态上出现性别特征，进而使性器官、性功能发育成熟。女孩第二性征主要表现为乳房隆起、体毛

---

① 王雁. 优生优育导论[M]. 北京：教育科学出版社，2003，23～27

出现、骨盆变宽和臀部变大等；男孩第二性征主要表现为出现胡须、喉结突出和嗓音低沉、体毛明显等。第二性征的出现，使青少年男、女性在体征上的差异凸显出来。在此需要说明的是，第二性征不仅仅是指性功能的发育和成熟，它还体现了身体其他部位的发育。包括骨骼、肌肉和血液等内部构造特征，以及新陈代谢速率等方面的性别差异。

由此看来，性别的分化发育是一个非常复杂的过程。从原始的遗传性别决定到初级性别分化，再到次级性别分化，这是性别分化发育的全过程，无论在其中哪个阶段出现任何遗传和发育的误差，都可能引起性别分化异常。

（五）智力与遗传

智力是一种综合的认知方面的心理特性，它不是单一的能力，而是一种综合的整体结构，包括感知记忆能力，特别是观察力；抽象概括能力，即逻辑思维能力——智力的核心成分；想象力、创造力——智力的高级表现。由于智力涉及多种心理过程，要确定人们智力的高低的确不是一件容易的事。不同的学者根据不同的智力定义，设计了智力测验的方法，现在国际上通用的智力商数也只能算是一种相对客观的智力标准。

人体之间的智力存在着差异，那么这种差异性是由哪些因素决定的？调查资料表明，"父母智力较低者，其子女智力也较低；父母智力超群者，其子女和智力往往也较高；父母智力有缺陷，子女也可能智力低下。"[①]

心理学家多采用孪生子对照法，比较孪生子与其他各种血缘关系的人智力之间的关系。研究结果表明，人与人之间血缘关系越近，智力的相关程度越高；同卵双生子的遗传基因相同，他们之间智力相关最高，这显示遗传是决定智力高低的重要因素。无血缘关系而自幼生活在同一环境者，他们智力高低也存在一定的相关程度，这显示后天环境也是影响智力的因素。

目前，智力与遗传关系研究学者普遍达成的共识是，先天性遗传基因决定智力发展的可能，智力的发展也受环境因素的影响。智力是受遗传基础和环境因素双重控制的，是遗传与环境两大因素交互作用的结果。基因型决定了智力发展的可能范围，而环境因素对智力基因型的表达是有明显增效作用的。智力是具有可塑性的，后天的教育、训练、营养等因素影响了智力的发展，因而也是塑造的因素。

（六）肿瘤与遗传

肿瘤是指一群生长失去正常调控的细胞形成的新赘生物（neoplasm）。在现代社会肿瘤患者越来越多，这也引起人们的高度重视，肿瘤是否会遗传？遗传的概率有多大？如果发生遗传是哪种方式？为了回答这些问题，肿瘤遗传学也因此应运而生。

肿瘤遗传学（cancer genetics）是一门多学科渗透的新兴学科。它应用遗传学的基本原理、方法，从遗传方式、流行病学、细胞遗传和分子遗传学等不同的角度探讨肿瘤发生与遗传的关系、肿瘤防治的新途径等。遗传性肿瘤虽然少见，但在肿瘤病因学研究上具有重要意义。

1. 恶性肿瘤的特征

恶性肿瘤（癌）起源于单细胞的恶变，发生于一个细胞的（恶变）克隆。恶性肿瘤的发生与常见的复杂性疾病一样，是多因素病，是由遗传因素（基因变化）和环境变化相互作用的结果，是受多因素、多基因、多阶段、多途径的共同影响和作用的。癌的发生经历基因多次突变的累积，其发展是一个多阶段的过程，因此应早发现、早治疗、早预防。

（1）恶性肿瘤发生率存在种族差异性。流行病学研究显示，一些恶性肿瘤的发生与种族相关，某些恶性肿瘤的发病率在不同种族中有显著差异。如在新加坡的中国人、马来人和印度人鼻咽癌发病率的比例为13.3∶3∶0.4，移居到美国的华人鼻咽癌的发病率比美国白种人高34倍。其他一些恶性肿瘤也有类似情况，如黑人很少患Ewing骨瘤、睾丸癌、皮肤癌；日本妇女患乳腺癌比白种人少，但松果体瘤却比其他民族多10余倍。种族差异主要是遗传差异，这也证明恶性肿瘤发病中遗传因素起着重要作用。

（2）恶性肿瘤有家族聚集现象。许多常见恶性肿瘤通常是散发的，但一部分患者有明显的家族史。常见的恶性肿瘤如乳腺癌、结直肠癌、肺癌、胃癌等具有明显的家族性，其中一级亲属再发风险高于一般群体的

---

① 万钫. 优生学[M]. 北京：北京师范大学出版社，1994，34

3～10 倍。这类癌的遗传方式虽然还不清楚,但表明一些恶性肿瘤家族聚集现象,或家族成员对这些恶性肿瘤的易感性增高。

(3) 来源于神经或胚胎组织的恶性肿瘤常为遗传性恶性肿瘤。少数来源于神经或胚胎组织的恶性肿瘤常为遗传性恶性肿瘤。这些恶性肿瘤按常染色体显性遗传方式遗传,常为双侧性或多发性,发病早于散发型病例。目前,已经明确的是遗传性恶性肿瘤多发生在婴幼儿时期,主要有视网膜母细胞瘤、神经母细胞瘤、肾母细胞瘤、结肠息肉综合征等 20 余种。这些恶性肿瘤是因为有确定的致癌基因激活或抑癌基因缺失造成的。

(4) 绝大多数恶性肿瘤患者是环境和个体遗传易感共同作用的结果。上述调查和研究资料显示,恶性肿瘤具有一定的遗传倾向,但并不是等同于恶性肿瘤就是一种遗传性疾病,会百分之百的遗传给后代。遗传性恶性肿瘤虽然是一种较严重的遗传性疾病,但在整个恶性肿瘤的发病当中它的比例仅占 1% 左右,绝大多数恶性肿瘤患者是环境和个体遗传易感共同作用的结果。大量研究资料证实,多数恶性肿瘤的致病因素中环境因素＞80%,包括物理(如辐射)、化学(如苯丙比、烟草)及生物(如病毒、细菌、毒素)因素。但是在接触致癌物质的个体中,也只是少数人患病,因此个体的易感因素在发病过程中同样占有重要的地位。机体对各种慢性损伤的抗争能力具有明显的个体差异,这种差异的遗传物质基础是基因中的单核苷酸点突变造成了个体对环境致癌物的代谢、排除及对 DNA 损伤的修复、异己细胞的及时发现、杀伤、排除,因而决定了个体对癌症的易感性。此时,上一代遗传给下一代的并非疾病本身,而是对疾病的易感倾向。

由于癌变是多因素、多步骤的,因此易感性也同样是多层面的,一个细胞在癌变过程中,每一步进展遇到相应的抵抗与修复,一个细胞最终能变成癌细胞,必定是经历了"千辛万苦"。在细胞癌变的过程中,机体有许多次的机会使一个癌变的细胞"夭折",关键取决于那些相关基因有效功能的发挥。如果某个体从父母双方继承了多个不利的易感基因,那么他(她)患癌的可能性会比别人高出许多。此时由于每个基因在癌变易感中的作用均是微效的,易感性遗传往往还具备多基因遗传的特点——有轻微的家族聚集倾向。

2. 肿瘤的防治

根据肿瘤的遗传方式将所涉及的基因分为 3 个方面,即遗传性肿瘤中发现的致病基因;监视、阻止细胞多步骤癌变的肿瘤易感基因;可以直接造成细胞增殖分化紊乱的癌基因、抑癌基因。因此,肿瘤的防治工作可以从以下 3 个方面来进行。

(1) 对有肿瘤家族史的个体进行携带者的检测。早期通过检测发现阳性个体,及时给予预防性治疗,随访监控,甚至指导优生优育。当对家族性肿瘤的一个发病者的 DNA 检测确实发现了这个基因异常,就可以以它作为该家族的遗传标志对家族的未发病个体进行检测。这项检测在总体上能给患者带来益处,如密切随访,早期发现并早期治疗,甚至还可以采取预防性的治疗。例如家族性乳腺癌,有些患者在被检测出是携带者时会自愿选择预防性乳腺切除术,因而完全避免了患乳腺癌的风险。

(2) 利用肿瘤易感基因筛查人群的高危个体。由于绝大多数肿瘤并非是家族性的,而是环境与易感素质共同决定的,易感基因筛查的人群覆盖面将更大,对疾病的预防很重要。对高危个体,预防将是非常行之有效的,因为他们虽然继承了不利的基因,在健康的环境下,他们并不会像遗传性家族成员那样"自发"患病,利用易感基因检测预报高危人群将有力地推动二级预防工作的开展,从而提高肿瘤的早诊断、早治疗的比例。

(3) 肿瘤基因的辅助诊断。发生在肿瘤细胞的癌基因、抑癌基因的改变是可以作为肿瘤细胞本身的遗传标志为临床应用服务的。当肿瘤被病理确诊后,可应用分子生物学方法检测了解它的多种基因改变,将有助于预后,预测转移,指导个体化治疗,甚至基因治疗。目前,有 20 余个家族性肿瘤致病基因被克隆并研究了基因改变的形式和规律。虽然科学家已发现和克隆大量的癌基因和抑癌基因,但真正用于临床的只是极少数,多数均处于研究状态。

总之,肿瘤是在一定遗传易感性基础上,由环境因素参与的多因素、多阶段的发展过程,环境因素是影响肿瘤发生的主要原因,即使未能做到通过肿瘤易感基因筛查出高危人群,通过养成良好的生活方式,改善环境,部分肿瘤还是可以预防的。

（七）血型的遗传

1. 人类的血型

从遗传学的角度来看,人类血型是以血液抗原形式表现出来的一种遗传性状。一个人的血型是指该个体红细胞表面存在着各种血型抗原,这些抗原均系由遗传物质——基因所决定。如一个人存在有 A 基因,则可肯定该个体的红细胞表面存在 A 抗原。而且,血型基因对血型抗原产生的关系是单一的,即肯定存在着与抗原有关的某一基因。此外,基因与血型抗原表现的关系,一般不受环境条件的影响。一般血型的基因多属于等显性基因,即一些常染色体上的等位基因,彼此间没有显性和隐性的关系,在杂合状态时,两种基因的作用同样得以表现,分别独立地产生基因产物,这种遗传方式称为共显性或等显性,ABO 血型的遗传是一种共显性遗传。ABO 血型有 4 个主要的血型,即 A、B、O 和 AB 型,这 4 种血型在世界上不同地区和不同人种的分布是不相同的。据统计,人群中 ABO 血型的比例是 A 型占 27.51%,B 型占 32.33%,O 型占 36.49%,AB 型仅占 9.67%。

在医学和遗传学上,常利用父母的血型来推断子女血型,如父母双方均为 O 型,其子女必为 O 型血而不可能出现别的其他血型。又如父母一方为 O 型,另一方为 B 型,其子女可为 B 型或 O 型。但有时就难以判断,例如父母中一方为 A 型,另一方为 B 型,子女中就可以出现 4 种血型中任何一种类型。表 2-1 为双亲和子女之间 ABO 血型遗传的关系。

表 2-1　ABO 血型的遗传关系

亲代父母的血型	子代	
	可能有的血型	不可能有的血型
O×O	O	A、B、AB
O×A	O、A	B、AB
O×B	O、B	A、AB
O×AB	A、B	O、AB
A×A	A、O	B、AB
A×B	O、A、B、AB	—
A×AB	A、B、AB	O
B×B	B、O	A、AB
B×AB	A、B、AB	O
AB×AB	A、B、AB	O

通常人们对血型的了解往往仅局限于 ABO 血型以及输血问题,实际上目前已经发现并为国际输血协会承认的人类血型系统有 30 种,血型的价值也不仅仅在输血方面,其在人类学、遗传学、法医学、临床医学等学科均有广泛的实用价值。

2. 新生儿溶血症

新生儿溶血症是指因母、婴血型不合而引起的同族免疫性溶血。当胎儿由父方遗传所得的血型抗原与母亲不同时,进入母体后即可刺激母体产生相应的抗体,通过胎盘进入胎儿体内,与胎儿红细胞发生抗原抗体反应导致溶血。

孕妇血型为 O 型,丈夫血型为 A 型、B 型或 AB 型,当胎儿的血型为 A 型或 B 型时,则为 ABO 母儿血型不合,ABO 血型不合在我国比较常见。ABO 血型不合引起的溶血,多发生于 O 型血产妇所生的 A 型或 B 型血的婴儿。因为 O 型血孕妇中的抗 A、抗 B 抗体 IgG,可通过胎盘屏障进入胎儿血液循环。理论上母 A 型血,胎儿 B 型或 AB 型血,或母 B 型血,胎儿 A 型或 AB 型血也可发病。但临床少见,主要是由于 A 型或 B 型血的产妇,其抗 B、抗 A 的"天然"抗体主要为 IgM,不易通过胎盘屏障进入胎儿血液循环。

由于 A、B 抗原因子在自然界广泛存在,O 型血妇女在孕前可能受血型物质的刺激,如寄生虫、感染、注射疫苗及进食某些含有 A、B 抗原的植物等,使机体产生抗 A、抗 B 的 IgG,妊娠期间这些抗体可通过胎盘进入胎儿体内而引起溶血。另外,O 型血的母亲在孕前或产前输过 A 型或 B 型或 AB 血型的血,或以往有流产史(如母亲产道破损、流产或引产时胎儿的血液进入体内),母亲被"致敏"后而产生抗体,此时新生儿容易患溶血症。

此外,还有 Rh 血型不合引起的溶血,在我国国内多见于少数民族,这类妇女中 Rh 阴性者较多见。当 Rh 阴性妇女所怀胎儿为 Rh 阳性时,其 D 抗原通过胎盘进入母体血液循环,刺激母体产生抗 D 抗体,此抗体通过胎盘进入胎儿体内,而发生抗原抗体反应,使胎儿红细胞发生凝集、破坏,出现溶血。

新生儿溶血病症状的轻重差异很大,一般 ABO 血型不合者症状较 Rh 血型不合者轻。患儿常于生后 24 小时以内或第 2 天出现黄疸,并迅速加重。随着黄疸的加深可出现贫血、肝脾肿大,严重者出现新生儿胆红素脑病。Rh 不合大量溶血者,出生时因严重贫血,可导致心力衰竭、全身水肿,甚至死胎。

溶血病的预防:①如果妻子是 O 型,丈夫是 A、B 或 AB 血型,在准备受孕前,应去医院作好产前咨询及相关检查;②曾发生过先兆流产或有不明原因的死胎、流产、新生儿重度黄疸史,有输血史的女性,在准备再次怀孕时有必要和丈夫提前进行"lgG 抗体效价测试",检测体内抗体的情况;③近年利用被动免疫学说制成抗 DIgG 免疫球蛋白,遇 Rh 阴性未免疫妇女第一胎娩出 Rh 阳性新生儿,应在 72 小时内一次性肌注 300 μg,以中和进入母体的 D 抗原。在羊膜腔穿刺或流产后也需注射;④尽量避免不必要的输血。

溶血病的治疗:轻型溶血病,只需补充葡萄糖无须特殊处理即能很快痊愈。重型病例,生后及时治疗,也能很快好转,成长后与正常儿无异样。

(八) 遗传的基本规律

1. 分离定律

分离规律是遗传学中最基本的一个规律。它是遗传学说奠基人奥地利生物学家孟德尔(Gregor Johann Mendel)于 1856～1864 年间作为假说提出并初步验证。分离规律从本质上阐明了控制生物性状的遗传物质是以自成单位的基因存在的。基因作为遗传单位在体细胞中是成双的,它在遗传上具有高度的独立性,因此,在减数分裂的配子形成过程中,成对的基因在杂种细胞中能够彼此互不干扰,独立分离,通过基因重组在子代继续表现各自的作用。即在杂合子细胞中,位于一对同源染色体上的等位基因,具有一定的独立性;当细胞进行减数分裂时,等位基因会随着同源染色体的分离而分开,分别进入两个配子当中,独立地随配子遗传给后代。这一规律从理论上说明了生物界由于杂交和分离所出现的变异的普遍性。

分离规律的适用范围:有性生殖生物的性状遗传;真核生物的性状遗传;细胞核遗传;一对相对性状的遗传。

基因分离定律的 F_1 和 F_2 要表现特定的分离比应具备以下条件:所研究的每一对相对性状只受一对等基因控制,而且等位基因要完全显性;不同类型的雌、雄配子都能发育良好,且受精的机会均等;所有后代都应处于比较一致的环境中,而且存活率相同;供实验的群体要大、个体数量要足够多。

2. 自由组合定律

自由组合定律(又称独立分配规律)是孟德尔在分离规律基础上,进一步揭示了多对基因间自由组合的关系,解释了不同基因的独立分配是自然界生物发生变异的重要来源之一。按照自由组合定律,在显性作用完全的条件下,亲本间有 2 对基因差异时,F_2 有 $2^2 = 4$ 种表现型;4 对基因差异,F_2 有 $2^4 = 16$ 种表现型。设两个亲本有 20 对基因的判别,这些基因都是独立遗传的,那么 F_2 将将有 $2^{20} = 1\,048\,576$ 种不同的表现型。这个规律说明通过杂交造成基因的重组,是生物界多样性的重要原因之一。现代生物学解释为:当具有两对(或更多对)相对性状的亲本进行杂交,在子一代产生配子时,在等位基因分离的同时,非同源染色体上的非等位基因表现为自由组合。这就是说,一对染色体上的等位基因与另一对染色体上的等位基因的分离或组合是彼此间互不干扰的,各自独立地分配到配子中去。

自由组合定律适用于不连锁基因。对于除此以外的完全连锁、部分连锁以及所谓假连锁基因,遵循连锁互换规律。

3. 连锁互换定律

连锁互换定律是遗传学之父美国生物学家与遗传学家摩尔根(Thomas Hunt Morgan)于 1909 年发现的。

在 1900 年孟德尔遗传规律被重新发现后,人们以更多的动植物为材料进行杂交试验,其中属于两对性状遗传的结果,有的符合独立分配定律,有的不符。摩尔根以果蝇为试验材料进行研究,最后确认所谓不符合独立遗传规律的一些例证,实际上不属独立遗传,而属另一类遗传,即连锁遗传。于是继孟德尔的两条遗传规律之后,连锁遗传成为遗传学中的第3个遗传规律。

生殖细胞形成过程中,位于同一染色体上的基因是连锁在一起,作为一个单位进行传递,称为连锁律。在生殖细胞形成时,一对同源染色体上的不同对等位基因之间可以发生交换,称为交换律或互换律。连锁遗传定律适用于位于同源染色体上的非等位基因。

连锁遗传定律的发现,证实了染色体是控制性状遗传基因的载体。通过交换的测定进一步证明了基因在染色体上具有一定的距离顺序,呈直线排列。这为遗传学的发展奠定了坚实的科学基础。

二、遗传性疾病的预防

"预防为主"是我国卫生工作的基本方针。对难治性的遗传性疾病而言,这一方针显得特别重要。开展好遗传性疾病的预防,对于降低遗传性疾病的发生率、提高人口素质具有相当重要的意义。

（一）遗传咨询

遗传咨询(genetic counselling)是20世纪逐步发展起来的一种遗传学服务。遗传咨询是优生学的一个内容,是一门新兴学科。遗传咨询是预防遗传性疾病和提倡优生的重要措施之一。1940年在美国密歇根州开设第一家遗传咨询门诊。20世纪60年代初期医学遗传咨询在我国开始出现,至20世纪70年代中后期迅速恢复和发展,据不完全统计,目前我国已有遗传优生咨询机构200余家。进入20世纪80年代,随着医学遗传学的发展和基因诊断技术的不断完善,遗传咨询已从早期对先天性畸形和少见遗传性疾病的关注,开始进入常见病的领域,如近年来人们对肿瘤方面的咨询和关注非常多,表明遗传咨询已进入老百姓日常生活中。

1. 遗传咨询的概念

遗传咨询是为患者或其家属提供与遗传性疾病相关的知识或信息的服务。临床医生或遗传学工作者就遗传性疾病患者及家属提出的某种疾病病因、遗传方式、诊断、治疗、预后和复发风险等问题给予科学的答复,并提出建议或指导性意见,以供询问者参考。遗传性疾病患者或者亲属在全面了解该遗传性疾病的前提下,选择出最恰当的对策,并在医生的帮助下付诸实施,以获得最佳的防治效果。

例如,一对未婚男女,其中一方或一方亲属有遗传性疾病,渴望知道婚后生育的遗传危险性,或婚后生过患有遗传性疾病或先天性疾病的小孩,或以往有反复自然流产、死胎者,应当到医院检查。医生采用对就诊者的家系进行调查、染色体检查等手段,查明有无遗传性疾病或有无遗传缺陷,以及对下一代遗传影响的程度,然后给予医学指导,提出建议和忠告。

2. 遗传咨询的主要内容

遗传咨询的主要内容:遗传性疾病的诊断和治疗;预防遗传性疾病发病的措施;遗传性疾病预后估计;本人、配偶、婚约者及他们的近亲中发现有遗传性异常时,指明未来子女可能发病的危险程度（遗传预测）;不良基因携带者的检出;产前诊断;结婚、妊娠、生产和婴儿保健的指导;婚前咨询与指导;亲子鉴定等。

在遗传咨询的实践中,询问者所提的问题大致有以下几个方面:①双亲中一方或其家属有遗传性疾病或先天性畸形,所生育的孩子患病的概率为多少? ②已生育过一个遗传性疾病患儿,如再次生育,是否会患同种疾病,其概率是多少? ③双亲正常,为何生出有遗传性疾病的患儿? ④如何治疗和预后? ⑤孕期妇女接触过射线或某些化学物质,会影响胎儿的健康发育吗? ⑥有遗传性疾病的患者能否结婚,其生育的子女是否一定会得病? ⑦可否近亲结婚? ⑧某些畸形可否遗传? ⑨遗传性疾病的预防和治疗方法。

3. 遗传咨询门诊的条件

遗传咨询一般在医院门诊进行,即建立一般遗传咨询门诊或专科遗传咨询门诊（如优生门诊、神经科遗传咨询门诊、眼科遗传咨询门诊等）。建立遗传咨询门诊的先决条件如下。

（1）要有合格的遗传咨询医生。合格的遗传咨询医生要具有良好的职业道德和过硬的专业技能。要求咨询医生要有耐心和同情心,对咨询者要热心,回答问题要有耐心,对患者要有同情心,对工作要有责任心。同时咨询医生应尊重咨询对象的隐私权,对咨询对象提供的病史和家族史给予保密。咨询医生对医学遗传学理论要有全面和深入的了解,对辅助诊断手段及实验室检测结果要能正确地判断,并能对各种遗传的风险作出恰当的估计。还要密切注意咨询对象的心理状态,并给予必要的心理疏导。

(2)要有一定条件的实验室及辅助检查手段。正确的诊断是进行有效遗传咨询的关键。而正确的诊断往往需要借助于一定的实验仪器设备。一般而言,遗传咨询的实验室除具备一般医院常规检验外,还应有细胞遗传学、生化遗传学及分子遗传学等方面的检测。而辅助性检查手段一般包括X线、超声、心电图、脑电图、肌电图检查及各种内镜、X线造影及断层扫描等。

4. 遗传咨询的原则

(1)法律性。优生咨询是决定后代优良与否的问题,而"暂缓结婚"和"不宜生育"又涉及人的生殖权利,因此在进行咨询时,要通过家族病史调查或检查访问等,掌握翔实、确切的材料,对疾病的诊断必须准确。依据《中华人民共和国母婴保健法》第九、十条规定,并根据获得的材料和诊断结果,明确提出医学意见,反复阐明科学道理,并对我国有关的法律、条例、法规等规定给予详细的解释,对有危及孕产妇生命安全的,医生应提出"不宜生育"的医学建议,同时医生还应遵循"知情同意"和"知情选择"的原则。

(2)差异性。在进行咨询中,不仅要遵循医学科学道理,要综合考虑发病原因、发病概率及个人的家庭、经济、生活环境、宗教信仰等,不能草率行事,更不能千篇一律。如某些严重的遗传性疾病,无有效的治疗方法,子代再发风险高,又无法进行产前诊断,很难避免出生遗传性疾病患儿,则不宜生育。有的遗传性疾病,虽子代发病风险较高,但可以进行产前诊断,如果患者尚无孩子,在加强产前诊断的同时,定期随访,一旦确诊明确应终止妊娠。如果发病概率很高,又是环境因素造成,下次尽可能避免不再发生类似问题的,如风疹感染,医生则应建议咨询者积极中止妊娠。

(3)保密性。从事遗传咨询的临床医生包括工作人员在进行遗传咨询时应当尊重咨询对象的隐私权,咨询时无关人员不得在场。医生对咨询对象提供的病史和家族史给予保密。

(4)知情性。医生应尽可能让咨询对象充分了解疾病及可能发生的风险,建议采用的产前诊断技术的目的、必要性、风险,或建议流产的理由都要向咨询者解释清楚,让咨询者在做决定前能做到心中有数;最后是否采用应由受检者本人或其家属决定。

5. 遗传咨询的步骤

(1)建立病历档案。对来访者病历的登记,特别是婚姻史、生育史、家族史(包括绘制系谱图)要进行详细记录和管理,并妥善保存,备后续咨询所用。对所发现的遗传性疾病患者及其家系进行系统登记,不仅有利于对遗传性疾病特点的认识,而且可以积累资料,有利于探讨发病机制和研究防治措施。

(2)借助检查,初步诊断。遗传性疾病的确定一般以家系调查和系谱分析为主,并结合临床特征,借助于染色体、性染色体分析和生化分析等检查结果,共同作出正确诊断。一般需要在第2~3次咨询时才能根据病史、家族史、临床表现及实验室、辅助检查结果作出初步诊断。如确定为遗传性疾病,还须进一步分析致病基因是新突变产生还是由双亲遗传所致,这对预测危险率有重要意义。

医生需对患者进行必要的体检、辅助检查及实验室检查(如染色体、生化学及基因分析),检查项目应有针对性。另外,遇到特殊情况时检查还需扩展至其一级亲属,特别是其父母。

医生在判断是否为遗传性疾病或是哪种遗传性疾病时应注意:①与非遗传因素引起的先天性疾病区别,这时往往要细查生产史(有无产伤、婴儿窒息等)及妊娠期有无接触过放射线、有毒化学物质及药物;②即使无家族史也仍不能排除遗传性疾病,一方面是因为隐性遗传性疾病往往追溯不到家族史;另一方面患者可能为基因自然突变的受累者;③有些遗传性疾病是迟发的,甚至数十岁才发病,对这些尚未有充分临床表现者,不应仓促判定为非遗传性疾病;④对于因某种原因而隐瞒病史者,医生若有觉察后,应耐心地做充分的教育说服工作,以期获得正确的诊断。

(3)推算疾病复发风险率。按风险程度,可将人类遗传性疾病分为3类:第一类为一般风险率,是指由环境因素引起的疾病;第二类为轻度风险率,是指多基因遗传病,它是由遗传因素和环境因素共同作用导致的;第三类为高风险率,所有单基因遗传性疾病和双亲之一为染色体平衡易位携带者,其复发风险较大。

(4)提出对策和建议。医生通过咨询了解咨询对象双方的生理条件或时机是否适合结婚、生育。对有遗传性疾病或有遗传性疾病家族史的待婚青年,要详细询问遗传性疾病史,进行家系调查,家系调查至少要查三代。通过家谱分析,结合体检和特殊检查,确定是否有遗传性疾病或先天性畸形,并给予婚配和生育等方面的指导。有些疾病患者生活可以自理,但下一代可有严重缺陷,应劝其婚前绝育。对于那些遗传性疾病患者及其家属,医生要对他们进行婚姻和生育指导,以减少由于婚配不当而增加遗传性疾病发病率,达到优生和提高人口素质的目的。

随着产前诊断方法不断改进,选择性流产的针对性将日益增强。妇女连续发生两次以上的自然流产,应进行染色体检查,确定是否与遗传因素有关,由医生决定是否再次受孕。上一胎是畸胎的妇女,再次生育之前必须经过医生全面检查,确定畸胎原因后再决定是否继续妊娠。必要时可选择结扎手术或终止妊娠,防止患儿出生,减少群体中相应的致病基因。

(5)随访和扩大咨询。遗传咨询的过程是复杂的,并非通过一次咨询就可以解决所有问题,往往需要通过多次反复的咨询,才能解答咨询者提出的有关遗传性疾病的诊断、再发风险、预后和治疗等,并对处理方法作出抉择。在咨询过程中有时还需要对咨询者进行随访,以了解咨询效果,改进工作。为了降低遗传性疾病的发病率,咨询医生还需要对其更多的家庭成员和亲属进一步了解和防治遗传性疾病的宣传教育,以达到在更大范围内防治该病的目的,这种遗传咨询又称扩大的家庭遗传咨询。

(二)孕前预防

1. 重视婚前检查,检出遗传携带者

遗传携带者(genetic carrier)是指表型正常,但带有致病遗传物质的个体。遗传携带者的检出对遗传性疾病的预防具有积极的意义。人群中,虽然许多隐性遗传性疾病的发病率不高,但杂合子的比例却相当高。

随着分子遗传学的发展,可以从分子水平即利用 DNA 或 RNA 分析技术直接检出杂合子,而且准确,特别是对一些致病基因的性质和异常基因产物尚不清楚的遗传性疾病,或用一般生化方法不能准确检测的遗传性疾病,例如,慢性进行性舞蹈病、甲型和乙型血友病、进行性肌营养不良症、苯丙酮尿症等;对一些迟发外显携带者,如成人多囊肾病等可作症状前诊断,并且采取早期预防性措施。目前,应用基因分析检测杂合子的方法日益增多,并逐步向简化、快速、准确的方向发展。如有一种基因检测服务,夫妇两人只需提供唾液样本接受简单的测试,便可以得悉自身是否带有变异的基因,会不会使下一代患上致命的遗传性疾病,这种检测方式可以验测约 100 种遗传性疾病,从而消除孕育带有遗传性疾病基因婴儿的机会[①]。

2. 禁止近亲婚配

近亲结婚是指血缘关系相近的个体间的婚配。禁止近亲结婚的目的是为了优生。根据遗传性疾病的发病原理,在一个有遗传性疾病个体的家族内,随着家族内个体数的一代比一代增加,致病基因呈扩散趋势,近亲婚配将使患病个体数增加。所以,尽量避免近亲结婚对预防遗传性疾病为一条很重要途径。资料显示,近亲婚配和非近亲婚配对子女健康的影响有显著区别。据报道,近亲结婚比非近亲结婚者遗传性疾病的发病率高 10 倍(如先天性心脏病、精神分裂症等)、智力障碍者高 4 倍、智力低下者高 3.5 倍、乳幼儿死亡率高 1～2 倍。而且血缘关系越近,婚后子女具有相同的某些隐性遗传性疾病的病变基因的杂合子相遇机会越多,易出现隐性病变基因的纯合子,使隐性遗传性疾病患者增加。一级亲属:父母和亲生子女及同胞兄妹之间,他们有 1/2 的基因相同,近亲系数为 0.25;二级亲属:祖父母和孙代,外祖父母和外孙代,如叔、伯、舅、婶、姑与侄甥之间,他们有 1/4 基因相同,近亲系数为 0.125;三级亲属:堂表兄妹之间,他们有 1/8 基因相同,近亲系数为 0.062 5。

鉴于此,我国婚姻法明确规定,"直系血亲和三代以内的旁系血亲禁止结婚"。血亲是指凡有血缘关系的亲属;直系血亲是指和自己有直接血缘关系的亲属(具有生与被生关系);直系血亲的直接血缘关系,是指出生关系,包括生出自己的长辈(父母,祖父母,外祖父母及更上的长辈)和自己生出来的晚辈(子女,孙子女,外孙子女及更下的直接晚辈);旁系血亲是指除直系血亲以外在血缘上和自己同出一源的亲属;三代是指从本身这一代算起,向上推数三代和向下推数三代,三代以内的旁系血亲包括同源于祖父母的叔、伯、姑、姨、舅、兄弟姐妹、堂兄弟姐妹、侄子、侄女、外甥、外甥女等。

我国新婚姻法规定:"患麻风病未经治愈或者其他在医学上认为不应当结婚的疾病患者禁止结婚。"若男女一方是严重的常染色体显性遗传病患者,须先实行优生绝育术才可结婚;或男女双方均患有相同的严重的常染色体隐性遗传性疾病,须一方先行绝育术后才能结婚。若后代复发风险＞10％,劝其不生育。在对上述严重遗传性疾病,能做到产前诊断者,可考虑婚前不施行绝育术,怀孕后根据产前诊断,对病胎给予人工流

---

① 王雁.优生优育导论.北京:教育科学出版社,2003

产。若为 X 连锁隐性遗传性疾病家系,生育时必须进行产前诊断,男胎必须终止妊娠。

婚姻法的一这明确规定是有依据的。因为人体内的遗传物质——基因,来自于父母双方,父母的遗传基因一代一代向下垂直传递,所以对于同一祖先的亲族来说,他们的遗传基因是非常相似的,亲缘关系越近,存在相同的遗传基因的可能性越大。如果父母一方或双方带有某些致病的遗传基因,也同样可以世代相传。一般常染色体隐性遗传性疾病,必须两个相同的致病基因相遇才可以发病,如果一方基因异常(致病),另一方基因正常,异常的致病基因就被正常基因掩盖下去,可以表现为正常。在非近亲结婚的人群中,他们都携带同一致病基因的机会极少,因此他们发生常染色体隐性遗传性疾病的概率也很少;但是如果近亲婚配,他们所携带的相同致病基因的机会就会明显增加,后代发病率也会成倍甚至几十倍的增加。除了常染色体隐性遗传性疾病与近亲结婚有密切关系外,许多多基因病,如精神分裂症、糖尿病、脊柱裂等患者家族成员,如果进行近亲婚配,其子女患病的风险亦较非近亲高。而且近亲婚配的流产率、新生儿及婴幼儿死亡率均有所增加。若双方为直系血亲或三代内旁系血亲,可增加遗传性疾病、先天性畸形、智力发育缺陷及流产的发生率,应禁止结婚。若双方患有麻风病、严重痴呆症或精神病,生活不能自理,并且有高度的遗传性者应说服并制止其结婚。

(三)出生前预防

遗传性疾病系由遗传物质异常所引起,如何避免生育遗传物质异常的婴儿是预防遗传性疾病的关键问题。

出生前预防是指在遗传性疾病症状出现前采取的干预措施,如有人给临产前的孕妇口服小剂量苯巴妥以防新生儿高胆红素血症;给妊娠后期的母亲口服维生素 B_2,防止隐性遗传性癫痫;对胎儿患有半乳糖血症的妊娠期孕妇禁食含有乳糖的食品,11 例患儿中 10 例出生后未出现半乳糖血症的症状。

为了预防畸胎的发生,应强调孕妇在妊娠早期积极预防病毒感染,避免服用某些已证明可致胎儿畸形的药物及避免放射线照射。事实证明,先天性心脏病、小头畸形、脑积水等可由风疹病毒、弓形体、巨细胞病毒感染所引起。中枢神经系统发育异常、食道闭锁、唇裂则可由流感病毒引起。唐氏综合征可能与传染性肝炎病和肝炎相关抗原(HAA)有关。要预防患病个体的出生还应该明确某种遗传性疾病的具体遗传形式及其子代患病的可能性,然后采取相应的措施。例如,血友病 A 和先天性肌营养不良,它们都是 X-连锁隐性遗传性疾病。女性隐性致病基因携带者所生的男孩,可能一半发病、一半正常,当预测胎儿性别为男性时,可建议引产。因此,加强产前诊断可避免畸胎的形成和出生。

(四)出生后预防

1. 新生儿筛查

新生儿筛查是在新生儿期针对某些疾病进行的检查,一般采取脐血或足跟血进行检测。新生儿筛查是群体筛查的一种,是能在症状出现前及时诊断遗传性代谢性疾病患者的有效手段。筛查的病种通常是发病率高,可致死、致残、致愚和能防治的疾病,如苯丙酮尿症、半乳糖血症和葡萄糖-6-磷酸脱氢酶缺乏症。利用新生儿筛查,往往能早期发现某些遗传性疾病,达到早期诊断、早期治疗、降低遗传性疾病的发病率,是出生后预防和治疗某些遗传性疾病的有效方法。

2. 群体普查

对发病率高、危害性大的遗传性疾病进行群体普查(population screening)是症状出现前预防的重要手段。普查可以是全民性的,也可以是选择性的。前者适用于基因频率高的疾病,如红细胞 G_6PD 缺乏症、地中海贫血、家族性甲状腺功能低下等。例如,广东省蚕豆病研究协作组曾在兴宁县 2 个公社(乡)普查 38 000 余人,查出 G_6PD 缺乏者 2 000 余人,于是把蚕豆病预防对象集中在这小部分人群,收到了良好的效果。选择性普查常采用多种有关疾病联合进行检测,称为多病性普查技术(multidisease screening technique),这种普查多在新生儿中进行。

有些遗传性疾病常需在一定条件下才可发病。例如,家族性结肠息肉,在中年以前常无不适感,但到 40~50 岁,则易发生癌变;大多数红细胞 G_6PD 缺乏症患者在服用抗疟药、解热止痛剂或进食蚕豆等之后才发生溶血。对诸如此类的遗传性疾病,若能在其典型症状出现前尽早诊断,及时采取预防措施,则常可使患者终身保持表型正常。

3. 预防症状的发生和加重

为预防某些遗传性疾病临床症状的发生和加重,临床上可根据疾病的特点,采用相应的方法进行干预。例如,对已确诊的半乳糖血症患儿在出生后应避免以乳类食品喂养,以避免症状的发生,使患儿生长发育良好。如发现食用乳类食品后出现症状的患儿,则应立即停食乳类食品,以控制症状的发生和加重。对 G_6PD 缺乏症患儿,应禁用樟脑、维生素 K、伯氨喹啉、氨基比林、非那西丁等药物,可以预防溶血症的发生。

三、遗传性疾病的诊治

(一)遗传性疾病的类型与特点

遗传性疾病(inherited disease)简称遗传病,是指因人的遗传物质改变而产生的疾病,是由遗传物质(包括染色体和基因)发生异常改变而引起的疾病。到目前为止,世界上发现的遗传性疾病有 3 000 余种,其中染色体病 300 余种,基因病 2 700 余种。

1. 遗传性疾病的类型

(1) 常染色体显性遗传病。是由位于常染色体的显性致病基因引起的疾病,在单基因遗传病中最常见。患者双亲之一是患者,男女发病机会均等,其子女中 1/2 是患者。目前已知这类疾病有 1 200 多种,如短指(趾)症:是由于指(趾)骨或掌(跖)骨变短或指(趾)骨缺如,致手指(或足趾)变短。如多指畸形、先天性软骨发育不良、先天性成骨不全等。再如家族性高胆固醇血症,表现为胆固醇沉积于血管壁造成动脉粥样硬化,引起早年冠心病甚至心肌梗死。

(2) 常染色体隐性遗传病。位于常染色体的隐性致病基因引起的疾病。患者的双亲均为致病基因携带者或患者,男女发病机会均等,近亲婚配的后代中发病率显著增加。目前所知这类疾病有 900 多种,比较常见的有白化病、苯丙酮尿症、半乳糖血症等。

(3) 伴性遗传病。性染色体的致病基因所引起的遗传性疾病。性连锁遗传的致病基因大都位于 X 染色体,女性因为有两条 X 染色体,虽然一条有致病性隐性基因,但另一条则是带有显性的正常基因,因而她可能仅仅是个携带者而已。男性只有一条 X 染色体,因此一个致病隐性基因也可以发病,常常出现舅舅和外甥患同一种疾病的现象。如红绿色盲、抗维生素 D 佝偻病等。如果致病基因位于 Y 染色体,并随着 Y 染色体而传递,故只有男性才出现症状。这类致病基因只由父亲传给儿子,再由儿子传给孙子,女性是不会出现相应的遗传性状或遗传性疾病,这种遗传方式称为 Y 连锁遗传(Y-linked inheritance)。由于这些基因控制的性状,只能在雄性个体中表现,这种现象又称为限雄遗传(holandric inheritance)。

(4) 多基因遗传病。有多对致病基因控制的遗传性疾病,这类遗传性疾病是由几个致病基因共同作用的结果,其中每个致病基因仅有微小的作用,但由于致病基因的累积,就可形成明显的遗传效应。环境因素的诱发常是发病的先导。常见的有:先天性髋关节脱位、脊柱裂、唇裂、腭裂(俗称兔唇)、精神分裂症和无脑儿等。

(5) 染色体病。因先天性染色体数目异常或结构畸变而引起的疾病。如 21 三体综合征(先天愚型、唐氏综合征):是因 21 号染色体上有三条引起的。先天性卵巢发育不全:正常女性的染色体应该为 XX,而这种患者是 XO,缺少了一个 X 染色体。

2. 遗传性疾病的特点

通过对许多遗传性疾病的分析,总结出遗传性疾病与一般疾病不同的 5 个主要特点。

(1) 遗传性。即上代往下代的垂直传递。患者携带的致病基因将会通过后代的繁衍而继续遗传下去,给人口素质带来不可低估的危害。但这种遗传性有时具有隐蔽性,表现在:①有的患者是首次突变产生的病例,即家系中的首例,他可以将突变的遗传物质向下传并垂直传递。②有些隐性遗传病,致病基因虽然垂直传递,但携带者并不表现出临床症状,即表型正常。③有些遗传性疾病特别是染色体病患者,由于活不到生育年龄或不育,也观察不到垂直传递的现象。

国外曾报道过一个典型的例子,在一个喀里卡克家族中,大马丁的上三代遗传素质是优良的,未发现有什么异常。后来大马丁与一个低能的女子结婚后,所生的小马丁及其下四代 482 人中有 143 人为低能,其余的 339 人为不良基因携带者,而且还会继续向下扩散。而大马丁与另一智能正常的女子结婚后,生下的五代

496人,均属正常人。可见,遗传性疾病具有很强的遗传性。

(2) 先天性。是指那些一出生就表现出来的疾病,即从娘肚子里带来的疾病。大多数遗传性疾病都是先天性的,出生前致病基因已经表达。某些先天性疾病是在子宫中由于病菌感染(如梅毒、结核杆菌)、药物(反应停)引起。某些遗传性疾病在出生后并不表现,当发育到一定年龄时致病基因才表达,如先天性肌紧张,一般在青春期发病;遗传性舞蹈症则要到30~40岁时才开始出现临床症状。尽管是出生多年后才发病,但祸根却是在精子和卵子结合的瞬间就已种下。所以说遗传性疾病都具有先天性的特征。

但是,我们不能把遗传性疾病与先天性疾病混为一谈。先天性疾病一般是指出生时就表现出症状的疾病。先天性疾病中有些是遗传因素引起的,属遗传性疾病,如先天愚型(唐氏综合征);而有些却是孕期受外界不良因素影响而引起胎儿发育异常,不属于遗传性疾病范畴,如先天性心脏病。由此可知,先天性疾病并不都是遗传性疾病。遗传性疾病也不一定是在出生时就有症状的。有些遗传性疾病,要在个体发育到一定年龄时才出现症状。例如进行性肌营养不良,一般4~6岁才发病。许多遗传性智力低下患者,在婴幼儿期亦不易发现。但是这类疾病却早在胚胎期间乃至精子和卵子结合时就埋下了病根。

(3) 家族性。遗传性疾病由于家庭成员之间可能具有相同的致病基因,不少遗传性疾病表现出家族性的特点。

19世纪英国维多利亚女王家族就是一个典型的血友病家族。在女王的后裔中,血友病患者屡见其人。通过携带致病基因的女性与其他皇族的联姻,将血友病传给欧洲的一些皇族,由此出现了一系列的血友病患者和血友病基因携带者。

但是并非所有的家族性疾病都是遗传性疾病。由于生活条件相同,共同的环境因素引起家族聚集的疾病,如长期缺乏维生素C饮食造成的坏血病等,虽然具有家族性,但不是遗传性疾病。此外,许多隐性遗传性疾病由于致病基因频率很低,可不表现为家族性发病。

(4) 终生性。多数遗传性疾病很难治愈,具有终生性的特点。积极的防治有可能改变表型特征,减轻临床症状,如蚕豆病患者不接触蚕豆花粉,禁食蚕豆,则不必服用有关药物,就可避免发病。但并未根治致病基因,患者仍可通过生殖方式将有害基因传给下一代。目前,现有技术仍无法使异常的染色体或基因恢复正常,所以,有害基因将在患者体内终生存在。

(5) 发病率高。由于医学的发展,由环境因素引起的传染病、感染性疾病和流行病在人群中的发病率在逐渐降低,相比之下,遗传性疾病的发病率则在逐渐升高。据世界卫生组织(WHO)的报告,加拿大蒙特利尔儿童医院1969~1970年1 146名18岁以下患儿中,与遗传有关的疾病相对发病率高达30%。据统计,人群中约1/3的人受遗传性疾病所累,且有逐年增加的趋势。因此,再也不能说遗传是罕见之症,而是威胁人类健康的一类重要疾病,要引起足够重视[1]。

(二) 常见的遗传性疾病与优生指导

1. 先天性成骨不全症

(1) 临床特征。骨骼发育不良,骨质疏松,多发性骨折,可因长骨骨折致肢体畸形;肌肉张力低下,行走无力,易摔跤;牙齿发育不良,易碎,易发生龋齿;蓝巩膜,易发生进行性耳聋。

(2) 优生指导。父母之一为患者,再发风险高,不利于优生;父母均非患者,病人的致病基因是由于基因突变引起的,再发风险低。

(3) 治病原则。本病无特殊治疗方法,重点在于保护患者,防止骨折发生。

2. 马凡综合征

(1) 临床特征。身高而细,四肢特别长,因手指、足趾细长如蜘蛛脚样,故得名"蜘蛛指(趾)综合征";肌肉张力低下,关节松弛,活动范围明显增大;足明显外翻;有的伴视力障碍,或伴心脏畸形。

(2) 优生指导。父母之一为患者,再发风险大,不利于优生。

3. 先天性肌强直

(1) 临床特征。突出表现为某一肌群做一动作之初,先产生一时性的(5~30秒)肌强直,故患儿走路时,开始数步僵硬而缓慢,数步以后,步态转为正常,但休息片刻再走,又出现强直;青春期后症状有所缓解。

① 曾秀存,朱燕.人类常见遗传性疾病的遗传方式、特征表现及防治方法[J].河西学院学报,2013,5:67

（2）优生指导。父母之一是患者,再发风险大。

4. 苯丙酮尿症(PKU)

（1）临床特征。患儿出生时尚正常,有些出现频繁呕吐,皮肤湿疹,但不易引起注意;一般在出生后 4 个月左右,智力低下现象逐渐明显,如不会笑、不能抬头、表情呆滞、易激惹,不会独座,不会爬等,甚至出现抽搐;毛发在新生儿时期尚正常,后转为黄褐色;皮肤白皙;尿有特殊的霉臭气味。

（2）优生指导。本病再发风险大,不利优生;避免近亲婚配;对有阳性家族史及父母之间有亲缘关系的新生儿,出生数日开始喂奶后即做筛查,若阳性者应做血苯丙氨酸测定,以进一步确诊。

（3）治疗原则。尽可能早发现、早治疗;饮食治疗坚持至 8～11 岁或更大的年龄,食用低苯丙氨酸的食品,提供必需的营养,定期检测血清苯丙氨酸。

5. 半乳糖血症

（1）临床特征。出生后随奶液的摄入,可出现拒食、呕吐、腹泻、体重不增、黄疸等表现;由于肝、脑、肾、眼等器官最易受累,可出现肝肿大、智力障碍、白内障等。

（2）优生指导。本病再发风险大,不利于优生。若能在产前进行羊水细胞半乳糖-1-磷酸尿苷转移酶的活性检查,以及在新生儿期进行本病的筛查,则有利于优生。

（3）治疗原则。立即停止喂乳和乳类制品,开始越早效果越好,至少饮食治疗 3 年以上;有白内障症状可通过手术治疗。

6. 白化病

（1）临床特征。皮肤、毛发、视网膜、脉络膜均无黑色素;皮肤呈乳白色或淡粉色;毛发呈银白色或金黄色;虹膜呈蓝色或透明,瞳孔呈淡红色;患者可有怕光、视力底下、斜视等,并有眼球震颤及易患皮肤癌。

（2）优生指导。再发风险很高,不利于优生;佩戴墨镜可减轻眼部不适;涂抹防晒油可防止皮肤癌的发生。

7. 6-磷酸葡萄糖脱氢酶缺乏症

（1）临床特征。6-磷酸葡萄糖脱氢酶缺乏症又叫蚕豆病,大多发生于蚕豆成熟季节,以 9 岁以下小儿多见,往往因进食蚕豆或蚕豆制品之后引起的急性溶血性贫血。

（2）优生指导。父母均非患者,是由基因突变引起的,再发风险小;母亲为患者,再发风险高,不利于优生;父亲为患者,有产前性别诊断条件者,准生男,不准生女。

8. 肝豆状核变性

（1）临床特征。肝豆状核变性是一种铜代谢障碍性疾病,主要表现在神经系统、肝、肾、角膜等 4 个方面,首发症状 10 岁以下,以肝损伤表现居多;10 岁以上则以神经系统损伤为多。

早期肢体常出现较大的震颤、随意运动少、面具脸、肌强直及语言困难等;另还可有恶心、呕吐、肝肿大、黄疸、肝腹水及肝功能异常等。

（2）治疗原则。可服用洛合剂清除体内过量的铜;低铜饮食,每日食物中含铜量<1 mg,避免进食肝、硬壳果、蛤蜊、可可粉等含铜量高的食物。

9. 先天性聋哑

（1）临床特征。先天性聋哑又名遗传性耳聋。先天性聋哑为常染色体隐性遗传病。患儿出生时就无听力,不会说话,能发出正常哭笑声,智力发育正常。

（2）治疗原则。应重点治聋,聋和哑兼治,治训结合,尤其重要的是进行语言训练。

10. 血友病

（1）临床特征。血友病是一种凝血功能障碍出血性疾病。表现为缓慢、持续性渗血;多发生在轻伤之后;大量出血较为罕见。血友病的遗传方式是典型的 X 连锁隐性遗传。

（2）治疗原则。我国用花生衣制成的止血凝和红血凝取得一定的疗效,但不能提高血液中 IHG 水平。国外应用 IHG 制剂治疗,已取得很大发展。

11. 21-三体综合征

（1）发病原因。患者的 21 号染色体是三条;患儿的父母之一,生殖细胞减数分裂时 21 号染色体不分离,异常的配子与正常的配子结合造成。其中 80% 来自于母亲;20% 来自于父亲。35 岁以上的高龄妇女随着年龄的增长,这种概率明显升高。

（2）临床特征。该病的典型症状包括严重智力低下、小头、肌张力低下、特异性面容（如眼距宽、外眼角上斜、内眦赘皮、鼻根低平、张嘴、伸舌及流口水）、耳位低或畸形。另外还有枕骨扁平、后发髻低、颈部短宽及蹼颈。上颌发育差，腭弓高、短而窄。先天性心脏病（最常见为室间隔缺损）；手短而宽，第五指桡侧弯曲；特异皮肤纹理；男性阴茎短小、隐睾、阴囊小；部分患者还可有先天性巨结肠。

12. 18−三体综合征(Edward 综合征)

（1）发病原因。患者的 18 号染色体为三条。多数由亲代生殖细胞减数分裂时 18 号性染色体不分离产生，此类患儿出生时母亲年龄较大，半数在 35 岁以上。

（2）临床特征。出生前后生长发育迟缓，出生体重低，吸吮能力差，喂养困难。患儿智力低下、头小而长、枕部隆突；眼距宽、内眦赘皮；鼻孔朝天、耳低位；颈短、皮肤松弛、小下颌。90％合并先天性心脏病（如室间隔缺损、动脉导管未闭等）。婴幼儿肌张力低下，其后亢进。外阴畸形（男性隐睾，女性阴蒂和大阴唇发育不良，会阴异常）。预后极差，95％在胎儿期流产。出生患儿 1/3 生后 1 个月内死亡，50％在生后 2 个月内死亡。

13. 特纳综合征

特纳综合征(Turner 综合征)又称先天性卵巢发育不全综合征、先天性卵巢发育不全综合征、女性性腺发育不良。患者比正常女性少一条 X 染色体。

（1）发病原因。患者染色体的核型为 45，X0；75％来自母亲；25％来自父亲。使用雌激素治疗可改善患者的第二性征发育，但由于无排卵，故无生育能力。

（2）临床特征。原发性闭经、卵巢萎缩、成年时生殖器幼稚、乳房不发育等；身材矮小、蹼颈、肘外翻、面容呆板等。

14. 先天性睾丸发育不全综合征(Klinefelter 综合征)

（1）发病原因。患者的染色体核型为 47，XXY；多数由亲代生殖细胞减数分裂时性染色体不分离造成。

（2）临床特征。患者外表为男性，有男性生殖器，但阴茎短小、小睾丸或隐睾，曲精细管呈透明变性，不能产生精子，故无生育能力。约 25％有女性第二性征。患者体高，但体力弱，有的身材不匀称，少数患者智力低下。

（3）建议。由于本病在青春期前临床症状不明显，因此在儿童期不易被发现。若发现睾丸、阴茎特小，应进行性染色体检查。必要时可做染色体分析予以早期诊断。

（三）遗传性疾病的诊断

随着科学技术的迅速发展，人们对遗传性疾病的发病机制及发病过程的认识越来越清晰，与此同时也找到了一些遗传性疾病的诊断方法，常见的诊断方法有：临床诊断、系谱分析、皮纹分析、群体普查、双生子分析、生化检查等。

1. 临床诊断

遗传性疾病的临床诊断与普通疾病的诊断步骤基本相同，包括听取患者的主诉、询问病史、体格检查等。

（1）病史。除了解一般病史外，还应着重采集与遗传性疾病家族聚集现象有关的病史：①家族史，整个家系患同种疾病的病史，能充分反映患者父系和母系各家族成员发病情况；②婚姻史，结婚的年龄、次数、配偶的健康状况及是否为近亲婚配；③生育史，生育年龄、子女数及其健康状况，有无流产、死产、早产史、畸胎等。

（2）症状与体征。症状与体征的出现是患者就诊的主要原因，也是进行遗传性疾病初诊的重要线索。遗传性疾病和某些普通疾病的症状与体征是有共性的，但各种遗传性疾病有其特有的临床表现，甚至形成特异性症候群。例如智力低下伴有眼间距宽、眼裂小、外眼角上斜、口半开、伸舌、流涎等是先天愚型的特征；而性腺发育不全或生殖能力下降、继发性闭经、行为异常则可疑为性染色体病。正常出生的婴儿，发育到 3～4 个月，如果其尿液、汗液有一种特殊的腐臭味，智力发育落后于同龄小孩，同时伴有毛发变黄、肤白而细腻、虹膜黄色、易激动、肌张力高、貌似猿猴，可疑为苯丙酮尿症。当然，单凭症状和体征要做出准确诊断是相当困难的，但可以得出对疾病的初步印象，为进一步选择其他检查提供帮助。

2. 系谱分析

（1）系谱分析(pedigree analysis)。是分析和判断人类单基因遗传方式的经典方法，是指通过调查先证者家庭成员的发病情况，绘出系谱，以确定疾病遗传方式的一种方法。经过系谱分析有助于判断某种疾病是否为遗传性疾病；又有助于确定其类型，即是单基因病还是多基因病，或是染色体病。如果为单基因病，还可进一步确定该病的遗传方式（常染色体显性、常染色体隐性、X 染色体显性、X 染色体隐性、Y 染色体连锁遗传）。系谱分析时应注意的事项是：①要注意系谱的准确性、完整性。一个完整的系谱应有三代以上家庭成员的患病情况、婚姻状况及生育情况；由于患者或代述人因顾虑可能提供虚假资料，因此还要注意判断其可靠性，以免影响结果的准确性。②遇到隔代遗传时，要注意区分是显性遗传病外显不全，还是隐性遗传所致。③当系谱中除先证者外，找不到其他患者，呈散发现象时，须认真分析是常染色体隐性遗传所致，还是新基因突变所致。

（2）遗传系谱图的判别方法。先确定是否为伴 Y 遗传或细胞质遗传；确定显性遗传还是隐性遗传；确定常染色体遗传还是性染色体遗传；若系谱图没有上述特点，只能从可能性大小来判断：①若此病在代与代之间呈现连续性遗传，则显性遗传的可能性大；②如果患者中男女一样多，则可能在常染色体上，如果女多于男，则可能在 X 染色体上。

3. 生化检查

生化检查是以生化手段定性、定量地分析酶、蛋白质及其代谢产物，是临床上诊断单基因病的首选方法，其中最常见的是检查酶的缺陷。

因为基因控制着酶、蛋白质的合成，从而控制着机体的一系列代谢反应，所以基因突变所致的单基因病必然导致酶、蛋白质异常，其参与代谢过程中的中间产物、底物、最终产物也会发生质和量的变化。故通过这些物质的检测可以反映某种基因是否受损从而做出疾病的诊断。如苯丙酮尿症患者，可根据其血清中的苯丙氨酸浓度增高，尿液中含有苯丙酮酸做出诊断。白化病患者可根据毛囊中酪氨酸酶活性降低做出诊断。

目前已有 200 种左右的蛋白质和酶活性异常可以通过电泳、层析、免疫、氨基酸顺序分析等技术进行检测。用于检测的材料主要为血清、活体组织（如肝、肾、皮肤、甲状腺、肠黏膜等）以及培养的成纤维细胞。

4. 皮纹分析

皮肤纹理（简称皮纹）是由皮肤表面凸起的嵴纹和两条嵴纹之间的凹陷而形成的沟纹组成，这些凹凸的纹理在人体皮肤上某些特定部位构成各种特定的纹理图形。每个人都有特殊的皮肤纹理，在胚胎的第 14 周就已形成，出生后定形且终生不变，说明皮纹具有重要的遗传基础。

皮肤纹理分析是利用皮肤纹理分析作为某些染色体病的一种辅助诊断方法。

（1）指纹，手指端部的皮肤纹理为指纹。指纹常见的有 3 种：①弓形纹。纹线由一侧至另一侧，呈弓形，无三叉点。②箕形纹。纹线自一侧起始，斜向上弯曲后，再回到原侧，形似簸箕。有一个三叉点；正箕（箕口对小指）；反箕（箕口对拇指）。③斗形纹。有两个三叉点，可分为环形纹（嵴纹走向呈同心圆环状）、螺形纹（嵴纹走向呈螺旋形）、绞形纹（由两组箕纹组成，两箕头互相绞着）。

正常人的指纹以斗形纹和正箕纹（开口方向指向小指）为多；反箕纹（开口方向指向大拇指）和弓形纹为少；反箕仅在示指出现，其他手指出现反箕的极少；某些染色体病，在手的无名指、小指可见反箕。

（2）掌纹，手掌中的皮肤纹理。手掌分为 6 个区，即大鱼际区、小鱼际区和 4 个指间区。在示指、中指、无名指和小指的根部，都有由 3 个方向来的纹线集成的三叉点，分别标为 a、b、c、d 点。t 点位于腕纹附近，手掌基部正中的三叉点上。atd 角是分别从指三叉点 a 和 d 作一直线连接在轴三角 t 上所形成的夹角。正常情况下 atd 角≤41°；而先天性愚型患儿 atd 达 70°。

（3）褶纹，在手掌和手指屈面各关节弯曲活动的地方，都有明显的褶纹。①掌褶纹主要有 3 条基本的纹线，即纵侧屈肌线（大鱼际线）、近侧屈肌线（起于拇、示指之间，向尺侧延伸）及远侧屈肌线（起于小鱼际远侧，终于拇、示指之间）。如果近侧屈肌线和远侧屈肌线连接成一条单一的褶线横贯手掌时，称为猿线（通贯手）；正常人群通贯手的发生率为 1～13％；先天性愚型患者中发生率增高。②指褶纹：指手指关节处的褶纹。染色体畸变的患者，往往小指仅有一条指褶纹。

从目前对皮纹与染色体病关联的研究资料中可以发现，染色体病患者的皮肤纹理具有值得注意的特征性变化，在遗传性疾病诊断中具有一定的诊断价值。皮纹分析时要注意取样的方法，以获得准确、清晰的资料。另外，正常人也可出现"异常"皮纹，故皮纹分析仅可作为某些遗传性疾病诊断的初筛手段。

5. 群体普查

选定某一人群，用简便、准确的方法对某种疾病进行普查。普查中应注意该病发病的家族聚集性及是否有特定的发病年龄。如发病时具有以下特征者,说明该病具有遗传基础:①患者亲属中的发病率高于一般人群;②该疾病的发病率呈以下规律:一级亲属(是指父母、同胞、子女)>二级亲属(是指祖父母、外祖父母、叔、伯、姑、舅、姨、侄、甥)>三级亲属(是指堂、表兄弟姐妹等)>一般人群;③该疾病有特定的发病年龄。

6. 双生子分析

双生子分析是复杂疾病研究的一种非常独特的方法,通过比较同卵(MZ)双生子及异卵(DZ)双生子某一疾病或性状发生的一致性,判断遗传与环境因素的作用。因 MZ 双生子性状差别可认为是与环境因素有关;而 DZ 双生子性状差别可认为是由遗传与环境因素共同作用所致。随着人类基因组研究的进展,双生子及其家系同样可以利用连锁和关联分析来确定疾病的易感基因。由于年龄、宫内环境和生长环境的良好匹配,使得通过双生子资料寻找相应的基因较传统的连锁和关联分析具有明显的优势,是开展双生子疾病环境与遗传流行病学研究的方向。目前,全球至少有 20 个国家建立了 50 余个双生子登记系统,包含了成千上万的双生子及其家系的表型数据,这些数据提供的信息可促进对复杂疾病的病因学研究[1]。

通过双生子分析进一步了解遗传性疾病的原理:①因同卵双生子的遗传基础是相同的,其特征必然相同。异卵双生子之间的遗传基础像一般同胞那样相似,只是胚胎发育环境相同,其性别有 1/2 的可能是相同的。②考察发病一致性。发病一致性是指双生子中一个患某种疾病,则另一个也可患同样疾病;如果同卵双生子的发病一致性远高于异卵双生子,则表明这种疾病与遗传有关。

遗传性疾病诊断的方法还有很多,如细胞遗传学检查、产前诊断等方法。

(四)遗传性疾病的治疗

随着分子生物学、医学遗传学的发展,越来越多的遗传性疾病的发病机制得以阐明,从而能在遗传性疾病发病之前就可采取有效措施,以减轻或消除某些遗传性疾病的临床症状。近年来,基因治疗已取得了一些突破性进展,正在逐步进入临床,为根治遗传病带来了光明的前景。

遗传病的治疗一般分为以下 4 类,即手术治疗、药物治疗、饮食治疗、基因治疗。

1. 手术治疗

手术治疗是应用外科手术对某些遗传性疾病所造成的畸形,或缺陷等病变组织器官加以切除、修补、整形或移植等矫正的治疗方法。但是,手术治疗只能缓解或改善患者的症状,达不到根治的作用。

(1)切除:如家族性结肠息肉症的息肉、睾丸女性化患者的隐睾切除;遗传性球形红细胞增多症和 α-珠蛋白生成障碍性贫血的脾脏切除等。

(2)修补:如室间隔缺损、房间隔缺损等先天性心脏病都可采用手术修补。

(3)整形:如唇裂、腭裂、并指(趾)、白内障、先天性幽门狭窄、外生殖器畸形等病,均可经手术得到矫正。

(4)移植:是利用正常器官和组织替换病损的器官或组织。如多囊肾患者的肾切除和异体肾移植;β-珠蛋白生成障碍性贫血和镰形细胞贫血症的骨髓移植。

2. 药物治疗

药物治疗的原则是"补其所缺,去其所余"。

(1)补其所缺。对因酶缺乏不能形成必需代谢产物而发病的遗传性疾病,临床上最有效的疗法是直接补充相应的必需物。如先天性无丙种球蛋白血症患者,补充丙种球蛋白;糖尿病患者,补充胰岛素;抗维生素 D 性佝偻病患者,补充大剂量维生素 D 和磷酸盐;垂体性侏儒症患儿,补充生长激素等。

(2)去其所余。对代谢造成的代谢产物过多而导致中毒的先天性代谢性疾病患者,可采取有效方法将这些"毒物"排出,或抑制其生成量。例如,肝豆状核变性患者,可用药物 D-青霉胺或二盐酸三乙烯四胺(TTD)清除体内过剩的铜离子。

3. 饮食治疗

饮食治疗的原则是"禁其所忌"。此种方法需要对疾病尽早诊断,尽早治疗。各种症状已出现时,则难以逆转。

禁其所忌是针对因酶缺陷导致底物堆积的患者,制订特殊的食谱,用限制底物摄入量的办法控制病情,以达到治疗疾病的目的。例如,苯丙酮尿症患者,应限制苯丙氨酸的摄入;葡萄糖-6-磷酸脱氢酶(G_6PD)缺

① 黄爱群、胡永华. 双生子方法在遗传流行病学研究中的应用及进展[J]. 国际遗传杂志,2006,5:350

乏症患者,应严格禁食蚕豆和接触蚕豆花粉,严禁服用伯氨喹、阿司匹林等药物,便可避免溶血性贫血的发生;半乳糖血症患者,如早期发现,应禁食乳制品,可以收到良好效果;高胆固醇血症患者应限制胆固醇的摄入等①。

4. 基因治疗

基因治疗是指运用重组 DNA 技术,将正常基因导入有缺陷基因患者的细胞中,使细胞恢复正常功能,达到根治遗传性疾病的目的。基因治疗是人类征服遗传性疾病的有效手段。

目前对于遗传性疾病的治疗方法比较有限,通常只是改善或矫正患者的临床症状,大多数遗传性疾病难于治疗,有些虽能够治疗,但代价极高,难于普遍应用,所以预防为主,避免有遗传缺陷的患儿出生,控制遗传性疾病的蔓延,是切实可行之策。

第二节　环境与优生

一、环境污染对优生的影响

人体的发生发育主要分为两个阶段,即妊娠前阶段和妊娠后阶段。在妊娠前阶段,有害的环境因素可影响精子和卵子的形成,引起生殖细胞染色体畸变,影响优生。妊娠后阶段包括胚胎发生期、器官形成期和胎儿期,尤其是器官形成期是易遭到致畸因素损害的敏感时期,因此要特别注意这一时期的保健,预防环境中有害物质对胎儿的影响。

目前,随着农药的滥用、工业三废的大量排放、食品化学添加剂的广泛应用,有害物质在周围环境中的积累越来越多,大气、水土、食物受到污染的程度日趋严重,这对于人体尤其是胚胎的危害是难以估量的。许多研究表明,食品添加剂如人造色素等能诱发人染色体畸变,造成遗传性疾病和胎儿畸形。在诸多化学物质中,乙醇、甲基汞、多氯联苯是最为确定的人类致畸因素。另外 600 余种化学物质,如铅、汞、磷、苯、烟碱、二氧化碳、氯乙烯、汽油、一氧化碳等,均可通过胎盘进入胎儿体内,影响胎儿发育,或造成胎儿生理缺陷②。怎样保护和改善人类自身生存的环境是全社会所面临的一个重要课题。

(一) 重金属污染

1. 铅

随着我国工业的发展,铅污染环境日趋严重,人体从生活环境、水、土壤中(通过食物)摄入铅的数量随之增加,成人的慢性铅中毒病例日趋增多,尤其对孕妇、胚胎生长发育及儿童健康成长的影响更为突出,已成为公共卫生关注的问题。最初发现印刷厂铸铅及排铅字女工不孕、自然流产、死胎及婴儿死亡率高,通过调查发现与女工长期接触铅有关。这是因为妇女暴露在铅环境中可使孕激素与雌二醇失衡,影响胚胎植入。研究还发现铅可产生生殖毒及胚胎毒,当血铅浓度达 $250\sim400\ \mu g/L$ 时可使精子畸变。最近我国对出生新生儿监测研究结果发现,在妊娠前后 3 个月接触铅,胚胎中枢神经畸形发生率显著增高。这是因为海马是铅的靶器官之一,少量铅即可抑制海马部神经元的增殖和分化,减少神经元,导致脑功能障碍。所以生育期男女都应远离铅环境,减少铅的毒害,尤其孕妇更应远离铅环境。

2. 镉

镉在工业上应用很广,随着工业发展,镉污染也较严重,尤其是含镉高的烟草是影响胚胎生长发育的重要因素。镉影响胚胎生长发育的机制可概括为以下几种:①改变锌的体内分布。镉能诱导胎盘、肝、肾合成大量硫蛋白与锌结合使血锌浓度下降,胎盘转运到胎儿的锌减少,可引起胎儿缺锌。②胎盘血流量减少。胎盘是镉的靶器官之一,能使子宫、胎盘血流量减少而出现坏死,导致胎儿宫内死亡。③诱导氧化损伤。镉能

---

① 江静雯,李晶,刘文军. 罕见疾病及孤儿药物研究现状及进展[J]. 生物工程学报,2011,5:726

② 李琳,程中秋. 浅论孕期的护理与保健养生[J]. 中国中医药现代远程教育,2010,2:123

取代抗氧化酶中的锌而使其失效,使胎儿体内脂质过氧化物增加,胎儿因氧化而受损伤。④阻碍胎体 DNA 和蛋白质合成,影响胎儿生长发育。⑤抑制内分泌功能。大量镉能抑制胎盘分泌促性腺激素,影响胎儿性器官的发育。

3. 汞

汞的应用范围很广,环境、食物被汞污染现象随处可见,汞污染造成的中毒事件及职业性汞中毒常有发生。孕妇血中的汞能迅速沉积于胎盘,影响胎盘功能,导致胎儿宫内发育迟缓。汞蒸汽可迅速通过胎盘到达胎儿脑组织,并产生广泛损害。在人群调查中发现,接触汞的妇女妊娠中毒症、早产、自然流产、难产发生率明显增高[①]。

(二) 大气污染

1. 高浓度 PM2.5 污染

我们每天都要呼吸空气,但我们身边的空气污染却越来越严重。2013 年我国大城市空气中高浓度的 PM2.5 让公众感到极度担忧。PM2.5 是空气动力学当量直径$<2.5~\mu m$的颗粒物质,又称为细颗粒物,可引起能见度的降低,是构成雾霾天气的主要原因。由于其粒径更小,吸附或载带的有毒、有害成分更多。同时,PM2.5 在空气中停留时间长,容易进入人体呼吸道深部,因此对健康的危害更大。

通过对接触高浓度 PM2.5 孕妇的研究表明,高浓度的细颗粒物污染可能会影响胚胎的发育。美国曾有一项首次针对孕期空气污染对胎儿预后影响的试验研究:对每位孕妇周围环境的 48 小时空气样本进行采集,白天采用便携式空气监测器,夜间则把空气监测器置于床边。结果显示,生活在空气污染较为严重的环境下的孕妇,娩出的宝宝出生体重降低 9%,头围数减少 2%,对比空气相对较好的孕妇娩出的宝宝则没有明显的变化。研究表明,空气污染对胎儿的低出生体重和小头围有关。

2. 二噁英污染

二噁英(dioxin)是一类能与芳香烃受体结合,并能导致各种生物化学变化的物质的总称。它难于降解,易在食物链中富集,对环境和健康构成严重威胁,已成为全球普遍关注的环境问题以及公共卫生问题。它包括 210 种化合物,毒性十分大,是氰化物的 130 倍,砒霜的 900 倍,有"世纪之毒"之称。国际癌症研究中心已将其列为人类一级致癌物。二噁英类化合物是迄今为止人类已知的最强的有毒污染物之一。

二噁英常以微小的颗粒存在于大气、土壤和水中。主要的污染源是化工冶金工业、垃圾焚烧、造纸以及生产杀虫剂等产业。排放到大气环境中的二噁英可以吸附在颗粒物上,沉降到水体和土壤,然后通过食物链的富集作用进入人体,所以食物是人体内二噁英的主要来源。经胎盘和哺乳可以造成胎儿和婴幼儿的二噁英暴露。

大量动物实验和人类流行病学研究表明,二噁英对人体的健康影响是全方位的,它已被确认为具有致癌性、神经毒性、生殖毒性、发育毒性和致畸性、心血管毒性、免疫毒性,并能直接引发氯痤疮和肝脏疾病,同时也是一种内分泌干扰物。

对男性来说,二噁英可使雄性激素水平下降,精子数目减少,致睾丸、附睾畸形,降低性功能。对女性来说,二噁英可使流产率上升,受孕率降低,子宫重量减轻,子宫内膜异位,甚至不育。

二噁英可以同时抑制体液免疫和细胞免疫。对二噁英最为敏感的是杀伤性 T 淋巴细胞,在 $0.04~\mu g/kg$ 体重的剂量下可引起持续抑制反应。二噁英亦可长期抑制辅助性 T 细胞功能,对骨髓、胸腺、肝脏、肺脏的淋巴干细胞、NK 细胞都具有毒性作用。

二噁英作为一种环境激素,可扰乱人的内分泌系统。它可以干扰性激素的代谢,引起生殖系统功能障碍。孕期妇女接触二噁英,可使胎儿血清甲状腺素水平下降,促甲状腺胰岛素水平上升。二噁英还可降低胰岛素水平或使其胰岛素受体下调,引起糖代谢紊乱。

二噁英对胚胎及婴幼儿发育的影响显著,发育中的个体尤其是胚胎期对二噁英尤为敏感。在未产生母体毒性的情况下即可引起死胎、流产、胎儿生长发育畸形或发育迟缓等。

专家建议,要加强对二噁英类毒物的环境、生物和健康效应的检测,尽快完善和制定有关的环境卫生标准;开发和使用有利于环境的替代化学品;提高全民环境意识,不焚烧垃圾,规范自身的环境行为。

① 刘希兰,陈陵. 微量元素与胚胎生长发育[J]. 微量元素与健康研究,2003,3:54

二、家庭环境与优生

随着人们生活水平的大幅度提高,家用电器,如音响、电视、计算机、游戏机、微波炉等进入了家庭;大量化学装修材料及制作的家具也填满了居室,这些对人类优生优育的影响应引起重视。

(一) 家庭噪声

有研究表明,噪声对人体中枢神经系统有强大的干扰作用,轻者出现头昏,精力不集中,血压升高,心律不齐;重者可导致失聪,甚至精神失常。

据测定,生活中家庭的电视机、收录机所产生的噪声可达 $60\sim80$ dB,洗衣机为 $42\sim70$ dB,电冰箱为 $34\sim50$ dB,高声说话为 60 dB。按照卫生标准规定:住宅区的噪声白天不能超过 50 dB,夜间应低于 45 dB。

妊娠期间更不可忽视家电等噪声的危害。恶性噪声被视为是致死性"瘟疫",是严重损害胎儿致畸的祸因。有医学研究表明,某些声波对于成年人无损伤,但对胎儿稚嫩的生命却有重大的伤害,甚至可以导致畸形。噪声能刺激母体丘脑下部、垂体前叶、卵巢轴系统,使母体内激素发生逆向改变,从而影响受精卵的正常发育。日本科学家安藤在对大阪国际机场的噪声污染情况进行调查研究后指出,噪声的刺激还可引起母体神经细胞的改变,继而影响胎儿神经系统的正常发育。所以,妊娠期间,应格外注意孕妇卧室内环境的宁静,避免一切不良刺激。家庭里应严格控制各种家电的音量及开机时间,不要在家中大声喧哗。

噪声对男性的影响也是显著的,男性长期生活在噪声 $70\sim80$ dB 的环境中,性功能趋于减弱;生活在 90 dB 的高噪声环境中可出现性功能紊乱;更高的噪声则可导致精液不液化或无法射精。

值得一提的是音乐胎教,其本来的目的是为了让胎儿得到良好的刺激,促进健康的发育。如果孕妇每天都播放同一首曲子,或者在胎儿想安静的时候仍在播放音乐,这对胎儿反倒是一种伤害。所以,进行音乐胎教时要注意根据胎儿的反应,宜在胎儿睡醒的时候进行。同时避免让胎儿直接感受音乐的震动和刺激,人们通常以为音乐胎教就是把音乐器材放在腹部,其实这样容易对胎儿耳基底膜上的短纤维造成强烈刺激,并易破坏耳蜗底部,导致新生儿生下来就有听力缺损。为了保证胎儿的安全,在音乐胎教时,将传声器放在离开孕妇一定距离的地方,保证声音控制在安全范围之内,即 60 dB 以下,$2\ 000$ Hz 以内。另外,未经电磁屏蔽的传声器可产生电磁辐射,对胎儿和孕妇都会造成伤害。因此音乐胎教时,要注意设备的使用,避免电磁辐射的干扰。

(二) 电器辐射

电视、计算机、游戏机不仅使人的户外活动减少,而且接受电离辐射的机会大增,影响胚胎的发育;质量不佳的微波炉微波的泄漏,使胚胎受到照射,容易发生流产、死胎、畸形、性腺受损等。家用电器的辐射会伤害两代人,妇女在怀孕期间(特别是怀孕初期)要少看电视,不宜长期接触计算机,尽量减少使用手机的频率,同时远离微波炉。

值得强调的是,电冰箱不能放在孕妇的卧室内,因为除噪声之外,电冰箱工作时放出的电磁辐射可损害人体的白细胞,降低免疫功能。而且其制冷剂氟利昂是一种化学污染源,属于致畸物质。

(三) 室内装修污染

室内装修污染是新出现的环境污染,简单地说,室内装修污染就是指因装修行为对室内环境所产生的污染,主要是由于人们在室内装修过程中采用不合格装修材料,以及不合理的设计造成的。

1. 甲醛

高浓度的甲醛是一种基因毒性物质,动物实验发现,动物如果长期吸入高浓度的甲醛,很有可能诱发鼻咽肿瘤。吸入甲醛后很多人都会出现不同程度的头痛、头晕、乏力、恶心、胸闷、眼痛等,严重时还可导致心悸、失眠、体重减轻、记忆力减退及自主神经功能紊乱等。甲醛对人体的伤害还表现在皮肤方面,常见的有过敏性皮炎、色斑、坏死等。除此之外,如果过量吸入高浓度甲醛,还可导致人体诱发支气管哮喘。

新房子的装修及新家具往往会产生较多的甲醛,孕妇如果长时间处在含有甲醛的环境中,甲醛可通过胎盘的运送,直接危害胎儿的健康,严重者可能会出现胎儿畸形等。孕妇一旦患有支气管哮喘,不但会影响自己的身体健康,同时还会增加在分娩过程中出现的意外情况。专家调查发现,装饰材料中的各种人造板和家具中的游离甲醛不仅是可疑致癌物,而且还有可能造成女性月经紊乱。因此,孕妇应该避免住在刚装修好的新房中,以免过量吸入甲醛。

2. 苯

医学研究证明,孕妇对苯的吸入反应格外敏感,妊娠期妇女长期吸入苯可导致胎儿发育畸形和流产。婴幼儿长期接触装修材料中的苯、甲醛等有害物质很容易导致慢性呼吸道炎症、咳嗽,甚至造成头晕、头痛、恶心等神经免疫系统和肝脏的损害。另外建筑、装饰材料产生的放射性污染容易造成女性不孕和胎儿畸形,室内环境中的放射性物质还会对新婚夫妇的生殖功能产生一定的不良影响。因此,准备怀孕的女性入住新房前要注意以下几个方面。

（1）怀孕的前 6 个月至怀孕、分娩后 2 年内尽量不要住在新装修的居室中。

（2）注意装饰材料的选择。由于室内装饰材料是造成污染的主要来源,国家已经制定 10 种室内装饰材料的有害物质限量,所以在装修选材方面,要严格按照国家标准进行选择。

（3）注意家具的内在质量的选择和合理使用,新买的家具一定要注意甲醛和苯的释放量,最好通风一段时间后再使用,让家具里的有害气体尽快释放,人造板制作的衣柜使用时要注意避免将内衣、睡衣放在里面。

（4）注意做好房间的通风和空气净化,特别是新婚青年的婚房。据调查资料显示,在空气不流通的室内,空气中的有害物质长达 30 多个小时。常开窗透气,污浊空气可飘走,多种病毒、病菌也难以滋长和繁殖。

（5）注意做好室内环境的检测和治理。目前国家室内环境方面的标准已经比较健全,按照国家标准要求,新建和新装修的房子应请室内环境检测部门进行室内空气质量检测,合格以后才能入住。

（四）化妆品污染

为了宝宝的健康,孕妇怀孕期最好不使用护肤品,如果需要使用只能选择孕妇专用护肤品,因为一般的化妆品里含有危害胎儿健康的化学成分,甚至可导致胎儿畸形。

铅作为一种常见的重金属,其毒性已广为人知。在化妆品中,铅的氧化物作为添加剂有着悠久的历史,含铅的美容用品曾一度风靡。明清时候使用的铅华就是粉饼的雏形,其主要成分就是氧化铅。由于氧化铅粉末遮瑕效果明显,附着力强,成本低廉,仍旧有一些化妆品厂商,特别是一些三无产品,化妆品里仍旧使用大量的氧化铅作为主要原料,这将会对身体造成很大的危害。有些化妆品中,由于使用原料不纯,在成分中掺杂少量铅,长期使用也会造成铅累积中毒。目前国家规定,铅在化妆品中最高限量为 40 mg/kg。

汞一般作为一种添加剂使用,如果看到一款美白产品说明书上有速效、瞬间美白等字样,就要小心里面可能含有汞化合物了。目前国家规定中,汞及其化合物为化妆品组分中禁用的化学物质,作为杂质存在其限量应 <1 mg/kg。其中例外的是,鉴于硫柳汞(乙基汞硫代水杨酸钠)具有良好的抑菌作用,允许用于眼部化妆品和眼部卸妆品,其最大允许使用浓度为 0.007%(以汞计算)。

汞在化妆品中主要有两种存在形式:硫化汞和氯化汞。硫化汞又名朱砂,是一种常用的颜料,常用于印泥。在化妆品中,硫化汞一般添加在口红、胭脂等化妆品中颜色鲜艳持久,尽管硫化汞在水中溶解度极小,但由于使用的部位是口部,而且长期使用,所以还会造成一定的危害。相比之下,水溶性的氯化汞危害则更大。氯化汞用于化妆品具有洁白、细腻之特点,汞离子能干扰人皮肤内酪氨酸变成黑色素的过程,一般被添加于增白、美白、去斑化妆品中,特别是一些廉价的增白皂、增白霜等。这些物质价格低廉,所以经常被化妆品制造商使用。

镉及其化合物为化妆品组分中禁用物质。化妆品中常用的锌化合物,其原料闪锌矿常含有镉,为此,作为杂质成分,在化妆品中含量需 <40 mg/kg(以镉计算)。金属镉的毒性很小,但镉化合物属剧毒,尤其是镉的氧化物。镉及其化合物主要是对心脏、肝脏、肾脏、骨骼肌及骨组织的损害。同时镉能破坏钙、磷代谢以及参与一系列微量元素的代谢,如锌、铜、铁、锰、硒。主要临床表现为高血压、心脏扩张、早产儿死亡及诱发肺癌。

砷是化妆品中除了铅和汞以外危害最大的元素。砷及其化合物广泛存在于自然界中,化妆品原料和化妆品生产过程中,也容易被砷污染,因此作为杂质存在,砷在化妆品中的限量为 10 mg/kg(以砷计算)。皮肤直接接触砷,可出现皮炎、湿疹、毛囊炎和皮肤角化等皮肤损害,经常接触可导致皮肤癌。砷还会透过胎盘屏障,导致胎儿畸形。砷化氢是一种强烈溶血性毒物,吸收后可使红细胞大量崩解,血红蛋白逸出,造成一系列溶血性疾病的不良后果。

指甲油涂在指甲上，能使指甲红艳润泽，并长期不褪色，受到人们喜爱。但是指甲油是有危害的，孕妇慎用。指甲油基本上是以硝化纤维为本料，配上丙酮、醋酸乙酯、乳酸乙酯、苯二甲酸酊类等化学溶剂制成。指甲油的原料大都有一定的生物毒性，进入人体，易造成慢性中毒。涂用指甲油后，不要用手拿食品，以免把指甲油粘到食品上。特别需要注意的是含油多的油条、蛋糕等油脂性食品更不能用手拿着吃，因为指甲油所含的化合物，属脂溶性化合物，容易溶解在油脂中。

同时，指甲油含有的一种名叫酞酸酯的物质，这种物质若长期被人体吸收，不仅对人的健康十分有害，而且容易引起孕妇流产及胎儿畸形。所以，孕期或哺乳期的妇女都应避免使用标有"酞酸酯"字样的化妆品。

（五）热污染

高热本身是导致人类先天性畸形的重要原因，不论是何种原因引起的孕妇体温升高，都可能使早期胚胎受到伤害。

英国皇家妇产科学院发表研究报告指出，高温会令孕妇的血管收缩，减少向胚胎输送养料。早孕 3 个月是胎儿急速发育的时期，如果孕妇怀孕头 3 个月受热，对胎儿发育产生的不良影响会更加显著。除致畸外，还可导致新生儿低体重或出生后智力低下。

洗桑拿、泡热水澡不仅可洗去一身的疲惫和不适，还能起到安神的作用，可谓好处较多。但如果在怀孕期间就要注意了，切不可长时间享受热水浴。据研究显示，在怀孕前 3 个月，孕妇如果让身体温度持续 > 39℃，可能造成发育中胎儿脊髓缺损，在怀孕第 1 个月，这种伤害的发生机会明显增高，所以水温应该尽量控制为 < 38℃。另外，孕妇在怀孕的前 3 个月绝对禁止泡热水澡，并杜绝接触其他的高温环境，如冬季使用电热毯等。孕妇如果在怀孕中、后期泡热水澡，此时其血液循环和常人不同，在经历冷、热水的过度刺激后，心、脑负荷可能无法像一般人调节得那么好，很可能产生休克、晕眩或虚脱的情况。怀孕晚期孕妇仍要注意，高温可导致早产及增加流产危机。所以，建议孕妇采用其他方法替代泡热水澡，如淋浴、泡脚等。

专家还指出，孕前男性最好也不要洗桑拿或过频的热水浴，因为过高的温度会造成精子数量少、活率低，从而影响受孕率和生命的最初质量。

（六）食品霉菌污染

霉菌在自然界到处都有，霉菌产生的霉菌素对人体的危害很大，霉菌素如果长期作用于人体，可致癌，如果食用含有黄曲霉素的食物就可导致肝癌。特别是孕妇食用了被霉菌污染了的食品后，霉菌会进入人体，危害孕妇和胎儿的健康。

霉菌素可导致胎儿畸形。在怀孕早期（1~3 个月），胚胎处于高度增殖、分化的时期，由于霉菌素的作用，可使胎儿染色体发生断裂或畸变，导致胎儿先天性发育不良，出现多种病症，如先天性心脏病、先天性愚型等。另外，还可导致胚胎停止发育，从而发生死胎或流产。

三、工作环境与优生

人一天中有近 1/3 时间处于工作环境之中，工作环境对人类的优生优育具有一定的影响。有研究表明，医院化疗病房中常接触化疗药物的护士，其流产、畸形率较高；放射科医生经常接触放射线会造成胎儿脊柱裂、无脑儿的发病率增高；化工农药行业的女工在操作中过多接触、吸收有毒物质，胎儿宫内生长迟缓、畸形的发生率较高，也可能使胎儿患白血病、恶性肿瘤等疾病。所以孕妇在工作环境中应注意劳动保护，做好防护措施，避免和减少有害物质的侵袭。

孕妇接触放射线的机会为放射线检查、放射线治疗和从事接触射线的工作。许多学者研究证实，放射线可影响妊娠，主要对胎儿发育有不良影响，其表现为胚胎及胎儿发育缺陷、畸形、白血病、恶性肿瘤甚至死胎。胚胎及胎儿遭受放射线损害程度与放射线的剂量、照射时间呈正比，并取决于受照时胚胎发育时期。越是在妊娠早期，其损害越严重。有资料表明，在孕早期受放射线的照射易导致流产、早产和胚胎死亡，有的则发生小头、脑水肿、小眼等畸形，也可导致智力低下或痴呆，还可伴有全身各器官生长发育障碍。有资料显示，由于医疗或其他原因，在宫内受到放射线照射的胎儿，出生后 10~15 年恶性肿瘤和白血病的发病率明显增高。

各种放射性同位素,如碘、钾、钠、磷等都可导致胎儿畸形。如果孕妇因疾病接受过放射性碘的治疗,则胎儿易患甲状腺先天性缺陷和肿瘤。

橡胶业、造纸业、制鞋业、装修业等特殊工种易造成新生儿患先天性疾病,企业应为孕妇做好职业病防护,改善其工作环境。从事有毒作业的女工在怀孕后,应及时调换工种。

我国《女职工劳动保护条例》规定:女职工在孕期禁止从事铅、贡、苯等有毒物质浓度超过国家卫生标准的行业,制药作业中从事抗癌药物及已烯雌酚生产的作业,作业场所放射性物质超剂量的作业,人力进行土方和石方的作业,强体力作业,伴有全身强烈振动的作业、工作中需频繁弯腰、下蹲、攀高的作业和高处作业等。一般建议以下5种岗位下的女性怀孕后可申请换岗:①某些特殊工种。经常接触铅、镉、汞等金属的工种。②高温作业、振动作业和噪声过大的工种。③接触电离辐射的工种。接触工业生产放射性物质,从事电离辐射研究、电视机生产,以及医疗部门的放射线工作的人员。④医务工作者。在传染病流行期间某些科室的临床医生、护士。⑤密切接触化学农药的工种。

第三节　营养与优生

一、叶酸与胎儿的发育

在妊娠的 280 天中,从肉眼看不见的受精卵发育成数千克重的新生儿,营养起到了重要的作用。这些营养成分包括:叶酸、微量元素、蛋白质、脂肪、碳水化合物等。

(一)叶酸的生理功能

叶酸为一种水溶性 B 族维生素,是机体细胞生长和繁殖所必需的物质。它能帮助蛋白质的代谢,并与维生素 B_{12} 共同促进红细胞的生成和成熟,是制造红细胞不可缺少的物质。在体内叶酸参与嘌呤核酸和嘧啶核苷酸的合成和转化,在制造核酸(核糖核酸、脱氧核糖核酸)上扮演着重要的角色,是人体利用糖分和氨基酸时的必要物质。

叶酸对人体的重要营养作用早在 1948 年即已得到证实,人类(或其他动物)如缺乏叶酸可引起巨红细胞性贫血及白细胞减少症。此外,研究还发现,叶酸对孕妇尤其重要,如在怀孕头 3 个月内缺乏叶酸,可导致胎儿神经管发育缺陷,从而增加裂脑儿、无脑儿的发生率;孕妇经常补充叶酸,可防止新生儿体重过轻、早产及婴儿腭裂(兔唇)等先天性畸形。近几年来,国内外学者陆续发现了叶酸还有不少新的用途,其中包括:①抗肿瘤作用。国外研究人员发现,叶酸可引发癌细胞凋亡,对癌细胞的基因表达有一定影响,故属于一种天然抗癌维生素。②对婴幼儿的神经细胞与脑细胞发育有促进作用。国外研究表明,在 3 岁以下的婴儿食品中添加叶酸,有助于促进其脑细胞生长,并有提高智力的作用。美国食品与药物管理局(FDA)已批准叶酸作为一种健康食品添加剂可添加于婴儿奶粉中。③其他作用。国内外研究人员发现,叶酸可作为精神分裂症患者的辅助治疗剂,它对此病有显著的缓解作用。此外,叶酸还可用于治疗慢性萎缩性胃炎、抑制支气管鳞状转化,以及防治因高同型半胱氨酸血症引起的冠状动脉硬化症、心肌损伤与心肌梗死等。

(二)叶酸缺乏的临床表现和危害

叶酸缺乏的主要临床表现为巨幼细胞贫血、舌炎和胃肠功能紊乱。患者表现为衰弱苍白、精神萎靡、健忘失眠等,儿童则生长不良。孕妇缺乏叶酸,胎儿可有神经管缺陷的危险,如出生后无脑、脊柱裂或脑膨出等缺陷。神经管畸形、无脑儿,出生后很快死亡。脑膨出和脊柱裂的婴儿大多数虽能活较长时间,但表现为智力低下。

在全世界,神经管畸形的发生率为 $0.1\%\sim0.4\%$,对神经管畸形原因研究发现,95％以上的患者是没有家族史的,但如果曾有过神经管畸形怀孕史和家族史,再次怀孕时,发生神经管畸形的危险性要增加 3％～4％,属于高危产妇。导致神经管畸形发生的主要原因,与怀孕期间缺乏叶酸有关,尤其在怀孕早期摄入叶酸不足,其危险性更大。目前,有的国家主张育龄期妇女在怀孕前就应补充叶酸,以便预防神经管畸形的发生。

（三）合理摄取叶酸

1. 日常膳食中,孕妇可多吃富含叶酸的食物

叶酸是一种维生素,由于它存在于植物叶子中,故名叶酸。后来发现,叶酸还存在于其他动植物性食品中。含叶酸丰富的食物是动物的肝脏,其次为绿叶蔬菜、酵母及肾脏,牛肉、小麦、花菜、青菜、卷心菜中也有一定含量的叶酸,水果中柑橘和香蕉具有较多含量的叶酸,而根茎类蔬菜、番茄、玉米、洋葱、猪肉等则含量很少。怀孕后孕妇蔬菜的摄入量应当增加,水果应适当选择维生素含量较多的种类。

2. 在怀孕前后补充叶酸

澳大利亚等国家为了预防神经管畸形,提倡育龄妇女在准备怀孕前3个月开始补充叶酸,有神经管缺陷家族史的妇女在怀孕前1个月和妊娠初期3个月,每天应补充5 mg叶酸。一般情况下,每天补充400～800 μm即可,也不宜过多。

3. 选择强化食品

孕妇多吃用叶酸强化的面粉或其他谷物,可使胎儿神经管畸形的发病率降低。

二、微量元素与胎儿的发育

大量研究证明,许多微量元素及其化合物的失衡(过多或过少)都可导致胚胎生长发育异常,引起流产、死胎、先天性畸形及代谢功能缺陷所致的各种生理功能不全症。

（一）孕妇自身对微量元素的调控

孕妇机体具有保护胎儿的本能,当营养供给钙缺乏时,孕妇可从自身的骨骼中分解出钙元素,供给胎儿骨骼生长发育所需,所以缺钙的孕妇所生的新生儿骨骼发育可正常,而产妇则可出现骨质疏松。当营养供给锌缺乏时,孕妇增加组织分解来满足胎儿生长发育对锌的需求。另外,当微量元素进入母体过多时,可通过自身清除剂来减少或消除对胎儿的危害。但孕妇自身对微量元素的调控是有限度的,一旦超过孕妇自身的调控能力就影响胚胎的生长发育。

（二）微量元素对胎儿发育的影响

人体内的微量元素分为必需微量元素和非必需微量元素两大类,必需微量元素摄入过多可引起中毒,过少则影响胚胎的生长发育,只有适合生理需要的浓度才能使胚胎正常生长发育,而每种微量元素的最适宜浓度的平台各不相同,如铜和锌较宽,而硒则很狭窄;某些具有一定毒性的非必需微量元素,若摄入的量超过胚胎的耐受程度,则可引起中毒,造成胚胎生长发育异常,甚至死亡。

1. 锌

(1)锌的生理功能。至今已查明人体内含锌蛋白有300多种,锌广泛参与人体内代谢、免疫活性、基因表达等生命活动。女性体内锌不足时可导致性激素的产生减少,而乳房的健康发育、月经的正常周期都与激素水平密切相关。同时锌可促进蛋白质的合成,维持皮肤的弹性,对女性的美丽有着关键性的影响。吃糖、饮酒可增加机体锌的消耗,容易缺锌。

(2)锌缺乏的危害性。孕妇担负着自身和胎儿两个人的营养需求,缺锌的情况下更为普遍一些,临床研究发现:①孕妇缺锌可降低自身免疫能力,容易生病,而孕妇生病自然殃及胎儿;同时缺锌可造成孕妇味觉、嗅觉异常,食欲减退,消化和吸收功能不良,这样又势必影响胎儿发育所需的营养供给。②缺锌容易造成孕妇习惯性流产、子痫、胎儿宫内发育迟缓、畸形、死胎等。这是由于缺锌时影响蛋白质、核酸、酶的代谢;生长激素受体信号受损;胰岛素分泌下降;干扰前列腺素合成。临床研究证明,有的胎儿中枢神经系统先天性畸形、胎儿宫内生长迟缓,以及婴儿出生后脑功能不全,都与孕妇缺锌有关。③缺锌容易造成胎儿畸形和胚胎死亡。这是由于细胞在分化时缺锌,影响染色体结构和基因表达,使组织器官发育出现不同步现象,导致发生多种畸形。研究证明,缺锌时脑组织DNA合成明显障碍,因此可出现小头畸形、脊柱裂、脑积水、无脑儿等中枢神经系统畸形。所以孕期检查是否缺锌非常重要。

(3)合理摄取锌元素。对正常人而言,一个成人每日摄入约20 mg的锌,基本上可以维持机体的需要,而孕妇的需要量则要高出 1 倍,达不到这个剂量,就属于缺锌。但是盲目补锌也不可取,因为孕妇补锌过多可影响胎儿神经系统发育,出生后影响婴儿智力发育。

对多数孕妇来说,通过饮食途径补锌即可,如经常吃牡蛎、动物肝脏、肉、蛋、鱼以及粗粮、干豆等含锌丰富的食物,另外,常吃一点核桃、瓜子等含锌较多的坚果,也能起到较好的补锌作用。同时,孕妇要尽量少吃或不吃过于精细的米、面,因为小麦磨去了麦芽和麦麸,成为精面粉时,锌已大量损失。

2. 铜

(1) 铜的生理功能。铜为人体不可缺少的微量元素之一,是体内各种含铜酶的必需成分和维持某些酶的活性的必需物质。缺铜时,各种酶活性显著降低,导致多系统功能紊乱。

铜在胚胎发育中起重要作用,胚胎对铜元素的吸收与钙和锌不同,它不能从母体获得优先保证,而是随母体血铜的变化而变化,所以测量母体血铜即可了解胎儿铜的情况。只有游离铜才能经胎盘转输入胎体,以肝微粒体铜的形式贮存于肝内。铜参与造血过程及铁代谢,参与多种酶的合成和活化,参与组织呼吸、新陈代谢、内分泌、电子传递、胶原及弹性蛋白的合成。铜蓝蛋白还具有保护胎儿生长发育的“营养免疫”作用。

(2) 铜缺乏的危害性。当母体缺铜时,可引起胎盘功能不全、死胎、先兆流产;也可引起神经系统脱髓鞘及空化现象、脑内多部位液化、脑干及脊髓可有神经元坏死。具体说来:①胎儿缺铜则可引起中枢神经系统发育不良,出现胎儿小头畸形、智力及运动障碍等,还易发生动脉瘤和主动脉破裂。②缺铜还可使胎儿骨质中的胶原纤维合成受损,骨骼发育受限,从而出现骨骼变形、关节畸形、发育停止。③由于缺铜还可能造成铁的不当利用,所以胎儿出生后易发生缺铁性贫血。

(3) 合理摄取铜元素。含铜丰富的食物很多,主要以动物肝脏(牛肝、猪肝)、硬壳果类、豆类、甲壳类食物中含量最多。孕期(尤其是孕末期)应适当食入含铜丰富的食物,如肝、肾、肉、鱼、黄豆制品等。但正常的情况下,孕妇不需要额外增加铜剂补充。铜过量可发生致畸作用。患有家族遗传性铜积储障碍病——肝豆状核变性的妇女,可发生闭经或自然流产。另外铜与锌相对抗,当体内铜过多时,可引起锌缺乏。

3. 硒

(1) 硒的生理功能。硒是谷胱甘肽过氧化物酶的成分,在消除自由基,保护细胞膜、核酸、蛋白质的正常结构和功能方面起重要作用,是人类胚胎早期的必需微量元素。①孕期补硒能预防妊娠高血压综合征(简称妊高征)。妊高征是常见妊娠期合并症,是围产期母婴死亡的重要原因之一。有调查显示,妊高征孕妇体内硒元素明显低于正常孕妇,并随病情进展而加重。妊高征基本的病理生理改变是微小血管痉挛引起的一系列病变,补硒后可改善血管病变,提高体内谷胱甘肽过氧化物酶的活性,清除体内的自由基,阻止自由基引起的过氧化损害,改善过氧化脂对管壁的损伤,达到预防和减轻妊高征的发生。②硒具有抗衰老和美容作用。硒是使人长寿独一无二的微量元素。硒具有抗氧化作用,是“自由基”的清除剂,具有抗衰老的功效。硒与维生素 E 起协同作用,可保护细胞膜免受自由基的攻击与过氧化损伤,可以使脂褐素的出现推迟;硒在细胞内通过谷胱甘肽过氧化物酶的作用破坏机体中存在的过氧化物,防止有害自由基的形成及其对不饱和脂肪酸的攻击,这不仅对全身细胞有作用,同样对表皮细胞及皮下组织也有作用,可以延缓皮肤细胞的衰老死亡。所以,硒有一定的防止细胞衰老和增加皮肤弹性的作用,从而有美容作用。此外,硒还能解除有害金属物质的毒性,特别是硒可降低铅的毒性作用,这对减少一些含铅化妆品的毒性作用有重要意义。③体内硒含量的多少在癌细胞形成和初期发展中有一定作用。对手术可以切除的原发癌灶的早、中期患者,手术后补硒对减缓或防止癌转移有一定意义。所以目前主张在癌症患者的临床治疗中应补充硒。硒元素还具有调解体内内分泌紊乱作用,用其治疗乳腺囊性增生病取得很好的效果,其疗效优于传统中药的激素。④硒对生育及胎儿的影响。硒与维生素 E 起着相互协同、相互制约对方的作用。维生素 E 又称生育酚,在预防早孕流产、早产时常用维生素 E 进行治疗,由于硒能促进维生素 E 在肠道的吸收并与维生素 E 起协同作用,所以在预防和治疗孕妇流产中也起了作用。硒是预防胎儿致畸的重要营养素。硒通过谷胱甘肽氧化物酶发挥强大的抗氧化作用,能对抗活性氧和自由基氧化细胞膜所产生的种种损害(如使 DNA、酶等生化异常),干扰核酸、蛋白质、黏多糖及酶的合成及代谢,直接影响细胞分裂、生长发育、繁殖、遗传等,从而保护细胞膜的稳定性、通透性,使机体的生命活动正常进行。另一方面,硒能激活体液免疫,提高免疫功能,硒能对抗汞、铅、砷等有毒元素的胚胎毒性作用,防止镉引起胎盘坏死及畸形。

(2) 硒缺乏的危害性。人类有 40 多种疾病与缺硒有关,如心血管疾病、癌症、消化性溃疡、肝炎、近视眼、白内障、男性不育症和儿童营养不良等。硒与癌症有明显的关联,低硒可能是致癌和促癌发展的重要因素之一。有调查发现,缺硒与乳腺癌发生有普遍的联系。

男性正常精子的生成需要硒,缺硒会影响精子的活动能力;硒又是有害元素镉、汞、铅等的拮抗剂,可保护精子免受其毒性;严重缺硒可使精子的产生减少、形态异常和活动减弱,从而影响卵子的受精而影响生育,还可造成胚胎发育不良、畸形。

育龄妇女缺硒可引起多种危害,如出现肌肉萎缩变性、四肢关节变粗、毛发疏松、体重减轻、脊椎变形、白内障等;对育龄妇女和儿童,缺硒容易引起大骨节病及克山病。在低硒地区和血硒低的人群中癌症的发病率高,特别是妇女乳腺癌、卵巢癌、子宫癌的发病率增高。另外,育龄妇女缺硒还可出现不易受孕;如孕妇缺硒,则易发生流产。缺硒时可以影响母亲体内甲状腺激素的代谢,并引起胎儿遗传基因的突变,导致小儿先天性愚型。

胚胎及胎儿缺硒谷胱甘肽过氧化物酶活性降低,脂代谢紊乱,抗自由基的能力减弱,自身保护机制降低,造成胚胎发育受阻。这可能是胎儿宫内发育迟缓的原因。缺硒的新生儿尤其是早产儿可发生溶血性贫血。

(3) 合理摄取硒元素。硒在地壳中含量极少且分布不均,世界上有 40 多个国家缺硒,我国有 72% 的地区缺硒,缺硒省份达 22 个,缺硒人口达 10 亿以上,特别是东南沿海一带严重缺硒。因此,多数人都需要适量补充硒。

我国研究人员根据国内膳食习惯的调查建议,每天 400 μg 作为最大安全膳食硒日摄入量;但最大安全膳食硒日摄入量与最高安全硒日摄入量不同,通过对高硒地区居民的调查显示,将每日硒摄入量 750~800 μg 定为最高安全硒日摄入量。

补充硒要注意无机硒与有机硒。无机硒含在矿物质中,不溶于水,人体不易吸收且有毒副作用,目前西方国家已明令禁止使用。但在植物生长中产生的称为天然有机硒,可溶于水,人体吸收率几乎为 100%。不过生活在高硒地域的孕妇,则要警惕硒中毒,因为硒中毒也可影响胚胎的生长发育。

4. 铁

(1) 铁的生理功能。铁是人体必需微量元素中含量最多的一种重金属,担负着维持生命氧的代谢和转运。数十种含铁酶及依赖铁的酶参与人体的重要代谢。胚胎发育的各个时期都需要铁。据 WHO 统计,全世界孕妇中缺铁性贫血占 21%~30%。由于胎盘摄取母体的转铁蛋白是以逆梯度方式将铁转输到胎儿体内,因此无论母体缺铁与否,胎儿均能获得所需的铁,孕妇缺铁而新生儿出生时并不缺铁者并不少见。但从小鼠实验中证明,缺铁的孕鼠出生的小鼠体重低、血红蛋白低、脑 DHA 含量低,肝、脾、肾等脏器重量减轻。

(2) 铁缺乏的危害性。就孕妇而言,孕妇孕早期妊娠反应;食欲不佳,或是挑食,饮食不当等原因可引起铁摄入不足。若铁补充少了自然会引起贫血,轻度贫血会引起头晕、眼花、胸闷等症状。而缺铁所造成的后果也是严重的,具体表现在两个方面:①如果血红蛋白持续下降,可引起机体免疫力下降,易发生感染、胎儿营养不良、发育迟缓等;②重度贫血甚至会引起分娩时凝血功能障碍、大出血等,危及生命的不良后果。

临床多位学者研究认为,孕期缺铁性贫血若得不到及时纠正,其早产发生率>2.6 倍,出生低体重发生率>3.1 倍,死胎率也有明显升高。缺铁对人类胚胎及胎儿的影响机制,尚有许多疑点,有待今后继续研究[1]。

(3) 合理摄取铁元素。孕妇应多吃一些含铁丰富的食物:动物的内脏,如肝、心等;红色的瘦肉,如牛、猪、兔肉等;动物的血。这些都含有丰富的血红蛋白铁和肌红蛋白铁,人体易于吸收和利用。植物性食物中芝麻、红枣、血糯米、赤豆等也含有较多的铁,但植物来源的铁在孕期相对吸收率较低,只能作为辅助,不能全靠这些食品来补铁。蔬菜中的菠菜铁含量较高,但其中含有的草酸可抑制铁的吸收,因此并非是补铁的最佳选择。另孕妇摄取铁元素也要适量,如果摄取过量,可影响胚胎的生长发育。

5. 钙

(1) 钙的生理功能。钙是人体骨骼、牙齿的重要组成成分,钙还是维持神经功能及肌肉伸缩力所必需的元素。胎儿从一个受精卵长到出生时的 50 cm 左右的身长,需要消耗母体大量的钙。

(2) 钙摄取不当的危害。轻度缺钙时有可能引起孕妇腿抽筋、肢体麻木、失眠等症状。严重时母体骨骼发生脱钙,使骨骼变得软化,甚至牙齿脱落。同时还会影响胎儿的骨骼发育,造成方颅、骨骼发育不良。胎儿得不到足够的钙,很容易发生新生儿先天性喉软骨软化病。更为重要的是,胎儿摄钙不足,出生后还极易患佝偻病,出现颅骨软化、方颅、前囟门闭合异常、肋骨串珠、鸡胸或漏斗胸等症状。

我国营养学会推荐的孕妇膳食中钙的供给量标准为:孕期 4~6 个月,每天 1 000 mg,孕期 7~9 个月,每天 1 500 mg。如果妊娠期妇女额外大量补钙,则可能导致胎儿出生后身心发育不良:①影响宝宝智力发育。

---

① 刘希兰、陈陵. 微量元素与胚胎生长发育[J]. 微量元素与健康研究,2003,3:52~53

补钙过量可造成胎儿的骨头过早钙化,过硬的胎儿头骨不仅会影响顺利生产,由此导致的前囟门过早闭合,还会制约宝宝的大脑发育,影响宝宝的智力发育。②影响宝宝身高发育。胎儿骨骼的过早钙化还会导致骨骺提前闭合,使长骨的发育受到影响,进而使宝宝身高发育受到限制。③降低宝宝的免疫力。肠道中过多的钙会抑制铁、锌等营养元素的吸收,造成继发性的缺锌和缺铁,并导致宝宝免疫力下降、厌食、生长缓慢、贫血、疲乏。④血管硬化,影响视力和影响心脏功能。若血钙浓度过高,会使钙沉积在内脏或组织,若在眼角膜周边沉积将会影响视力,在心脏瓣膜上沉积将会影响心脏功能,在血管壁沉积将加重血管硬化等。⑤增加宝宝以后患泌尿系统结石的风险。钙元素过多还会增加泌尿系统形成结石的风险。补钙过量对孕妇本身也存在危害,如容易导致孕妇高钙血症,甚至诱发肾结石。

(3) 合理摄取钙元素。①多数孕妇都应多吃富含钙的食物,如奶制品含有较多的钙,而且吸收率也好,除了乳糖不耐受的人,孕妇应该每天喝奶,或者食用酸奶、奶粉、奶酪。其他食物,如豆制品、海产品,某些干果也有较多的钙。骨头和骨头汤中,钙是以羟磷酸形式存在,人体吸收率很低,对于补钙没有太大的好处。②维生素D可帮助钙的吸收,故在膳食中要适当增加富含维生素D的食物,如奶油、蛋黄、动物肝等。③由于钙易与食品中的植酸、草酸结合,形成不溶性钙盐,导致钙不能充分吸收利用,因此,含植酸、草酸丰富的食物如菠菜、竹笋、蒲菜、荞麦、燕麦等,不宜与含钙丰富的食物共烹。④只要孕妇多吃些含钙丰富的食物,不必再额外大量吃钙片等钙制剂。

6. 碘

(1) 碘的生理功能。碘是合成甲状腺素必需的微量元素,并通过其发挥生理作用,包括活化100多种酶。在胚胎生长发育中促进蛋白质合成、细胞分化与生长、骨骼的发育,维持中枢神经系统的结构等起到非常重要的作用。

(2) 碘缺乏的危害性。碘是人体重要的营养素之一。虽然它在体内含量极少,但却不可缺少,因为它是合成甲状腺素的重要成分。甲状腺素与人体的生长发育、生理代谢关系极为密切,特别是对胎儿、婴幼儿脑细胞的发育以及智力的正常形成起着重要作用。碘缺乏时,成人可出现甲状腺肿;孕妇由于不能满足胎儿的碘需求,造成胎儿甲状腺功能低下,其大脑、骨骼、肌肉等发育会受到严重影响:孩子出生后,长不高、智力弱、听力及语言障碍,还可有上、下肢瘫痪,生活不能自理。这些病症统称为"克汀病",俗称"呆小病"。据统计,智力低下和痴呆儿约90%是由于母亲孕期缺碘所致。

(3) 合理摄取碘元素。事实上碘供给不足的潜在危害还相当严重,尤其是碘缺乏地区。全世界大约有10亿人生活在缺碘地区,主要是离海较远的地区和海拔较高的地区。我国约有4亿人在缺碘地区生活,占世界受碘缺乏威胁人口的40%。因此,在我国预防碘缺乏,优生优育,提高人民身心素质仍是一项艰巨的工作。多年来国家花费大量资金在缺碘地区统销碘盐(每千克食盐中加入0.1 g碘化钾和碘化钠),以保障缺碘地区居民的碘需求。碘为易挥发性元素,所以碘盐应放在密闭性较好的容器内保存,用后及时盖严。

世界上多数国家对碘的供给量没有明确规定,1988年我国营养学会推荐每日膳食中碘供给量,少年及成年人为150 μg、孕妇为175 μg、乳母为200 μg。一般说来,成年人每日供给100～200 μg碘即能满足机体需求,在此范围内对于重体力劳动者、孕妇、乳母及正在生长发育的青少年,每日的供给量应适当增加。生活在缺碘地区的居民,只要坚持经常食用国家统销的碘盐,就可满足身体需求,防止碘缺乏病,促进和维护儿童的健康。对于已出生的呆小病患者,要抓住有利时机进行积极治疗,新生儿要在出生后3个月左右开始补给甲状腺素T_3和T_4制剂。对于碘缺乏的孕妇亦应积极补碘,一般采用碘化钾片口服,每天10 mg,连服20天,停药30～40天后再连服20天,之后可加大剂量为每天20～50 mg,经3～6个月治疗,可望康复。这里值得提醒的是,不缺碘地区的孕妇也不可忽略碘营养,应注意多食些含碘丰富的食品,如海带、紫菜、鱼、蛤等海产品。总之合理补碘,积极预防和治疗碘缺乏病,是保证优生优育的重要前提之一。

三、蛋白质与胎儿的发育

(一)蛋白质的生理功能

1. 合成和修补组织

蛋白质是合成机体细胞原浆和体液的主要成分,在人体的化学组成中,其含量仅次于水,约占成人体重的 1/5。肌肉和神经组织内蛋白质成分最多,其他组织中含量也很丰富。人体内蛋白质处在不断合成和分解的过程中,旧的组织需要不断更新和修补。例如,人血浆蛋白质的半寿期约为 10 天,肝中大部分蛋白质的半寿期为 1~8 天,还有一些蛋白质的半寿期很短,只有数秒,因此只有摄入足够的蛋白质方能维持组织的正常更新。此外,当组织受创伤时,须供给更多的蛋白质作为组织修补的原料。学前儿童不仅需要蛋白质补充损耗,还要满足生长发育的需求,故所需蛋白质数量相对较多。

2. 调节生理功能

机体生命活动之所以能够有条不紊地进行,有赖于多种生理活性物质的调节。蛋白质构成机体多种重要生理活性物质的成分,参与调节生理功能。例如,核蛋白构成细胞核并影响细胞功能;酶蛋白具有促进食物消化、吸收和利用的作用;免疫蛋白具有维持机体免疫功能的作用;肌球蛋白具有调节肌肉收缩的功能;血液中的脂蛋白、运铁蛋白、视黄醇结合蛋白具有运送营养素的作用;血红蛋白具有携带、运送氧气的功能;由蛋白质或蛋白质衍生物构成的某些激素,如垂体激素、甲状腺激素、胰岛素及肾上腺素等是机体的重要调节物质。

蛋白质还具有调节渗透压,维持体液平衡的作用。机体内血浆和组织液之间的水分不断交换并保持平衡,血浆中蛋白质的含量对保持和调节体液平衡起到重要的作用。如果膳食中长期缺乏蛋白质,血浆中蛋白质含量就会降低,血液中的水分便会过多地渗入到周围组织,导致营养性水肿。

3. 供给能量

在正常情况下,蛋白质不作为机体能量的主要来源,机体每天所需要的能量大部分由脂肪、碳水化合物供给,蛋白质仅占 10%～15%。但是,当脂肪、碳水化合物摄入不足或蛋白质摄入过量时,体内蛋白质将作为机体能量的主要来源,这样既不经济,也影响蛋白质的利用。

(二) 蛋白质缺乏的危害性

在胎儿生长过程中,各组织细胞增殖或细胞增大,都必须要有充分的蛋白质,孕妇妊娠 5 个月时胎儿对蛋白质的需求明显增加,到妊娠 6 个月时,其体重为母体的 1%,而蛋白质含量则为母体的 3%,足月胎儿体重约为母体体重的 5%,含蛋白质 400~500 g,是胎儿自身体重的 15% 左右。当母体摄入蛋白质不足时,可引起胎儿细胞分化减慢,从而使某些器官细胞数目减少。

蛋白质对脑的发育尤为重要。胎儿的脑发育需要 35% 的蛋白质,以维持和发展大脑功能、增强大脑的分析理解及思维能力。如果蛋白质缺乏发生在孕早期 3 个月脑发育最快的时期,那么胎儿不仅生长缓慢,而且脑细胞数也会减少,对孩子今后的智力发育会有影响。

如蛋白质缺乏发生在孕晚期,虽然对胎儿的脑发育影响不大,但由于胎儿往往同时缺乏脂肪、糖原,那么在分娩时,就不容易耐受子宫收缩和缺氧的考验,生后较容易发生低血糖和呼吸困难等异常情况。

蛋白质中有几种氨基酸对胎儿生长有特殊的作用,如色氨酸缺乏可引起先天性白内障。而某种氨基酸过多,也可引起氨基酸失衡或产生拮抗作用,对胎儿的生长造成不利影响。

(三) 合理摄取蛋白质

胎儿生长发育需要大量蛋白质,这些蛋白质需要依赖母体供应,同时孕妇本身对蛋白质的需要量也比孕前有明显增加。母体需要一定量的蛋白质用于供应子宫、胎盘及乳房的变化。在孕期增加的体重中,蛋白质占将近 1 kg,其中一半贮存于胎儿。孕期蛋白质的贮存量随孕周的增长而增加。

一般正常的孕妇每天都能摄入足够的蛋白质。尤其是在孕早期胎儿尚很小,母体对于蛋白质的需求并不明显增加,因此无须额外补充。到孕晚期,孕妇需要每天增加 25 g 蛋白质以满足胎儿发育的需求。我国营养学会建议,孕妇从孕中期开始,每日增加蛋白质 15 g,孕晚期每天增加 25 g。含有优质蛋白质的食物有乳类、蛋类、鱼类、肉类和豆类,最好饮食中动物性蛋白质占 2/3 左右为好。

蛋白质的补充要在能量及碳水化合物供给充分的前提下进行。如果在主食或能量摄入不足的情况下,大量增加高蛋白食物的摄入量,甚至额外补充蛋白粉,那么大部分蛋白质非但不能被成功储存并运送给胎儿,反而会被身体燃烧以供给孕妇工作和生活所需的能量。同时,其分解代谢中产生的大量尿酸、尿素还会增加肾脏负担。

以体重 55～60 kg、从事轻体力劳动的孕妇为例,一定要在每天保证 300 g 左右主食的前提下,摄入总量

500 ml 牛奶及酸奶、1 个鸡蛋、3 两瘦肉(畜、禽及鱼虾交替选用)以及适量的豆制品及丰富的水果蔬菜。

奶、蛋中的蛋白质是完全蛋白,易于被人体吸收。鱼、虾、禽肉等荤菜中的蛋白是优质蛋白,优质蛋白的还有豆类及豆制品,最后就是粮谷类、蔬菜中的植物蛋白。蛋类无论是鸡蛋、鸭蛋、鸽蛋,都应提倡孩子吃全蛋。蛋类不仅是极好的蛋白质来源,而且蛋黄中的卵磷脂经吸收后释放出来的胆碱,能合成乙酰胆碱,乙酰胆碱能显著改善孩子的记忆力。此外,蛋黄中铁、磷的含量较高,也有利于孩子脑的发育。

过去有不少人认为,植物蛋白不如动物蛋白营养价值高,因此忽视了植物蛋白的摄入,其实这是一个很大的损失。大豆所含的蛋白质可达 36.3%,比鸡蛋高 3.5 倍,比牛肉高 2 倍,比牛奶高 13 倍。更主要的还是大豆本身含有人体必需的而又不能在体内合成的 8 种氨基酸,如赖氨酸占 7.56%、色氨酸占 1.28%、苯丙氨酸占 5.01%、苏氨酸占 4.31%、亮氨酸占 7.72%、异亮氨酸占 5.10%、缬氨酸占 5.38%。大豆制品不但味道鲜美,而且对胎儿大脑发育有着特殊的功能。

四、脂类与胎儿的发育

(一)脂类的生理功能

脂类是组成人体组织细胞的重要成分,细胞膜内有由磷脂、糖脂和胆固醇组成的类脂层。脑和外周神经组织都含有磷脂,其对胎儿生长发育具有重要作用。胆固醇是合成固醇类激素的重要物质。中性脂肪组成身体的储备脂肪,如皮下脂肪。

妊娠早期胎儿直接从母体获得全部脂类,随妊娠进展,胎儿和胎盘有了合成脂类的能力,只需从母体得到脂肪的前身化合物,在胎盘或胎儿体内合成脂肪。胎儿在 34 周后,身体脂肪迅速增长,这些脂肪除了作为储备,必要时参加脂肪代谢供给能量外,还可以保持体温,支持和保护体内脏器和关节等。维生素 A、胡萝卜素、维生素 D 和维生素 K,往往随脂肪一起被吸收。

脂类中有一部分为不饱和脂肪酸,是机体不可缺少又不能合成的物质,称为必需脂肪酸,这些必需脂肪酸参与磷脂合成,对线粒体和细胞膜特别重要,它阻碍胆固醇与饱和脂肪酸结合,减少脂肪在体内储积,使胆固醇代谢正常地进行。

脂类是构成脑组织极其重要的营养物质,其中 DHA 是脑脂肪重要组成物质,它占人脑脂肪含量的 10% 左右,在大脑活动中起着重要的不可代替的作用。它具有促进大脑发育和神经兴奋的传导、提高记忆力、判定力和决策力、防止脑老化等功能。脂类占脑重的 50%～60%,其来源大多数要从食物中摄取,体内只能制造一小部分。

(二)脂类的主要来源

我们日常生活中食用的豆油、菜油、花生油、芝麻油等植物油和猪油、羊油、牛油等动物油,还有核桃仁、鱼、虾、动物内脏等富含脂肪。其中鱼、虾类水产物,如沙丁鱼、秋刀鱼、鳝鱼、鲤鱼、鲑鱼、青花鱼等,这些鱼不但含有比动物肉类更多的不饱和脂肪酸,而且还含有一种更能够健脑益智的营养物质——DHA。1990 年在日本东京召开的"国际 DHA 研讨会"上,英国脑营养化学研究所麦克·克罗夫特教授宣称:"鱼含有的 DHA 可使脑聪明。"克罗夫特教授的这一观点,已被西方科学家反复进行的实验所证实。

(三)合理摄取脂类

脂类摄入量要适宜,最好占每日总能量的 25%～30% 为宜。以一个体重为 60 kg 的中期妊娠孕妇来说,每日摄入 60 g 左右的脂肪为宜,大致相当于孕妇一天吃主食 300 g、牛奶 250 ml、酸奶 100 ml、黄花鱼 100 g、猪肉 50 g、鸡蛋 1 个、核桃仁 25 g、花生油 25 g 提供的脂类量。

孕妇要注意多摄取含有不饱和脂肪酸的食物,如海产品,豆油、葵花籽油、核桃油、红花油、大豆色拉油和坚果类食物;孕妇从妊娠第一天起就应该把吃鱼列入常规化饮食,建议孕妇每周至少要吃 3～5 次鱼,每天 > 250 g,这样胎儿就可以通过胎盘从母体中获得 DHA。胎儿获得的 DHA 与母亲摄入的 DHA 呈正比关系。如果母亲孕期鱼摄入少或因为偏食等其他原因使 DHA 含量减少,那么胎儿从母体内获得的 DHA 含量也减少,这样会给胎儿的大脑发育带来一定的影响,甚至造成无法弥补的后果。鱼类中富含球蛋白、白蛋白及含磷的核蛋白、不饱和脂肪酸、铁、维生素 B_{12} 等成分，都是胎儿脑部发育所必需的营养素。有专家认为淡水鱼所含不饱和脂肪酸没有海鱼高，建议孩子食用淡水鱼和海水鱼的比例最好为 1：2。

孕妇要适当少吃含胆固醇和饱和脂肪酸多的食物，如动物内脏、奶油、油炸食品、肥肉等，因为这些物质进入血液中后会形成低密度脂蛋白。当低密度脂蛋白过量时，它携带的胆固醇便积存在动脉壁上，容易引起动脉粥样硬化。胆固醇的每日摄入量宜<300 mg，相当于吃一个鸡蛋的量。

孕妇妊娠期不应进食过多的脂肪。由于脂肪能量高，一般在饮食中脂肪总量达到能量供给量的 20％～30％就足够了。如果长期大量进食高能量的食物脂肪，将导致能量摄入明显超出消耗，能量就会转化为体内的脂肪储存在皮下和内脏。还会在胎儿体内堆积导致胎儿体重超重，以至于分娩困难。长期过量的进食高脂肪食物也是造成冠心病、高血压、癌症、糖尿病的帮凶。

第四节　情绪与优生

在长达 280 天的宫内生活中，胎儿可通过胎盘和脐带从母体摄取营养，排泄废物；也可通过胎盘和脐带进行情感沟通。孕妇在怀孕期间的大多数感受都可与胎盘发生交互作用并传导给胎儿，胎盘相当于一位记录员，随时向胎儿发出信号，孕妇感到紧张，胎儿也会感觉到不安；孕妇心境平和，情绪较稳定时，则胎动缓和而有规律。

一、孕妇情绪影响胎儿发育的生理机制

医学研究表明，人的情绪是一种心理现象，在情绪活动的过程中，人体在生理与生化上可引起不同的反应。

孕妇的情绪，尤其是紧张的情绪，在中枢神经系统和内分泌系统的复杂调节下，可产生深刻的机体变化。自主神经系统（交感神经和副交感神经）和内分泌系统与母亲情绪状况的联系极为密切。因为情绪的活动是通过这些系统的化学和神经活动完成的。在情绪活动的时候，自主神经系统激活了内分泌腺，后者又分泌激素直接注入血液。这些激素，尤其是肾上腺素，又产生许多我们在情绪活动状态下可发现的特征。激素常通过脐带传给胎儿，因而在胎儿身上也产生了情绪特征。这样就不难明白母亲的情绪是怎样通过这种相当复杂的传递机制影响胎儿。于是，母亲和胎儿不仅在生理上，而且在情绪上联结在一起了。甚至母亲情绪和胎儿情绪之间在强度上也存在着联系。专家研究发现，不良情绪可导致孕妇血液里产生一些有害的化学成分，它们能够对神经系统和体内其他组织产生损害。而积极的情绪能够促进血液中出现一些有益的化学物质，它们能够促进孕妇的身心健康和胎儿的健康发育。比如，在焦虑或者恐惧的情绪状态下，孕妇的自主神经系统会分泌出一种叫乙酰胆碱的化学物质，这种物质可以促进肾上腺皮质激素的分泌，它通过对胎儿的某些组织的成形产生阻碍，进而对胎儿的发育产生破坏。

二、孕妇情绪对胎儿的影响

胎儿虽然深居孕妇子宫，但感觉在逐渐完善。妊娠 4 个月以后，胎儿能皱眉、挤眼，孕妇可感到胎动；妊娠 6 个月时，胎儿能对各种声音作出反应，噪声可使胎儿烦躁不安，胎动增加、心跳加快。胎儿的生长发育和活动与孕妇的情绪休戚相关。当孕妇心情愉快时，胎儿能感受到这份愉悦，它可能微笑、吃手指、掏耳朵，在羊水里自得其乐。但如果孕妇受到强烈的精神刺激、惊吓、忧郁、悲痛时，胎儿也可能捂着嘴巴，感觉到害怕。现代医学研究表明，孕妇的情绪状况对胎儿的发展有很大的影响，强烈的消极情绪有害于孕妇及其胎儿的健康。

（一）孕妇不良情绪可致胎儿躁动不安

孕妇处在烦躁不安、恐惧害怕、忧郁消沉等不良情绪状态下，可对胎儿身体和心理发展产生消极影响。

孕妇情绪激动,可造成胎儿的过度活动和心率加快。有研究表明,心率、呼吸、血压、皮肤传导、面部温度等自主神经活动水平高的孕妇,其胎儿活动也相应较高,但胎儿情绪活动的时间较之孕妇要长些。这就意味着,在消极情绪状态下,当恐惧过后,孕妇的精神已开始放松,胎儿可能仍在继续对情绪活动产生的化学物质进行着反应。当这种恶劣的情绪持续较长时间时,胎儿活动的强度和频率可比平时增加数倍,并且将持续较长一段时间,从而给胎儿带来不同程度的伤害。

(二) 孕妇不良情绪可致新生儿体重偏轻

国外某研究机构曾邀请数百名孕妇进行试验。研究发现,当孕妇情绪不安时,胎儿胎动明显增加,胎动次数比平常多3～9倍。跟踪这些经常情绪不安的孕妇,发现她们娩出的新生儿出生体重比其他新生儿轻400～800 g。研究者认为,孕妇长期处于不安或忧郁状态,胎儿在腹中就可躁动不安,增加在腹中的活动量,导致体力消耗过多,出生体重偏轻。这类新生儿还容易出现身体功能失调、消化系统紊乱的情况。

(三) 孕妇不良情绪影响胎儿大脑发育

研究发现,怀孕期间经常情绪不稳定的孕妇,其胎儿的智力可能受到一定程度的影响。孕妇在情绪不佳状态下心肺功能可受到一定影响,此时肺活量减少,心输出量减少,孕妇各器官得到的血液因此也减少,胎盘得不到血液的滋养,导致胎儿大脑的发育可受到影响。另外孕妇在孕期经常感到压力,胎盘可通过改变某种蛋白质的水平将这种压力感传导给胎儿,而这种蛋白质也可对胎儿大脑发育造成不良影响。

(四) 孕妇不良情绪影响婴儿性格

研究资料表明,从胎儿期开始,胎儿即有原始的情绪感受性,这时孕妇的情绪对胎儿有极其密切的影响力。若孕妇有情绪障碍或经常处于恐惧不安状态,胎儿活动就会随之增加,胎儿出生后可出现神经过敏或过敏性体质、好动、哭闹无常、不爱睡眠、胆小脆弱,长大后心态不稳、自控力差、适应性差等性格特征。

(五) 孕妇不良情绪易引发胎儿畸形、早产或难产

孕妇在恐惧、愤怒、烦躁、哀怨等消极情绪状态下,身体的各种功能都可发生明显的变化,从而导致血液成分的改变,并通过胎盘进入胎儿体内,影响胎儿机体的正常代谢和发育。特别是怀孕头3个月,孕妇情绪暴怒可导致肾上腺皮质激素增加,致胎儿出现兔唇、唇裂、腭裂、心律不齐等先天性发育不良疾病。另外,孕妇情绪过度紧张时,其肾上腺素分泌可增加,肾上腺素增加可引起子宫收缩而导致胎儿早产或难产。此外,孕妇精神压力过大对保胎不利。孕妇压力大体内皮质醇含量明显升高,皮质醇是一种抑制分泌黄体酮的激素,而黄体酮对维持健康的怀孕过程至关重要。

三、孕妇情绪的调适

孕妇如何调整自己的情绪,古代经书早有记载:“目不视恶色,耳不听淫声,口不出傲言”。保持心情舒畅,以利于母子健康。《内经》针对孕妇的情绪调适,提出要居住清静,情绪和悦。古代医学家陈无择在《三因极一病证方论》中指出,孕妇在10月孕期之内要做到:“一月不可纵怒,二月不可惊动,三月不可纵欲及悲哀,四月不可劳逸,五月不可妄思及饥饱,六月不得杂食及针灸其经,七月不可忧郁、叫呼、触冒烦躁,八月勿食燥物,九月不可怀恐及房劳”。孕妇在妊娠期间应重视情绪调适。

(一) 转移消极情绪

孕妇情绪不愉快时,可以有意转移注意力,做些开心的事情,以积极情绪转移消极情绪。例如,孕妇可通过准备宝宝的生活用品、记怀孕日记转移自己不快的情绪;欣赏世界名画,让美好的事物冲淡眼前的愁绪;离开不愉快的环境,到户外呼吸新鲜的空气,在放松心情的同时又增强孕妇自身的免疫力。值得一提的是音乐作为一种特殊声波,比其他任何艺术形式对人的情绪、情感的影响更为迅速、强烈。孕妇听一些舒缓轻柔、和谐轻松的音乐,就好似流水潺潺的小溪、惬意舒爽的春风,给人以自由、舒展、协调、欢快的感觉,是一种心理上的调节和精神上的享受,这对调整孕妇的心情非常有益。

（二）赢得家人的理解

在调节情绪上，孕妇家人的配合非常重要。孕妇的抑郁与社会、家庭的支持不足有密切的关系。孕妇的抱怨、发脾气只是一种宣泄，家人的耐心倾听会使孕妇感受到家人的理解和关爱，并增强自控能力。丈夫要加倍体贴，让孕妇充分感受到家庭生活的温馨快乐。一旦妻子陷入郁闷，丈夫要耐心地予以启发和诱导、安慰和帮助，切不可对妻子冷淡、发脾气。

（三）参加有益的活动和锻炼

有益的集体活动容易使人忘记烦恼，孕妇可选择参加。正常的作息、有规律的生活更有利于调整孕妇的情绪，如果没有特殊征兆，孕妇应坚持正常上、下班，过早请假在家反而容易产生孤独感。适度的运动有利于孕妇、胎儿的身心健康。散步可让孕妇放松心情，丈夫应多陪妻子到户外散步；妊娠期间让伴侣按摩是一件极好的事情，经常温柔地按摩孕妇的腹壁，可让孕妇的情绪变得安定和放松。

第五节　科技与优生

一、生殖技术与优生

当前，人类正致力于生殖技术的研究与开发，如人工授精、试管婴儿、克隆化生殖等，它们属于高科技领域，与生命科学有关。

（一）精子库

1. 什么是精子库

精子库又称为精子银行，是一种精液冷冻的新技术，用于储存精子备以待用的设施。将精液采集后经过超低温冻贮。活动能力较弱的精子被"淘汰"，留下了健康的精子。在超低温的状态下，精子活动和代谢过程暂时停止，待需要时，则将冷冻储存的精液进行复苏后，进行人工授精。

精子库的建立，使人工授精不受时间、地点和环境等因素的限制，可根据授精者的需要使用，十分方便。同时因在冷冻过程中淘汰了一些发育不良的精子，所以采用精子库提供的精子受孕分娩的婴儿，发生畸形的机会较少。

世界上最早是采用干冰储存精子。1953 年美国斯诺曼等利用液氮蒸气法超低温长期冷藏精液获得成功，目前该方法被世界各国广泛采用。1983 年我国首例用冷冻精子进行人工授精获得成功，1985 年山东省建立了人类精子库，目前全国共有 15 家精子库。

2. 供精者的条件

供精者一般选择五官端正、智商较高、体格健康、已婚已育的青壮年志愿者为宜。同时要求供精者必须是身体健康状况良好、无遗传性疾病、家族中无多基因遗传性疾病的患者、年龄<50 岁且曾生育过健康子女、无性传播性疾病、精液常规检查符合标准(15～30 分钟内全部液化，精液容量为 2～6 ml，精子密度>2 000 万/ml，活动率>60%，畸形率<15%～20%)。

3. 精子库存取条件

精子库主要适用于以下情况：①男方无精症者或少精症者；②男方有遗传性疾病、溶血症、近亲结婚等不宜生育者，可用供精者的冷冻精液进行人工授精；③男性在输精管结扎术、睾丸肿瘤切除术前，冷冻储存一部分精子，免去一旦子女夭折，不能再生育的后顾之忧；④国外有些精子库专门储存有特殊贡献、特殊人才的精子，如诺贝尔奖获得者、优秀运动员等人的精子，备以待用；⑤一些特殊职业（如从事核物理研究、在核工厂工作等）的从业者，可在从事该职业前储存部分精子，一旦想要孩子时，再进行人工授精；⑥用于开展男性生殖生理的基础研究，探索新的避孕方法等。

4. 精子库应用的注意事项

在精子库的应用方面需注意:每个供精者提供的精液获得的妊娠数不得>5次,以免造成一些互不知晓同父异母的子女之间婚配,而引起严重的医学遗传和社会问题;要永久秘密、保存供精者的相关身份和健康状况资料,以供接受授精者和人工授精所生的后代查询,但不提供其姓名。

(二)人工授精

1. 什么是人工授精

人工授精是指非性交的方法,于适宜的时间内,把丈夫或供精者的精子用人工的方法送入女性生殖道内,使精子与卵子自然结合,以达到妊娠的目的。

根据精液来源不同,将人工授精分为丈夫精液人工授精和供精者精液人工授精。目前采用新鲜精液进行人工授精的成功率为17%左右。人工授精结合控制性超排卵、精液处理及授精技术的改善,其妊娠率会有所提高。目前,全世界有5万多儿童是人工授精产生的。人工授精在解决人类不育的问题上占有重要的地位。

2. 人工授精适应范围

(1)配偶间人工授精的适应证。确认女方有受孕和生育能力,而且丈夫精液检查的各项指标为正常范围之内,但由于男女性生殖器官的畸形或性功能障碍,如男性阳痿、早泄、不射精、逆行射精等,或女方阴道狭窄、阴道内瘢痕粘连,或阴道过于松弛而不能贮存精液等,造成双方不能通过性生活怀孕者。

女方生殖功能及夫妇间性生活虽无问题,但因丈夫精液质量欠佳,如精子计数<0.2亿/ml,或精子活动率<40%以及精液液化不良、精子过少等,可事先对精液进行预处理,如浓缩、加酶促使精液液化,使精液质量有所提高,然后进行人工授精,以增加受孕的机会。

(2)非配偶间人工授精的适应证。男方属绝对不育,主要是无精子、精子数太少、死精子症等,经多方治疗无效者;男方虽有生育能力,但被确认患有严重的遗传性疾病,通过遗传咨询确定有出生遗传患儿风险者;夫妇间存在有免疫不相容因素所造成的不孕或多次流产、死产者。

需要强调的是,人工授精加精液优化技术尽管能改善精子质量,提高受孕能力,且不需穿刺取卵,简单、经济、有效,但是,由于该技术是将精液直接注入宫腔内,所以精液处理过程中如果沾染有病原微生物,就容易引起生殖器官,甚至盆腔感染。此外有4%～8%的妇女在接受人工授精后血清出现抗精子抗体阳性。

3. 人工授精应用的注意事项

人工授精涉及社会、伦理、法律、道德等问题,应用时需严格掌握人工授精的适应证及供精者的必备条件。人工授精后出生的子女,社会法律地位及有关资料的科学管理等问题,在我国还有待解决和完善。

(三)胚胎移植术

1. 试管婴儿

(1)试管婴儿的概念。体外受精联合胚胎移植技术(IVF),又称试管婴儿。试管婴儿并非是在试管中长大的婴儿。试管婴儿是用人工方法让卵子和精子在体外受精并进行早期胚胎发育,即精子和卵子放在试管内或培养皿中,培育70小时左右,使卵授精发育成胚胎,再将胚胎送入未来母亲的子宫内着床,发育成胎儿。所用的精子和(或)卵子可来自夫妇双方,或由他(她)人提供。

试管婴儿是伴随体外授精技术的发展而来的,最初由英国产科医生帕特里克·斯特普托和生理学家罗伯特·爱德华兹合作研究成功的。试管婴儿一诞生就引起了世界科学界的轰动,甚至被称为人类生殖技术的一大创举,也为治疗不孕不育症开辟了新的途径。这一技术的产生给那些可以产生正常精子、卵子但由于某些原因却无法生育的夫妇带来了福音。1978年世界上第一例试管婴儿诞生于英国;1988年我国内地第一例试管婴儿诞生。如今世界上已有千例试管婴儿诞生。

(2)试管婴儿的术前准备。必须持有结婚证、夫妇身份证及准生证。男方需检验精液,女方亦需完成一些基本的检查,如妇科检查、诊刮、输卵管通透试验、抗精子抗体、肝功能和乙肝两对半、血常规分析和出凝血时间及基础内分泌激素测定(月经第3天)等。

一般黄体中期即月经第21天开始用药,使体内促性腺激素位于低水平,用药8天左右月经来潮,月经第

3～7天,开始肌肉注射促卵泡发育的药物,3天后B超监测卵泡发育情况,调节用药剂量,促卵泡发育药物应用10天左右,卵泡发育成熟,此时经B超引导下经阴道穹隆穿刺取出卵子,在体外授精,培养3天后受精卵发育成胚胎再放入宫腔,移植后需卧床休息2～4小时。整个过程痛苦小,一般无须住院。

(3) 试管婴儿适用人群。一般要求女方年龄<40岁,男方<55岁。同时有以下情况者:严重输卵管疾病,如患盆腔炎导致输卵管堵塞、积水,卵泡不破裂综合征等女方因输卵管不通而不育;或输卵管结核子宫内膜正常;或异位妊娠术后输卵管堵塞;子宫内膜异位症;免疫性不孕症,男方精液或女方宫颈黏液内存在抗精子抗体者;男性因素,即少精症、弱精症、畸精症;原因不明不孕症;其他原因的不孕治疗无效者;盆腔粘连或造成输卵管蠕动异常或可导致精子在盆腔内被巨噬细胞吞噬;夫妇一方或双方有遗传性疾病,可由正常人提供精子和(或)卵子,以利优生。

2. 其他胚胎移植术

(1) 代理母亲。由于某种原因妻子进行过子宫截除而保留了卵巢,则可取出妻子的卵子和丈夫的精子体外受精,将受精卵培养到早期胚胎后再移植到正常妇女(代理母亲)的子宫内,直至娩出婴儿。即胎儿在代孕者的子宫内发育长大。此项技术在我国法律上是禁止的。

(2) 受精卵转移。女方有遗传性疾病,采用丈夫的精子与来自供卵者的卵子进行人工授精。将受精卵在体外培养后再移植到妻子的子宫内,着床,发育成胎儿,直至娩出婴儿,采用这种方式进行妊娠称为受精卵转移。用该种方式生出的孩子则带有父亲及供卵者的基因。

(3) 配子输卵管内移植。将取出的精子和卵子,同时送到女方输卵管内,使两者结合为受精卵,再按自然妊娠的发展过程,被输卵管运送到子宫腔内着床、生长。配子输卵管移植是继试管婴儿问世后发展起来广为应用的助孕技术之一。配子输卵管内移植与试管婴儿技术的最大差别是不必进行体外授精及胚胎早期培养,而是将获能的精子与卵子直接放入输卵管壶腹部。其优点在于无须复杂的体外培养条件,受精及发育过程更接近生理状态。

配子输卵管内移植技术适用于以下情况:输卵管疾病,但输卵管腔至少有一侧为通畅,或虽通畅但外周粘连致拾卵障碍;排卵障碍,如未破裂卵泡黄素化综合征;妇科其他病变,如子宫内膜异位症、子宫颈病变等;原因不明的不孕症、久治未孕;男方少精症、弱精症、已行人工授精3个周期未孕。

(四) 克隆化生殖

克隆(clone)一词源于希腊文Klon,是指单个细胞经过有丝分裂形成的细胞群,或称无性繁殖。随着时间的推移,克隆的内涵已远远扩大,只要是有一个细胞分裂成的两个细胞、细胞群或生物体,由一个DNA经过扩增形成的产物等都是克隆。由此分化所得到的细胞、生物体就是克隆细胞、克隆体。克隆细胞与母体细胞的基因是完全相同的。

克隆技术的发展经历了3个时期:第一时期是微生物克隆,即由一个细菌繁殖出成千上万个和它完全相同的细菌,从而形成一个细菌群。第二时期是生物技术克隆,如DNA克隆等。第三时期是动物克隆,即由一个细胞克隆出一个动物体。1997年2月,位于英国苏格兰爱丁堡罗斯林研究所的小羊"多利"的诞生,引起了全世界科学家、社会学家、政治家及各界人士的关注。它是英国生物学家理查德·锡德通过克隆技术培养出来的克隆绵羊,标志着人类用体细胞核进行哺乳动物转基因克隆成为现实。近日美国科学家已成功培育出人类早期克隆胚胎。生物学家们应用近代生物学上的核移植技术把体细胞的细胞核移到去核的受精卵或未受精卵中,刺激幼胚形成后,移植到代理母亲子宫内进一步发育。

克隆技术在医学中的意义重大,可以预计将来完全可能通过同样的方法或其他更先进的技术在人类培育出单一亲体的婴儿,如果成功,这将有利于改善人类的遗传素质,避免了不同遗传物质的混杂,非常有利于健康的、优秀的遗传素质的传递。但是,这在宗教、道德、伦理、法律等方面,涉及了许多有争执的问题。因此,克隆技术将为人类的发展带来更多的机遇和挑战。

(五) 重组DNA术

把一种生物的DNA提取出来,经过处理,引入另一种生物体内,使两者的遗传物质结合起来,从而培育出具有新的遗传性状的生物。

有的学者用重组DNA技术,将外源基因整合到动物的基因组中,并能在动物体内表达,成功地获得了转基因动物。这一技术的诞生,使人们能按照自己的意愿定向操纵或变革自身的遗传结构,因此可以设想,将来有可能利用这一技术将外源正常基因转移并重组到带有致病基因的细胞基因组中,使后代不再带有致病基因。这种通过定向修正不良基因、增加优良基因来改造人类遗传素质的方法,给优生学注入了鼓舞人心的内容。到那时,人类胚胎发生、细胞分化、癌变等过程将成为可控过程,优生学家改造人群遗传素质的愿望将变为现实。从人工授精、胚胎移植、克隆化生殖到重组 DNA 技术,由于涉及社会伦理、道德观念的诸多问题,震惊世界并引起广泛的争议。但是随着分子生物学和分子遗传学的发展,它将会在社会伦理,道德观念和技术上有新的突破,实现优生的愿望。

(六) 精子分离术

近几年来,研究者根据性别决定理论,运用精子分离术,即把带 X 染色体的精子(X 精子)与带 Y 染色体的精子(Y 精子)进行分离,然后进行人工授精。目前精子分离术应用在医疗、优生等领域,取得了骄人的成绩。如根据哺乳动物精子中 X 精子比 Y 精子重的原理,用离心的方法将 X 精子与 Y 精子分开;将精液放在电泳版上,通电后 X 精子"走"向正极,Y 精子"跑"向负极,从而将两者分离;采用特殊的过滤器,把头部较大的 X 精子留在滤器上部,让头部较小的 Y 精子滤入下部,达到分离的目的。在人类身上应用精子分离术来优选精子可以避免伴性遗传病的发生。如血友病、进行性肌营养不良等遗传性疾病,只传男不传女,女性始终是致病基因的携带者,她们自己不发病,但她们所生的男胎中有 1/2 的概率发病。如果杜绝男胎,可降低发病率。带有该疾病基因的父母为了避免下一代有患者出现,在受孕前将两类精子分开,取 X 精子进行人工授精,只怀女胎。由此可见,精子分离术是非常有价值的优生措施[①]。

二、避孕技术与优生

目前常见避孕技术有:抑制排卵,影响卵子的生成和成熟,如口服避孕药;用机械的方法隔离精子和卵子相遇,如使用避孕套;改变子宫内环境,如宫内节育器、避孕药等。

(一) 外用避孕药

外用避孕药(包括避孕药膏、药膜)其原理是含杀精子药物的可溶性药膜,减低精子的活动装置。
操作方法:在性生活前,将药膜团成一团放入阴道,溶化后可起作用,该方式的避孕成功率为 70%~80%。
注意事项:膜放置的位置不同,避孕效果不一样。

(二) 男用避孕套

原理:避免精子与卵子相遇。避孕套是年轻人中普遍使用的方法,最大的优点是丝毫不干扰妇女生理,还可以防止性传播疾病。
操作方法:在性交前,由男方套在生殖器上,该方式的避孕成功率为 80%~98%。
注意事项:无论如何改进避孕套的质地,仍有一些人感到这层薄膜影响了他们享受性爱。

(三) 液体避孕套

原理:该品通过化学杀菌和物理屏障作用,1 分钟内杀灭多种性病病原体和精子,从而起到避孕目的。
用法用量:使用特制推进器,在入睡或房事前 3 分钟,将 4.2 ml 膏液一次性注入阴道内即可,功效持续 8 小时。该方式的避孕成功率为 96%以上。
注意事项:该品经国家计生委科学技术研究所检验,1 分钟内 100%杀死人体精子,因此期望怀孕的女士禁止使用。

---

① 王雁.优生优育导论[M].北京:教育科学出版社,2003,27~28

（四）宫内节育器

原理:防止受精卵在子宫着床。

方法:由医生将宫内节育器放入子宫内,该方式的避孕成功率达95%以上。

注意事项:环的放置和取出需要一定的操作技巧,多用于产后妇女。放环后可能会有经量增多、经期腹痛,手术时子宫穿孔,或诱发炎症。带环前应先到医院检查,如有妇科炎症、月经不规律或过多、生殖器肿瘤的女性则不宜带环。对避孕环多次脱落和带环妊娠的妇女,应请医生帮助选择改用其他避孕方法。

（五）口服短效避孕药

原理:应用药物抑制排卵及改变子宫内膜环境。

方法:首次服用应在经期周期的第1～5天开始,每天1片,不要间断,功效从服用后14天开始。该方式的避孕成功率达99.9%。

注意事项:在国外青年女性中使用很普遍,但是我国女孩子常常对它有错觉,认为会发胖、起雀斑、影响未来的孩子,其实这些担心是没必要的。现在的口服避孕药,不仅可以最小幅度地干扰女性生理,而且已经证实对随后的妊娠没有影响,相反有利于女性皮肤的美观,并减少痤疮的发生。

（六）避孕针

原理:应用药物抑制排卵及改变子宫内膜环境。

方法:每月肌肉注射1次,该方式的避孕成功率达99.9%。

注意事项:减少了每日服药的麻烦,但使用后容易引起月经不规律,如果尚未生育最好不用。

（七）皮下埋植药物避孕

原理:通过血液流动使药物效果缓慢发挥作用,抑制排卵及改变子宫内膜环境,药效为2～3年。

方法:在上臂皮下切一个0.5 cm的口,扇形插入2或6个小棒样的避孕药。该方式的避孕成功率达99.9%。

注意事项:这些长效的方法减少了每日服药的麻烦,也不必担心因漏服药而怀孕。但是,相当比例的女性使用后月经不规律,甚至出现月经紊乱而再次求医。因此,如果数年内打算生育,最好不用。

（八）绝育术法(女性输卵管结扎,男性输精管结扎)

原理:防止精子与卵子相遇。

方法:需到医院进行手术。①输精管结扎术,通过结扎阻断精子的输送通道,使精子淤积于坠睾尾部,以后液化吸收,达到永久尽育的目的。现在临床上用得最多的是直视钳穿输精管结扎术。②女性输卵管结扎术,用手术将输卵管切断并结扎,使精子和卵子不能相遇,达到永久避孕的目的。由于输卵管位置较深,手术难度比输精管结扎要大。19世纪30年代开始腹腔镜输卵管结扎术的研究,随着近年腹腔镜手术日益扩展,腹腔镜下输卵管结扎术已广泛使用。该方式的避孕成功率达99.9%。

注意事项:结扎输卵管不会影响性生活,产生女性激素的器官是卵巢,发生月经的器官是子宫,性生活的主要器官是外阴、阴道和部分宫颈,这些都无损伤,只是把运送卵子的输卵管切断或夹闭,伤口范围<1 cm;输精管结扎术后还会有很多活精子停留在输精管的远端和输精管壶腹。所以,术后约2个月内仍然要坚持避孕,否则有可能使女方怀孕。

（九）紧急避孕药

原理:改变子宫内膜环境,使孕卵不能着床。

注意事项:要求在无保护性交或避孕失败的性生活后24小时内首次使用,最迟不超过48小时。紧急避孕不应作为经常使用的避孕手段,因为它不能阻止排卵和受精,此种药物对子宫内膜和内分泌干扰很大,用后往往有不正常出血和闭经。

三、产前诊治技术与优生

产前诊断(prenatal diagnosis)是指在出生前对胚胎或胎儿的发育状态、是否患有疾病等方面进行检测并做出诊断,从而掌握先机,对可治性疾病,选择适当时机进行宫内治疗。对于不可治疗性疾病,能够做到知情选择。目前产前诊断技术常见的方法有,羊膜腔穿刺、胎儿镜、DNA 探针、绒毛取样法等。运用这些先进技术排查疾病,有利于预防新生儿患先天性疾病。

(一)羊膜腔穿刺

羊膜腔穿刺是较早应用于产前诊断的方法。受精卵第 7 天形成羊膜腔,分泌羊水,羊水与胚胎直接接触,胎儿脱落细胞直接进入羊水,所以妊娠早期就有可能从羊水中获取胎儿的皮肤、消化道、泌尿道及羊膜等处脱落的细胞。这些细胞所带的遗传信息是相同的,不论是进行染色体分析还是进行基因分析都可代表胎儿本身。

羊膜腔穿刺最好在妊娠 16～20 周进行,此时羊膜腔占据了整个子宫腔,羊水量多,如果抽出 20 ml,只占羊水总量的 1/12～1/20,不会引起宫腔骤然缩小而造成流产。从胎儿与羊水的比例看亦较合适,胎儿小羊水多,胎儿漂在羊水内,周围有较宽的羊水带,穿刺进针时,不易刺及胎儿。从羊膜腔抽取的羊水,可直接用于生化检测、细胞培养、细胞学检查、病毒分离、性染色体鉴定、染色体核型分析、甲胎蛋白测定等,也可用于判断胎儿成熟程度及诊断胎儿某些遗传性疾病和畸形。羊水是一个可以较直接反映胎儿各项功能的介质,随着各项检查技术的提高,羊膜腔穿刺将为临床提供更多的胎儿信息。

羊膜腔穿刺多用于染色体异常的产前诊断。由于羊水内富含胎儿脱落细胞,故可用于以下项目的检测:①唐氏综合征(21 三体综合征),又称先天愚型,即 21 号染色体数目不是正常的 2 条,而是 3 条。②18 三体综合征,多数由亲代生殖细胞减数分裂时不分离产生。95％在胎儿期流产,新生儿 1/3 于生后 1 个月内死亡,50％在生后 2 个月内死亡。③特纳综合征,又称先天性卵巢发育不全综合征、女性性腺发育不良,比正常女性少了一条 X 染色体。

羊膜腔穿刺在 B 超引导下进行,以免刺入胎盘吸入母血而影响诊断或损伤胎盘。羊膜腔穿刺胎儿的丢失率较低,术后的并发症较少,产前诊断有较高的准确性。但是,目前羊膜腔穿刺仍然存在一些问题,如穿刺失败(失败率为 0.5％～1％),原因是子宫太小、穿刺部位太低,误刺入膀胱中的尿液,腹壁太厚进针不够深,因穿刺误入胎盘附着部位,抽出血液;对孕妇及胎儿的损伤,伤及孕妇腹壁下动脉,形成出血性休克、穿刺胎盘造成流产、穿刺损伤到胎儿致下肢坏死、穿刺伤及胎儿皮肤,出生后胎儿身上有点状凹陷等;以及感染。羊膜腔穿刺虽然操作简单,但由于穿刺针直接进入宫腔和羊膜腔,如果无菌观念不强,操作时带入细菌,可引起宫腔感染及胎儿死亡等严重并发症,因此术前须得到孕妇及家属的充分合作,方能进行。另外羊膜腔穿刺术只能在孕中期进行,一旦诊断出胎儿有问题,往往需要引产来终止妊娠,因胎儿较大,难度高,出血量大,并发症多,危险性相对增加,给孕妇带来痛苦也比较大。

(二)胎儿镜

胎儿镜诊断,又称羊膜腔镜或宫腔镜诊断,是一种带有羊膜腔穿刺的双套管光导纤维内镜。它可以自子宫颈口或腹壁插入羊膜腔,借助于内镜在子宫内直接观察,可了解胎儿是否有形态上的畸形,如唇裂、神经管畸形、肢体畸形等;还可直接观察性别;可以直接取得胎儿的血液、皮肤及其他组织活检标本进行检查,甚至可进行宫内治疗及早纠正胎儿病态。

应用胎儿镜可进行以下疾病的诊断:①通过直接观察诊断疾病,如唇裂、腭裂、肢体畸形、性别测定等;②直接取皮肤活检进行诊断的疾病,如先天性大疱性鳞状红皮症、斑状鳞癣、白发病等;③直接取胎儿血液(红细胞、血浆或淋巴细胞)诊断的疾病,如 Rh 血型测定、β 地中海贫血、红细胞抗原、血小板减少症、血友病、某些酶的缺陷、染色体异常等疾病。

虽然胎儿镜的应用有诱人的前景,但因操作难度较大,再加上其方法本身尚有没攻破的技术难关,即使是有经验的医生进行操作,也有 5％～10％的流产率。另外胎儿镜的视野有限,检查受到限制,因此目前尚未广泛推广应用。

（三）DNA 探针

如果知道某种遗传病的基因序列,可以用限制性内切酶定点切下 DNA 片段,由于这种序列的突变,可以使某一限制性内切酶在这部位的切割点发生变化,因而切下的 DNA 碎片的长短与正常的不相同。将体外人工合成的互补 DNA 做放射标记,把它作为探针,与切割下来的 DNA 杂交,放射自显影后,与正常的进行比较,即可进行诊断。这种方法已应用于诊断 α 地中海贫血、β 地中海贫血、苯丙酮尿症、镰形细胞贫血等。

DNA 探针的主要优点是简单而敏感,可在妊娠早期应用,能解决某些用羊水细胞培养不能表达出来的基因病,能避免羊水细胞培养中母体细胞的污染等。应用此种方法的前提是需要知道这段基因的 DNA 序列,并找到一个特定的限制性内切酶。

（四）绒毛取样

羊膜腔穿刺术是间接获取胎儿细胞的方法,如果能直接得到足够的胎儿细胞,进行细胞学检查,也就避免了羊水细胞培养污染等问题。绒毛取样术就解决了这些问题。由于绒毛取样是在孕早期取材(末次月经后 45～75 天),它提高产前诊断的日期,短期培养成功则解决污染问题,绒毛组织以活细胞为主,而且量多,对基因诊断比羊水细胞更为有利。取出的绒毛主要应用于:制作染色体核型分析、提取 DNA、酶的测定等。

绒毛取样术在妊娠 6～9 周进行,用吸管自宫颈口进入宫腔绒毛附着部位,吸取少量滋养叶细胞进行培养或直接制备染色体,判断有无遗传性疾病。此种方法大大提早了产前诊断的日期。绒毛不用培养,可直接制备染色体,1 周即可做出诊断。由于绒毛在孕早期采取,如果胎儿异常需要终止妊娠可做人工流产,其简单、安全,不会给孕妇带来更多的损伤,相比之下孕妇痛苦小。

（五）超声波诊断

超声波诊断不仅是产前诊断的一种简便、有效的方法,在其他临床诊断上也被广泛应用。其最大的优点是简便、无创伤。可以引导、定位羊膜腔穿刺、胎儿镜检查等,是一项非常受欢迎、有用而简便的产前诊断方法。

羊膜腔穿刺时,在超声波的引导下进行,可以避免穿刺胎盘、伤及胎儿及准确刺入羊膜腔,大大提高穿刺时的成功率;在超声波引导下,于孕早期可准确定位着床部位而进行绒毛吸取;超声波引导、定位进行及肝穿刺、心脏穿刺等。

超声波可以用于以下项目的检测:①多胎妊娠,在孕期检查时如果怀疑是多胎或双胎,可以做超声波检查以确诊。检测可以在胎儿发育的 4 个月左右进行,对胎儿发育无伤害。②神经管缺陷,神经管畸形在我国的发病比率较高,是仅次于先天性心脏病的胎儿先天性畸形之一。使用超声波可以扫描出胎儿头部的形状与大小,如果怀疑是无脑儿,再进行羊水中的甲胎蛋白测定,诊断的准确率可达 100%。脊柱裂也可以用上述两种方法结合起来进行诊断,但需要有经验者仔细观察及随诊判断。如果通过超声波扫描测出胎儿双顶骨径大于正常,其与胸腔前后径之比也大于正常,脑室扩大,可诊断为脑积水。③内脏畸形,胎儿先天性畸形中最为常见的是先天性心脏病,应用超声心动图是诊断胎儿心脏异常的有效手段。另外还可诊断内脏外翻、胆囊扩大等。④胎儿有核红细胞增多症,用超声波扫描如果发现胎儿有腹水及全身水肿,胎盘也肿大,临床检查又有 Rh 血型不合病史,母体内 Rh 抗体升高,将两者结合起来就可做出诊断。⑤胎盘发育异常,超声波检查能观察胎盘的形状、位置、活动度,可以知道胎儿的发育状况、胎龄、羊水量及胎儿是否畸形,预测流产、死产等。⑥宫内生长迟缓及其他畸形,对宫内生长迟缓的胎儿可以通过双顶径、头围、胸腔前后径等指标进行判断。还可以通过测量胎儿四肢长骨的长度与双顶骨径之比,诊断各类侏儒。通过检查有无桡骨缺损、指畸形等,诊断各种先天异常综合征等。

近些年的研究指出,超声波对胎儿的生长发育是无害的,但是在对它的无害性缺少绝对证据的情况下,对所有的妊娠无选择地应用仍有些担心。因此某些权威机构,如 WHO 等建议对超声检查的应用要慎重,只有在母亲或胎儿有明确的指征时使用。

（六）X线诊断

X线主要用于诊断胎儿形态畸形及神经管畸形，如骨骼畸形、短肢侏儒、多肢畸形、无脑儿、脑积水等，对诊断胸廓畸形及腹水等也有一定的帮助，但对脊柱裂不易分辨。应用X线诊断骨骼畸形一般在妊娠20周后，一方面是因为20周后，四肢长骨、短骨和肋骨已经骨化，X线可以分辨；另一方面X线本身对胎儿有一定的危害性，避免孕早期使用。在孕20周前最好用超声波诊断[①]。

（七）基因诊断

基因诊断是指利用DNA重组技术在分子水平上对人类遗传性疾病的基因缺陷进行检测以诊断遗传性疾病的一种方法，又称DNA分析法。

1978年简悦威（YW Kan）首次用DNA重组技术进行镰刀型贫血病的产前诊断，到1982年普遍开始试用基因诊断技术。迄今已对数百种遗传性疾病进行基因诊断和产前基因诊断。随着检测人类基因探针的分离和克隆化，以及基因DNA序列的阐明，将有更多的单基因遗传性疾病能进行基因诊断。

基因诊断的特点和优点：①以探测基因为目标，属于病因诊断，针对性强。基因诊断的出现使人们对疾病的诊断模式由传统的表型诊断过渡为现在的基因型诊断或称逆向诊断。它和传统的表型诊断方法的主要差异在于直接从基因型推断表现型，即越过基因产物直接检测基因结构的改变（如单个碱基置换、缺失、插入、DNA的多态现象和遗传性疾病的遗传异质性等）。②基因诊断取材来源广泛。可以是机体各种组织的有核细胞，因此基因诊断不受取材细胞类型和个体发育阶段的限制，可以做出现症患者的诊断及产前、发病前的早期诊断。③利用基因探针进行检测，灵敏度高、特异性强。④基因探针可以是任何来源、任何种类；其检测目标可以是一个特定基因或一种特定基因组合；可以是内源基因或外源基因。因此，基因探针适用性强，诊断范围广。⑤被检测的基因是否处于活化状态对基因诊断并不重要，因此可对那些有组织和分化阶段表达特异性的基因及其异常进行检测和诊断。

此外，随着分子生物学技术的飞速发展，从基因水平上诊断遗传性疾病的病种越来越多，操作上日趋简单、方便、快速、准确。所以基因诊断是诊断遗传性疾病最有前途的方法。

（八）基因治疗

运用重组DNA技术，将正常基因导入有缺陷基因患者的细胞中去，使细胞恢复正常功能，达到根治遗传性疾病的目的。这种方法也叫基因治疗法。基因治疗是人类征服遗传性疾病的有效手段。

（1）基因治疗的类型。根据靶细胞的不同可分为两类：①生殖细胞基因治疗：是将正常基因导入患者生殖细胞、受精卵或胚体内，治疗生殖细胞中的基因缺陷，使有害基因消失。生殖细胞基因治疗不仅能使生殖细胞受精后产生正常个体，而且还能使该个体的后代也免除患遗传性疾病的痛苦，无疑是最理想的治疗遗传性疾病的途径。②体细胞基因治疗：是将正常基因导入患者的体细胞，以纠正基因缺陷，并使之表达，从而达到治疗效果。体细胞基因治疗只限于治疗某种被选择的细胞，并不能阻断遗传性疾病基因传给后代。常选用靶细胞造血干细胞、淋巴细胞、成纤维细胞、肝细胞、肾细胞和内皮细胞等。

（2）基因治疗的基本方案。①代偿性基因治疗：通过增强有代偿功能的类基因的表达以代偿功能异常的基因。如用某些物质提高γ或δ珠蛋白基因的表达以校正β珠蛋白缺陷，达到治疗β地中海贫血的目的。②补偿性基因治疗：导入正常基因以补偿缺陷基因表达的不足。如目前对腺苷酸脱氨酶（ADA）缺陷症和乙型血友病的治疗。③替换性基因治疗：以正常基因原位替换有缺陷的基因。

（3）基因治疗的主要策略。①基因修正：即以正常基因原位导入靶细胞的基因缺陷部位并替换之，如替换性基因治疗。这种治疗策略难度较高，仍停留在实验阶段。②基因添加：将正常基因随机整合于靶细胞的基因组中，不要求修复基因结构异常而只弥补基因的功能异常缺陷，如补偿性基因治疗。这种策略目前正在临床实践中实施。

（4）基因治疗的现状与展望。在目前发现的遗传性疾病中，适用于基因治疗者主要是单基因或一簇相连锁基因缺陷引起的蛋白质或酶的缺失。这在20世纪80年代已开始进入临床尝试阶段。1990年在美国首

次采用基因添加法,治疗一名 4 岁常染色体隐性遗传病腺苷脱氨酶(ADA)缺乏症女孩,并获得成功,它开创了国际首例人类基因治疗试验。1992 年我国采用基因添加法治疗两例 X 连锁隐性遗传病血友病 B(凝血因子 IX 缺乏)患者(双胞胎),其中一例成功,一例无效。它是我国第一个基因治疗试验。

基因治疗刚刚起步,已经显示出强大的生命力。全世界已进行基因治疗的遗传性疾病有血友病、ADA 缺乏症、囊性纤维化、苯丙酮尿症、家族性高胆固醇血症等,还有免疫缺陷症、肿瘤、艾滋病、乙型肝炎、血管疾病等。基因治疗尽管困难重重,但正在逐一被克服。

随着基因转移技术的高速发展,"人类基因组计划"的完成,相信基因治疗领域的不断扩大,基因治疗将成为根治遗传性疾病、改善人类遗传素质的重要手段,将为人们展示出它在疾病治疗及预防领域中的辉煌应用前景。

育儿宝典

准爸爸也要预防微量元素缺乏

现代医学研究证明,微量元素对男性的生殖内分泌功能有重要影响,特别是影响到精液的质量。锰的不足或缺乏,能引起睾丸组织结构上的变化,使生精细胞排列紊乱,精子细胞的结构发生异常。铜能明显影响精子的存活率和活动度,铜缺乏能减低精子穿透宫颈黏液的能力,也能导致精子浓度的显著下降。在不育男子的精液中,铜离子浓度有明显的改变。锌在人体中含量约为 1.5 g,在男性主要集中分布于睾丸、附睾和前列腺等组织中,精液中含量尤为丰富,比血浆的锌含量高出 50~100 倍。锌缺乏可导致睾丸萎缩,精子数量少、质量差,使生殖功能降低或不育。即使精子有授精能力,其妻流产率也高,且易引起子代的畸形。缺锌影响生殖功能的主要原因,是其影响精子代谢、精子膜稳定性。临床研究证明,给予缺锌的男性补充锌剂后,精子的数量和质量均有明显的改善。硒的不足可引起睾丸发育和功能受损,附睾也会受到很大影响。缺硒的男性性欲减退,且其精液质量差,影响生育质量。可见要想生个健康的宝宝,不仅要求母亲要有充足的营养,也要求做父亲的身体健康才行。

家长沙龙

我们会孕育一个双胞胎吗

大约 1/3 的双胞胎是同卵双胞胎,即单卵孪生;2/3 的双胞胎为双卵双胞胎,即双卵孪生。同卵双胞胎是在正常怀孕的情况下,由一个卵子和一个精子发育而成,最后受精卵一分为二,成了 2 个胚胎;如果受精卵发育成 3 个胚胎,就是同卵三胞胎。

同卵双胞胎可共同拥有一个胎盘和羊膜囊,也可各自拥有,但每个胎儿都拥有各自的脐带,而且每个胎儿的遗传基因相同,性别一致,血型也相同。双卵双胞胎系因排卵时排出 2 个卵子,每个卵子分别受精,形成不同的遗传特征。

胚胎进入子宫后,要牢固地附着于子宫内膜上所需的时间大约为 13 天。但此时容易发生流产,进入子宫后,胚胎开始分泌孕激素,促使子宫内膜增厚。在这时期,胚胎的器官开始形成,如神经系统开始形成,随后是心脏的形成。第 13 天是胚胎分裂形成两个胚胎的最后时段,如果胚胎分裂延迟,就可能出现连体双胞胎。

【反思实践】

1. 调查了解家族内各成员的发病情况,将调查的结果绘制成系谱,并根据系谱来判断分析该疾病是否为遗传性疾病。

2. 将本人皮肤指纹的各项调查结果填入表内,并进行皮纹分析。

皮肤纹理调查表

项目		左手					右手					两手合计
		拇指	示(食)指	中指	无名指	小指	拇指	示(食)指	中指	无名指	小指	
指纹类型	弓形纹											
	正箕											
	反箕											
	斗形纹											
	指褶纹数											
	是否通贯掌											
手掌	atd 角											

第
三
章

胚胎的发育与优生

人类胚胎的正常发育需经历约 280 天的孕育过程,在这个过程中胚胎的正常发育与诸多因素有关。如何促进胚胎正常、健康的发育是每个父母极其关心的话题。

案例导入

"我预产期已经过 3 天了,可孩子还没出生,家人让我去医院滴注催产素,说这样孩子就容易出生了。请问我可以这样做吗? 这样做会对胎儿有影响吗? 会有什么其他不良反应吗?"这是一位孕妇的困惑,您能给她提供一些好的建议和帮助吗?

第一节　胚胎的发育过程

一、胚胎的早期发育

"十月怀胎,瓜熟蒂落",十月怀胎是指人体胚胎在母腹中孕育的时间,即从末次月经算起至胎儿娩出的这段时间,一般要经过 40 周。每个孕月按农历 28 天计算,共 10 个月,为 280 天。临床妇产科常采用此种方法来计算胎龄。

习惯上人们将胚胎发育分为两个阶段,第一时段为胚胎的早期发育阶段;第二时段为胎儿的发育阶段。

(一) 卵裂、胚泡形成和种植

胎儿发育始于精子、卵子结合的受精过程。卵子在输卵管上 1/3 处与精子相遇,两者结合形成一个新的细胞称为受精卵。

受精卵在通过输卵管时发生迅速的细胞分裂,称为卵裂。第一次卵裂发生在受精后的 30 小时,约 3 天时形成 16 个细胞的实心球,称为桑葚胚。桑葚胚借输卵管黏膜上皮纤毛的摆动和平滑肌收缩蠕动的力量进入子宫腔。如果孕妇患有慢性输卵管炎,会使输卵管的管腔狭窄,纤毛缺损,进而影响受精卵的正常运送。4天桑葚胚形成胚泡。5天胚泡贴附于子宫内膜表面。于第1周末胚泡开始植入。

在种植阶段,整个种植过程在11~12天时完成。种植的部位一般在子宫体上部的前后壁。胚泡的细胞能分泌蛋白酶,溶解破坏被附着处的子宫内膜,形成一个缺口,于是胚泡便经此缺口进入子宫内膜中,到第11~12天,子宫内膜的缺口迅速恢复,胚泡就完全侵入到子宫内膜中,完成种植过程。

(二)三胚层的形成及分化

内囊胚开始变为胚胎,出现3个不同的胚层,这些胚层以后将发展成不同类型的组织:内胚层最后形成肺、肝、消化系统和胰脏等;中胚层发育为骨骼、肌肉、肾脏、血管和心脏等;外胚层发育为皮肤、毛发、眼球的晶状体和牙齿的釉质等。每一种类型的组织细胞将移到特定的位置,胚胎的头形成一个尖端,就像一滴泪珠。此阶段已经能看到明显的组织结构,能区分出头尾,已出现左右、前后结构。

(三)胎体建立及基本器官成型

此阶段典型胚胎的体型形成。沿着胚胎脊椎的神经管已封闭,神经管的一端正发育成大脑,并持续生长,直到充满头部。大脑半球开始突起,神经和神经节明显。同时,头部两侧出现狭窄的两个微小色素盘——眼泡,并将由此发育成结构复杂的眼睛。此时还出现了作为嘴巴的小孔,甚至连很小的鼻孔也可显现。

尽管此时胚胎的心脏只是一条微小的管道,但它开始跳动,此后胎儿的一生中它都不会停止;胚胎的两叶肺也正在发育。胚胎的消化道正在形成,肝内开始有造血功能;在将来形成骨的许多位置上开始出现软骨化中心;肢芽也开始显露,上肢已经有手部和肩部的节段差别;性未分化的生殖结节明显。此阶段胚胎仍然有一条清晰可见的小尾巴。

二、胎儿的发育

(一)第3个月胎儿的发育

胚胎从第3个月开始进入胎儿发育阶段。

1. 第9周发育

胎儿的肢体正在发育:背变直,心、肝在腹壁上具有一定的形状,尾退化。极小的手指正在肢体末端形成。双臂在肘和腕处已经可以略微弯曲。在胎儿颈部的侧面,耳朵的外部结构正在发育。此时,胎儿的脸部出现上唇和鼻尖,胎儿的眼睑形成,但双眼在头的两侧仍相距很远。胎儿体内的肠子长得很长,以致没有足够的空间容纳,部分肠子伸进脐带,这就是所谓的"生理性疝气"。

2. 第10周发育

本阶段胎儿的身体轮廓已发育完成,胎儿开始有人的模样,不过胎儿的头部和身体其他部分的比例相比仍然较大。此阶段胎儿的头部屈曲向前靠在胸部,并迅速在发育,粗略地估计每分钟约有25万个神经细胞形成;双眼已发育良好,但被一层睑膜覆盖;味蕾和牙芽出现;胎儿的心脏已发育;肌肉开始发育,通过超声波可以监测到胎儿一些微小的动作;双臂和双手发育得比双腿和双足更快,各个手指和脚趾分离;尽管生殖器无法明显看出,但男胎的睾丸已经能分泌睾酮,胎儿正朝男性发育方面迈进。这个时候,最值得庆幸的是胎儿已越过了先天异常的阶段。

3. 第11周发育

从本周起胎儿的生长较为迅速,同时胎盘的血管增多,以供给胎儿所需要的营养。胎儿的耳朵逐渐从颈部移向头颅两侧。肠管道正在发育。

4. 第12周的发育

胎儿继续迅速生长,近3周来胎儿的大小已增长了1倍,脸部看起来更像人的模样。胎儿的手指甲和脚趾甲开始发育。

胎儿的肌肉能够本能地抽动了,但大脑仍未充分发育,传送到肌肉的信号由脊髓而不是大脑发出,因此胎儿还不能随意控制动作。此时所有的肠道已经在胎儿的腹部就位。

如果胎儿是男性,此时他的女性生殖器官已退化,正朝男性方向正常发育。

(二)第4个月的发育

1. 第13周的发育

胎儿的眼睑仍闭拢,要到怀孕4个月才睁开。胎儿可能开始吸吮拇指,因为此时胎儿的手已长得能够伸进嘴里。胎儿的骨骼正在发育,鼻子和下巴更加突起。

2. 第14周的发育

胎儿脸部的面颊和鼻梁已出现。此时胎儿全身几乎都布满了细微的毛(胎毛),胎毛有保护胎儿的功能,毛依照皮肤的纹路形成复杂的螺形纹,日后婴儿的指纹即起源于这些螺形纹。这一周对于胎儿内部器官的发育也很重要。胎儿的甲状腺已经成熟,并开始产生激素;男胎儿的前列腺出现,女胎儿的卵巢从下腹腔降至盆腔。

3. 第15周的发育

胎儿已有很薄的呈半透明状的皮肤,透过皮肤可见到许多血管;眉毛和头发继续生长,如果胎儿有深色头发的基因,其发囊可能开始产生头发的色素。胎儿的活动力和灵活度增加,肘部和腕部可以弯曲,手可以握拳;骨骼和骨髓继续发育。

4. 第16周的发育

胎儿正在挺直头部,脸部肌肉已稍有发育,可以有各种表情,能眨眼,张嘴,甚至会皱眉头。骨骼通过 X 线片检查已能显示。如果胎儿是女性,她的卵巢此时已由腹腔降入盆腔,500 多万个卵子已经形成。

(三)第5个月的发育

1. 第17周的发育

胎盘迅速发育。胎儿在本周内发育的重要进展是棕色脂肪的沉积,这种特殊的脂肪,日后将在胎儿的产热方面发挥重要作用。

2. 第18周的发育

胎儿对外界更为敏感,并采取用力踢和戳的方式来显示自己的存在。此时胎儿应该有了听觉,因为胎儿的听小骨已开始变硬,大脑中接受和传导来自耳部神经信号的部分组织已在发育。胎儿会习惯听脐带中血液流动的声音和母亲的心跳声,但是任何大的响声都会惊吓到他。胎儿的视网膜也有了光感。这一阶段,孕妇的子宫中还有多余的空间,胎儿会较活跃,在子宫中变换各种姿势,时而盘腿而坐,时而斜靠着吮吸拇指,有时甚至翻个筋斗倒转过来。

胎动开始。尽管胎动早在怀孕第14周就能感觉到,但是对大多数首次怀孕的妇女来说,一般要在第17~20周才会有感觉。因为有的胎动感觉像是轻微的胃蠕动,不像胎儿在蹬踢,这称为"初感胎动",有的母亲甚至要到怀孕第26周才能感觉到。

3. 第19周的发育

最近几周,连接肌肉和大脑的运动神经已经发育到位,所以胎儿的活动是有意识的。

此时,双耳廓已从头部两侧长出;胎儿恒齿的牙苞已出现在乳牙牙苞的下面;胎儿的四肢已发育得比较对称。

4. 第20周的发育

到了20周末胎儿身长约 25 cm,体重约 300 g。胎儿的皮肤开始增厚,发育为4层。同时,特殊的皮脂腺开始分泌一种称为胎儿皮脂的蜡样物质,这层物质对于一直浸泡在羊水的脆弱的胎儿皮肤有重要的保护作用。眉毛周围的胎脂特别厚;胎儿的头发和脚趾甲在发育。通过电子监听器或助听器,应该听得到胎儿的心跳。

(四)第6个月的发育

1. 第21周的发育

胎儿已有数目众多的红细胞,同时,抗感染的白细胞也正在产生;味蕾在舌面上形成;消化系统更为健全,能够从胎儿吞下的羊水中吸收水分和糖,还能将少量的固体物质排至大肠。

2. 第 22 周的发育

本阶段胎儿身长增长最快。胎儿有吞咽动作;胎儿全身覆有胎毛。如胎儿此时出生可有心跳、呼吸、吞咽及排尿功能。

胎儿的感觉和意识逐日增强,脑神经已经发育完善。胎儿通过触觉,正在了解自己周围的环境。触觉是最先发育成熟的感觉之一,胎儿用触觉了解自己的四肢如何屈伸移动,还有身体各个不同部位的位置及相互间的关系。胎儿会摸自己的脸,拍打自己的手臂或下肢。吮吸拇指时,胎儿既能把手指伸进口里,也能低下头来找到手指。这一学习过程在胎儿出生后还会继续,他会把在子宫内学得的触觉知识与眼睛所获得的信息结合起来。

3. 第 23 周的发育

虽然胎儿脂肪沉积的速度很快,但是他看起来还是红润且满是皱纹。这是因为皮肤的形成比皮下脂肪充填的速度快,所以皮肤显得松弛;胎儿的皮肤发红,则是由于色素沉淀开始所致,皮肤也不及以前透明了。

胎儿更有活力,特殊的影像摄影显示,胎儿在子宫中会用手触摸脐带并上下滑动;会推推羊膜——一层包裹胎儿的膜,用手和脸贴近它,显然很享受这种感觉。

胎儿会持续吞下少量羊水,吸收其中的营养,余下成为尿液。胎儿从羊水中吸取水分和糖,这是靠母体通过胎盘和脐带供给营养之外的另一种重要补充方式。吞食羊水还会使胎儿打嗝,怀孕的母亲也许这阶段能感觉到胎儿在体内的跳动。

4. 第 24 周的发育

在 24 周末胎儿身长约 30 cm,体重约 600 g。胎儿的脸现在已大致发育完全。眼睫毛发育得很好;头发继续生长,五官与出生时的婴儿相似。因为发育得更大更丰满,占据了整个子宫腔,所以胎儿的活动受到限制,不能在羊水中随意翻转,但仍能抓住脐带,触摸四周。胎儿对外界的感觉也日益强烈,如果母亲受到惊吓,胎儿也会有感应。研究指出,在母亲受到惊吓后,胎儿在数小时内会处于激动的状态,焦躁不安和静止不动交替出现。

（五）第 7 个月的发育

1. 第 25 周的发育

此阶段用听诊器已能听到胎儿的心跳。胎儿的性别此时已完全清楚,男胎两侧的睾丸已下降进入阴囊,女胎的阴道变成中空状显露出来。

此时,胎儿更为灵活,能活动手指握成拳头,表现出偏爱使用左手或右手;手指上开始出现独一无二的指纹。胎儿现在已形成活动与睡眠交替进行的日常规律。

2. 第 26 周的发育

胎儿的眼睑开始睁开;视网膜上的各层组织都已发育完成。但不管婴儿的眼睛将来是什么颜色,在子宫里都是蓝色的。这一阶段,胎儿看起来很瘦,皮肤仍呈皱缩状,但很快就会改变,因为胎儿后期发育的持续特征就是脂肪的堆积。

3. 第 27 周的发育

如果早产,那么大约从本周起,胎儿有 85% 的存活率。当然如果这时候出生,会有许多问题需要解决。早产儿因缺少脂肪无法保暖,所以必须睡在保温箱内;早产儿的双肺泡还缺少一种极其重要的、能使肺泡膨胀的物质,也就是说此时胎儿无法自主呼吸,必须借助人工氧气;早产儿的肝脏功能不完善、脑部发育不全、免疫系统功能衰弱,诸多原因使得早产儿容易受到病菌的感染。

4. 第 28 周的发育

本周末胎儿长约 35 cm,体重约 1 000 g。胎儿的大脑正在形成完善的大脑褶皱和沟纹,脑组织的容量因而大量增加,胎儿的头发已长得较长。脂肪继续堆积,胎儿的体型已很大,足以确定"先露部",这是指胎儿在子宫中的胎位,即首先娩出的部分是臀部还是头部。当然假如胎儿现在是臀位也不必担心,因为在未来的 2 个月内,子宫中还有空间,胎儿仍有转变胎位的可能。

（六）第8个月的发育

1. 第29周的发育

孕妇开始有少量乳汁分泌。乳汁的产生是由于乳房接收到胎儿的刺激引起的,胎儿要确定自己一出生,就有准备好的食物等待着他。胎儿肾脏的上方是他的肾上腺,肾上腺在此阶段分泌雄激素。这种激素进入血液循环并到达胎盘,然后转变成雌激素,雌激素受到孕妇自身机体的刺激而产生催乳素。

2. 第30周的发育

皮肤色红,覆有胎脂。胎儿的意识变得越来越清楚,当母亲的子宫出现收缩时,胎儿会感觉到,并做出对疼痛刺激的反应(有羊水的缓冲在保护他,因此这种收缩不会伤害到他)。胎儿模拟的呼吸运动现在变得有节奏,如果胎儿偶然间吞下羊水进入错误的管道,会引起胎儿打嗝。胎儿继续长胖变得丰满。

3. 第31周的发育

如果本周胎儿早产,由于胎儿肺的发育有重要进展,存活的可能性增大。

孕妇经子宫壁流经胎盘的血流量差不多为500 ml,在胎盘里,孕妇的小血管与输送胎儿血液的胎盘微血管紧密接触。尽管孕妇的血液永远不会和胎儿的血液混合,但是它们只是被一层薄壁隔开(胎盘隔膜),水、营养物质和代谢废物,透过此壁进行交换,其速率为每秒钟近10 ml。胎儿还通过吞咽羊水来摄取水分,同时,胎儿也将尿液排入羊水中。

4. 第32周的发育

到了32周末,胎儿身长约40 cm,体重约1 700 g。在怀孕的后几个阶段,胎儿与外界联系主要是靠听觉。他会熟悉一些持续的声响,如母亲的心跳声、消化食物的声音以及脐带中血液流动的声音。但在这一阶段,女性的音域是这些背景声响中胎儿听得最清楚的,所以他会非常熟悉母亲的声音,一出生就能立即分辨出来。

（七）第9个月的发育

1. 第33周的发育

尽管受限于狭窄的子宫内,但胎儿除了不会哭外,已具有新生儿所有的行为能力。胎儿睡眠时间很长,也许还做梦呢。胎儿的眼睛已具有眼球急速转动时期睡眠的特征。胎儿醒着时,处于安静的警觉状态:他倾听,感觉,甚至可能看见周围模糊的轮廓。

该阶段胎儿应该进入临产位置了,医生或助产士可能已经辨别出胎儿出生时的体位。如果胎儿现在降生,他的肺可能能自主呼吸了,但仍然需要在早产儿保温箱内保暖。

2. 第34周的发育

胎儿皮肤仍呈粉红色,有皱纹,胎儿的头发越来越浓,但颜色与他长大一些时可能不同。胎儿面部毛已脱落。

3. 第35周的发育

本周胎儿的手指甲长至指尖,到出生时,指甲看起来会相当长而且尖,因此当胎儿还能在子宫内伸手抓搔自己时,常在脸上留下抓伤的痕迹。胎儿的脂肪继续堆积,特别是肩膀的部分变得肥胖又丰满。

4. 第36周的发育

到了36周末,胎儿身长约45 cm,体重约2 500 g,皮下脂肪继续增长,皮肤红色逐渐减退。

胎儿的面庞已长胖,看上去光洁而丰满,胎儿面颊丰满的原因在于脂肪的沉积,加上几个月来胎儿用力吸吮拇指,促使面颊肌肉的发育。胎儿的头盖骨已长得结实,但还不硬。在分娩时胎儿经过产道头部难免受到挤压,胎儿的头盖骨较软能轻微变形,保证分娩的顺利进行。

（八）第10个月的发育

1. 第37周的发育

胎儿此时已经成熟,但并不意味着胎儿在母体中停止发育。胎儿的脂肪正以每天>14 g的速度堆积,脑内部分神经的髓磷脂才刚开始生长,出生后会继续生长。

2. 第 38 周的发育

经过最后数周,胎儿的肠道中已产生了一些废物,这是一种称为胎便的墨绿色物质,构成物有:破碎的血细胞、肠黏膜层剥落的细胞、皮肤细胞,从胎儿身上剥离进入羊水的胎毛,还有胎儿吞食物质的代谢物。胎便将是胎儿出生后,最先排泄的废物,偶尔胎便会在出生之前排泄,于是在胎儿出生时,身上可能会粘有令人不快的墨绿色胎便。

如果是男孩,此时睾丸应下降入阴囊,出生时两个睾丸都应该到位。但有 1% 的男孩(10% 的早产儿)睾丸并未下降到位,称为隐睾,男孩出生后医生会对此进行检查。

3. 第 39 周的发育

胎儿的脚趾甲也长及脚尖;脐带有 1.3 cm 粗,有时可能会打结或缠住胎儿的脖子。在胎儿继续发育增重时,脐带仍为胎儿提供众多的营养物质,母体的一些抗体也通过胎盘进入胎儿的血液循环,为胎儿的免疫系统提供暂时的援助。

4. 第 40 周的发育

到了 40 周末,胎儿身长约 50 cm,体重约 3 000 g。胎盘在最初数周只是手指样的绒毛结构,到分娩时已发育为重量>480 g,厚度为 25 cm 的组织团块。此时胎儿已足月,降生后称为新生儿。父母亲见到新生儿,常常感到吃惊。新生儿的外貌可能很奇怪,也许他的头部变了形,全身紫青,或者苍白发黄;身上可能粘满了各种杂物,包括蜡质物,母体流出的血,残留的胎毛,如果他在子宫内已排泄废物,身上还会有少量的胎便。此外,因为激素含量高,新生儿的外阴部可能肿胀,乳房可能会有乳液渗出;还有他的肤色可能会变色,出现各种斑点和干燥的斑块,但大部分斑块最终都会消失。

第二节　　胚胎异常发育与预防

一、胚胎异常发育的主要因素

遗传是引起胚胎发育异常的常见因素,此外影响胚胎发育异常的因素还有感染性疾病、用药不当、习惯不良等。

(一) 感染性疾病

孕妇在怀孕期间患感染性疾病可引起胎儿的宫内感染。国内大量的调查发现,我国新生儿中先天性感染的发生率很高,达 10% 左右,据此推算,我国每年将有 100 多万新生儿受到先天性感染的危害。

妊娠期间孕妇受到病毒和寄生虫感染,主要是经胎盘垂直传播给胎儿或经生殖道逆行扩散引起胎儿感染,即造成宫内感染。宫内感染可导致流产、宫内发育迟缓、先天性畸形、早产、死产、智力发育障碍等。宫内感染对胎儿的影响与感染时的胎龄、孕妇的免疫状态、致病微生物的种类及感染程度等因素有关。一般认为在孕早期的感染对胎儿影响较为严重,因为这一时期是胎儿器官发育的敏感阶段,最易引起胎儿发育障碍,造成各种先天性畸形。

1. 风疹病毒感染

(1) 症状。潜伏期为 16~18 天后,出现轻度发热,皮疹,耳后淋巴结肿大。若孩子发病,首先发现皮疹;若成人发病则先有低热、畏寒、头痛等类似感冒的症状;若胎儿受到感染,出生后容易有白内障、耳聋及心血管系统缺损、血小板减少性紫癜、肝脾肿大、耳聋、痴呆等症状。

(2) 致病原因及危害。风疹病毒在人体的某些组织中可以繁殖,但并不杀死细胞,而是使受感染的细胞分裂速度变慢,染色体断裂,阻碍了组织器官的正常分化。风疹病毒可通过胎盘感染胎儿,导致患先天风疹综合征(简称 CRS)。1940 年澳大利亚风疹流行,在风疹流行的第 2 年,眼科医生观察到新生儿白内障明显增加,患儿除患白内障外,还伴有其他畸形,而这些患儿母亲在怀孕早期都感染了风疹。孕妇在怀孕 1 个月内若感染风疹病毒,胎儿先天性心脏病发生率达 60% 以上;若在怀孕的第 2 个月内感染风疹病毒,胎儿先天性心脏病发生率为33%;若在怀孕的第3个月内感染风疹病毒,胎儿先天性心脏病发生率达5%~7%。

(3)预防与建议。①孕前接种风疹疫苗。据调查,有2/3的风疹是隐性感染,也就是说,虽然已经感染了风疹病毒,但孕妇没有任何症状,而胎儿却已受到了严重的损害。但如果在怀孕前接种风疹疫苗后,即可有效地阻止风疹病毒的感染,从而保护胎儿不受侵害。因此婚前检测,如发现抗体阴性者,应接种风疹疫苗。②接种疫苗前后两个月内绝对禁止怀孕,主要是为了防止疫苗病毒对胎儿的损害。③开展早孕检查(包括风疹的血清学监测),预防CRS患儿的出生。一旦风疹流行,医院应密切观察流行病学动态,同时由于CRS患儿能长期排毒,应对CRS患儿给予适当管理。

2. 乙肝病毒感染

(1)流行状况。乙肝病毒的传染性比艾滋病病毒强100倍,是全球引起死亡的第九大病因,在世界范围内,每年至少有100万人由于乙型肝炎感染而死亡。中国是乙型肝炎大国,乙肝表面抗原阳性者约1.2亿人,2 000万人患有慢性肝炎,每年因肝病死亡的人数近30万。慢性带毒者仅少数能自行转阴,多数则长期带毒,其中一部分会发展为各型肝炎患者,甚至肝硬化、肝癌。新生儿的免疫功能不健全,被感染后绝大多数(90%)会变成慢性带毒者,这种带毒者很可能是我国人群中慢性带毒者的最主要来源。

(2)传播方式。主要是通过血液、性关系及母婴垂直传播。母婴间的垂直传播是指孕妇患有乙肝或携带病毒,乙肝病毒通过胎盘、羊水、阴道分泌物及分娩过程中的血液传给胎儿和新生儿。如果妊娠期间通过胎盘感染胎儿,那么胎儿生前即为HBsAg阳性,生后要转阴是非常困难的。

孕妇患急性乙型肝炎,婴儿感染率为46.5%~100%,但是否受感染取决于母亲患急性乙型肝炎的时间,妊娠晚期至产后2个月内发生,婴儿感染率为70%;而在中、早期发病,则婴儿的感染率为6.2%。

感染乙肝病毒后,血清中可检出与乙肝病毒感染相关的各种抗原,常规可检出的为:①表面抗原(HBsAg);②表面抗体(HBsAb);③E抗原(HBeAg);④E抗体(HBeAb);⑤核心抗原。其中①、③、⑤项阳性为大三阳;①、④、⑤项阳性为小三阳。

(3)预防与建议。预防:①婚前检查。双方中一方为大三阳,另一方应注射乙肝疫苗,预防感染,待血液中产生保护性抗体后方可结婚;②妊娠前检查。女方应做乙肝病毒检查,若为大三阳不宜妊娠,此时胎儿感染的可能性较大,应在积极治疗后,待大三阳转为小三阳传染性较小时再考虑妊娠。

建议:①化验检查为大三阳或小三阳时,并不等于患了乙肝,需做进一步检查;②由于乙肝病毒的主要传播途径是血液传播,故工作和生活中一般接触不会造成传染;③对于大、小三阳者特别要注意尽可能避免使用对肝脏有损害的药物,不饮酒,以防诱发肝硬化等疾病。

3. 艾滋病病毒感染(AIDS)

(1)流行状况。联合国艾滋病规划署发布的《2011年世界艾滋病日报告》中称,截止至2010年年底,全球艾滋病感染者达到3 400万人,创历史新高;艾滋病的发病中心地带已由美国等西方国家迅速东进蔓延转移到亚、非、拉等发展中国家;艾滋病侵害最严重的年龄阶段是年轻人;目前受艾滋病病毒感染的一部分人处于生育年龄阶段的妇女;发达国家的年轻人感染的主要途径是吸毒,而发展中国家年轻人感染的主要渠道是因缺乏自我保护的混乱性行为;目前艾滋病尚无有效的根治方法。

我国自1985年首次报告艾滋病病例以来,艾滋病的流行呈快速爬升倾向。目前全国31个省、自治区、直辖市中,30个省有HIV感染者的报道,HIV感染者分布于各种职业人群,但大多数是农民、归国劳工、无业游民及个体从业者。青壮年占感染者的大多数,有79%感染者年龄为20~40岁,男女比例为5∶1。

(2)特点。艾滋病病毒十分脆弱,在干燥的环境中,艾滋病病毒10分钟死亡;在60℃的环境中30分钟灭活;艾滋病病毒生命力很弱,只能存活于血液中,离开适宜的条件立即死亡;离体病毒,在凝固的血液中不能长期存活。

感染艾滋病病毒的患者,其潜伏期较长,可能数年还没有明显的症状,除非进行艾滋病病毒检查。但在这段时期,感染艾滋病病毒患者可能把病毒传染给性伙伴,传染给共用针头的人,在产前和产期传染给婴儿。一旦症状出现,就日益严重,最终艾滋病患者往往因自身抵抗力不能正常发挥而死亡。

(3)传播方式。艾滋病传播方式主要有性传播、血液传播、母婴传播。①性传播:通过非保护性的男女之间或男性之间性交传播;在世界范围内,成人中75%~85%的感染者是通过非保护性的性交而感染的。一个 HIV 阳性感染者或已经发病的患者与一个正常人发生性关系的感染概率和性别有一定关系,男性传给女性的概率是 0.2%,女性传给男性的概率是 0.1%,男性传给男性的概率要比以上两种方式大得多。②血液传播:HIV 可通过血液、血制品或捐献的器官传播(没有充分消毒的针头、注射器或其他刺破皮肤的器械,以及输入受到污染的血液);吸毒者共用受 HIV 污染的注射器,吸毒的人共用一个针头和注射器,是艾滋病病毒传播最快的途径。一个正常人输入了 HIV 阳性感染者或艾滋病患者的血液其感染的概率是 95%。③母婴传播:母亲是一个 HIV 阳性或艾滋病患者,其感染给胎儿的概率是 25%。如果患病的母亲经过 AZT 的抗病毒治疗,其胎儿的感染概率可下降到 8%;经过联合疗法(鸡尾酒疗法)治疗,胎儿的感染概率可能下降为 2%。

在日常生活中,与艾滋病患者日常接触,如与艾滋病患者一起吃饭、坐车都不会传染艾滋病;唾液、汗液、眼泪、大小便也不会传染艾滋病。

(4) 防治办法。纵观我国的抗艾之路,近些年来也取得一定的成绩。一份刊发在美国《临床传染病》杂志上研究报告显示:在我国接受免费抗艾滋病病毒治疗的患者中,超过七成收到了艾滋病病毒被抑制的好效果。其中,接受治疗 6~11 个月者获艾滋病病毒抑制效果人数更达到了八成以上。目前,我国为艾滋病患者提供的免费抗病毒治疗药物共有 6 种。包括齐多夫定、司它夫定胶囊、去羟基苷、拉米夫定片剂、奈维拉平及茚地那韦等。

目前,尚无预防艾滋病的有效疫苗。因此预防艾滋病可以从以下几个方面加以重视:①坚持洁身自爱,不卖淫、嫖娼,避免婚前、婚外性行为;②严禁吸毒,不与他人共用注射器;③不要擅自输血和使用血制品,要在医生的指导下使用;④不要借用或共用牙刷、剃须刀、刮脸刀等个人用品;⑤使用安全套是性生活中最有效的预防性病和艾滋病的措施之一;⑥要避免直接与艾滋病患者的血液、精液、乳汁和尿液接触,切断其传播途径。

(二) 用药不当

1. 孕妇滥用药物对胎儿的危害

孕妇服用药物时,药物既可以通过胎盘直接作用于胎儿,也可以改变母体生理而产生间接作用。有些药物对孕妇起治疗作用,而对胎儿可能中毒或致畸。药物对胎儿可能产生的损害,包括流产、畸形儿、生长发育迟缓、视听缺陷及行为异常等。药物或其代谢产物在胎儿器官形成期,对敏感器官可产生不可逆的毒性,导致缺陷儿的诞生。

药物对胎儿的影响取决于药物的理化特性、剂量、用药时间的长短、机体对药物的亲和性、母体与胎儿的遗传素质及用药的胎龄等。在其他因素一致的情况下,越是容易通过胎盘的药物,越易到达胎儿的体内,从而对胎儿产生影响。一般脂溶性药物、离子化程度低的药物、分子量小药物易通过胎盘。药物的效应与剂量有很大关系。小量药物有时只造成暂时机体损害,而大量则可使胚胎死亡。另外两种用药行为值得注意:一是,用药的持续时间过长;二是,重复使用同一种药物。这两种用药行为都能造成同种药物在体内累积,累积到足够的量就会加重对胎儿的损害。

2. 胎儿的发育阶段与药物敏感性

胚胎发育的不同时期对药物的敏感度是不同的。有的药物在胚胎发育的前 2 个月应用,能造成器官发育畸形,而同种、同样剂量的药物在孕中期或孕晚期使用,对胎儿发育影响可能很小或没有影响。这是因为在胚胎发育的早期,由于组织、器官正处于发育分化时期,对致畸因子最为敏感。药物毒性或病毒感染往往能破坏刚分裂的细胞,使开始生长的器官发生停滞,造成器官畸形。

一般来说,胎龄越小,所受危害就越大,尤其妊娠前 3 个月对药物更为敏感。因为这一阶段正处于器官形成期,各系统尚未具有解毒功能,所以用药不当易引起药物在胎儿体内蓄积、中毒甚至造成畸形。

在妊娠的中、晚期,胎儿各器官均已成形,用药一般不会致畸。但药物的毒性仍然可以间接通过母体或直接通过胎盘影响胎儿。

在妊娠晚期,胎盘变薄,有利于药物的吸收和运输,例如服用磺胺类药物,可通过胎盘到胎儿体内蓄积,加重新生儿黄疸。

此外,胚胎各器官分化形成的时间不同,药物引起胎儿畸形的部位也不相同,如受孕 21~40 天,心脏最易受影响,其次是四肢及眼睛,神经系统的易感期最长,为受精后第 20 天至胎儿娩出后。

为减少和预防药物对胎儿的不良影响,确保后代的健康,妊娠期间特别是妊娠前 3 个月的孕妇务必谨慎用药。孕妇用药应以安全、有效、适量、必需为原则。当然有不少孕妇因害怕用药会伤到胎儿,甚至在必须用药治疗疾病时选择放弃治疗,这显然也是错误的做法。如患癫痫的孕妇不用药物控制抽搐时,由于缺氧而造成胎儿发育异常的现象反倒显著增加。因此孕妇既不可滥用药,也不可拒绝用药①。

3. 各种药物对胎儿的影响

(1) 抗生素类。抗生素是临床上较为广泛应用的药品,这些药物十分容易通过胎盘达到胎儿体内,有的抗生素已明确对胎儿的发育有危害,如抗生素类药物可影响血清或红细胞中叶酸的浓度,出现叶酸浓度偏低的现象;磺胺类药物,孕妇在妊娠晚期服用,新生儿可能发生黄疸,甚至可导致新生儿溶血;四环素对母婴均有危害,对孕妇肝脏有毒性,有发生肝功能衰竭的报道,对胎儿的损害更多些,四环素进入胎儿体内后与钙络合形成复合物蓄积于骨和牙齿中,因此孕中、晚期使用可使胎儿牙釉发生灰色或棕色色素沉着,将牙齿染黄,牙釉质发育不全,骨生长延迟;庆大霉素、卡那霉素、链霉素、阿米卡星能通过胎盘渗透而损害胎儿的听神经和内耳迷路中的位觉感受器,使婴儿出生后耳聋和眩晕;链霉素、卡那霉素、庆大霉素可损害听神经;氯霉素对骨髓造血有抵制作用,故妊娠期尤其是孕晚期慎用本品;四环素、土霉素、金霉素、多西环素等,除使胎儿发生畸形外,还引起先天性白内障、脑假性肿瘤、急性脂肪肝等。

而有些抗生素目前临床尚未发现有不良影响,如青霉素、头孢菌素类及红霉素。孕妇需要用此类药时还是要遵医嘱进行科学用药。

(2) 止痛剂。如阿司匹林,虽能通过胎盘,但目前普遍认为小剂量应用,对胎儿无致畸作用。但如果孕妇大剂量应用阿司匹林,可引起孕妇和胎儿凝血障碍,增加围产儿死亡、宫内生长迟缓和致畸影响;孕晚期应用大剂量阿司匹林还可引起胎儿动脉导管早闭;临产期应用大剂量阿司匹林可致孕期延长,产力弱,产后出血增多。故孕妇不能自行选用阿司匹林。

(3) 心血管药物。用于治疗高血压的肼苯达嗪,是较安全的用于治疗孕妇高血压的降压药。普萘洛尔则有促进子宫收缩作用,存在早产诱因和出现先兆早产的孕妇最好不用该药。另长期应用普萘洛尔,可对胎儿产生不良影响,如宫内生长迟缓、心动过缓等。

(4) 抗癫痫药物。孕妇应用抗癫痫药物可增加胎儿畸形发生率,苯妥英钠是现今最重要的抗癫痫药物,孕妇长期应用,其胎儿可出现苯妥英钠综合征,呈现鞍状鼻、眼距宽、阔嘴、低发际、短颈、指萎缩等外观;发育迟缓;智力低下。患有癫痫的孕妇应用苯妥英钠后出现的胎儿畸形的原因,可能是药物或其代谢产物、癫痫引起的缺氧、叶酸缺乏及遗传因素共同作用的结果。癫痫频繁发作对孕妇及胎儿均能造成严重后果,若为控制、缓解病情,应用苯妥英钠还是利多弊少。但在应用时应同时补充叶酸,以降低胎儿的畸形率。

(5) 性激素。女性使用避孕药可能会导致胎儿肢体畸形缺陷、先天性心脏病。早孕使用肾上腺皮质激素,可致胎儿发生无脑儿、唇裂、生殖器异常;睾酮、甲羟孕酮、黄体酮、雌激素等,可引起无脑畸形、内脏畸形等;值得注意的是,临床上经常用于保胎的黄体酮,如在怀孕早期大量使用,胎儿脊柱、肛门、四肢等部位发生畸形的危险会增加8倍,同时黄体酮、睾酮可使女胎男性化,如女婴体毛粗等,使用人工合成的黄体酮,约有18%的女胎性器官出现男性化表现,而使用己烯雌酚则可使男胎女性化。因此使用过这些药物保胎的孕妇,在怀孕第18~26周应做胎儿二级B超检查,排除畸形。

此外奎宁、大黄能引起流产;反应停、抗癌药、降糖药可以致畸;吗啡、哌替啶冷丁影响新生儿呼吸;甲丙氨酯、安宁可以使胎儿发育迟缓;抗肿瘤药如甲氨蝶呤、氟尿嘧啶、阿糖胞苷、环磷酰胺等,在孕早期使用,可引起无脑儿、脑积水、脑脊膜膨出、兔唇、腭裂等畸形;麦角、益母草、垂体后叶素、催产素、奎宁及巴豆、二丑、铅粉、水银、大戟、土牛膝、麝香、蜈蚣等中药,可引起子宫平滑肌收缩而导致孕妇流产。

因此,孕妇在孕前应积极治疗和控制慢性疾病,孕期用药应在医生指导下合理用药。

4. 孕妇用药原则

临床上应用的药物对体内胎儿的影响是不同的。为了促进孕妇、胎儿的健康,避免药物对胎儿的不良影响,科学用药显得格外重要。一般说来孕妇用药应遵循以下原则。

(1) 谨慎用药:孕妇用药必须有明确的指征和对疾病的治疗有益,能不用药,尽量不用药。尤其是在妊娠头3个月,能避免或可暂时停用的药,可考虑不用或暂时停用。分娩时考虑到对新生儿的影响,能不用的药物尽量不用;中药或成药可按"孕妇慎用"、"孕妇禁忌"执行。

---

① 王雁著.优生优育导论[M].北京:教育科学出版社,2003,129~130

（2）统筹用药：孕妇用药时应全面考虑药物的作用、性质及对体内胎儿的影响，必须把孕妇和胎儿看做是一个统一体，既考虑孕妇的治疗需要，又考虑药物治疗可能对胎儿产生的不良影响，要考虑到孕妇代谢的改变、胎儿的药动学特点等因素的影响，尽可能减少药物引起的不良反应。

（3）遵医用药：孕妇确实需用药时，应遵医嘱，不可擅自用药，不可自己滥用或听信"秘方"、"偏方"、"补药"，自行服用。孕妇应在医生指导下选择对胎儿无害的药物，并且严格控制用药剂量、用药时间等规范用药。

（4）合理选药：当两种以上的药物有同样的疗效时，应选择对胎儿危害较小的那种药物；新药对胎儿、新生儿的影响多未充分验证，临床经验少，因此当新药和老药同样有效时应首选老药。

此外，有些药物可能对胎儿有严重损害，若为了治疗孕妇危及生命的严重疾病，不能两全时，首先要考虑孕妇治疗需要，中止妊娠，施行流产，以保全孕妇的生命和健康。

（三）习惯不良

孕妇不良的生活方式不仅影响母体本身的健康，同时不良的生活方式也影响胎儿的生命质量，对胎儿和婴儿的体格发育和智力发育均有直接的影响。

1. 饮食习惯不良

（1）饮酒。酒精具有致癌的作用。饮酒对胎儿的影响已逐渐被人们重视，现已证明，酒是一种危险的致畸因素。举杯滥饮，酩酊大醉的夫妇同房后倘若怀孕，会祸及胎儿。对有关夫妇进行咨询的资料统计显示，酒后怀孕出生的孩子，多为先天愚型，西方称为"星期天婴儿"（周末无节制饮酒后受孕而产生的后果）。因为男性摄入酒精后使生殖细胞在成熟过程中受到影响或酒精成分进入精液损伤精子，导致精子形态变化，活动力降低。而酒精对女性生殖功能也有损伤，可造成卵子的异常。不论是精子或卵子的异常，都会导致受精卵不健全，轻者可造成胎儿宫内发育迟缓及低体重儿，重者可造成胎儿畸形或出生后智力低下、痴呆、面丑。

孕妇酗酒时，其肝脏解毒能力有限，不堪重负，酒精可自由通过胎盘进入胎儿体内，胎儿血液中的酒精浓度几乎和母体相等，可使胎儿"酩酊"。酒精对胎儿的有害作用主要是损伤脑细胞，使脑细胞发育停止，数目减少，使脑的结构、形态异常，造成功能障碍，发生胎儿酒精中毒综合征。其症状为发育迟缓、体重低；中枢神经系统功能障碍，可有小头畸形，智力发育不良；面部畸形（常有鼻短、鼻孔朝天，眼裂小、斜视，上嘴唇向里收缩，扇风耳等特征）；伴心脏及四肢的多种畸形。

酒精的致畸作用与饮酒量、酒精浓度、胎龄及孕妇的个体因素有关。孕期越早则影响越大，在怀孕的头3个月，特别是妊娠8周内，即胎儿器官发生期更为严重。据有关研究报道，经常饮酒较偶尔饮酒危害大；长期饮酒可导致胎儿慢性酒精中毒；酗酒妇女所生婴儿畸形的危险性比不饮酒的妇女要高出2倍。为了达到优生的目的，凡是准备要孩子的未来年轻父母们，在怀孕前较长时间就应该戒酒，孕妇在整个孕期应绝对禁止饮酒。

（2）喜饮料。咖啡、浓茶和可乐的主要成分为咖啡因、可乐定等生物碱。咖啡因和可乐定是一种兴奋中枢神经的药物。据测定，一瓶340g的可乐型饮料中含咖啡因50~80mg，如果一次饮用含量达1g以上的咖啡因饮料，就会导致中枢神经系统兴奋，表现为躁动不安、呼吸加快、肌肉震颤、心动过速、期外收缩及失眠、眼花、耳鸣等。即使服用1g以下，由于对胃黏膜的刺激，也会出现恶心、呕吐、眩晕、心悸及心前区疼痛等中毒症状。胎儿对咖啡因尤为敏感，咖啡因能迅速通过胎盘而作用于胎儿，使胎儿受到不良影响。咖啡、浓茶中含有多量的鞣酸可与食物中的铁元素结合成一种不能被机体吸收的复合物，孕期喝咖啡或浓茶，容易患缺铁性贫血，影响胎儿的营养物质供应。

医学研究表明，孕妇过量饮可口可乐等饮料，可使胎儿智力发育迟缓，生长减慢或有特殊面容。为了下一代的健康，孕妇应当慎饮或禁饮咖啡、浓茶及可乐型饮料。

（3）好甜食。据医学研究表明，孕妇摄取过多糖分容易导致胎儿晶体发育过度。

从营养成分上分析，对于一个正常人来讲，摄入过多的糖分，可能会造成体内糖分堆积，而糖分在体内新陈代谢时，需要大量的维生素，因此维生素就会因消耗过大而不足。而眼部视细胞发育同样也需要大量的维生素参与。对孕妇来说更是如此，如果摄入糖分过多，会导致晶体发育环境异常，眼轴发育过快，加快近视发生。儿童生下来都会有一定的远视，称为生理性远视。儿童从远视眼发展为近视眼的过程可以分为以下几个步骤：生理性远视、正视、近视。正常值在3~4岁远视200°内，4~5岁远视150°内，6~8岁远视100°内，而现在的儿童近视过多，可能与母体怀孕时摄入过多的糖分，导致儿童晶体发育过早有关。专家认为儿童眼睛视力情况过早接近成人化,可能让他们直接"跳过"生理性远视,生下来就是正视眼,那么就缩短了发展到近视的时间,近视的儿童也就开始增加了。

(4)营养过量。医学调查研究证实,孕妇营养过剩或摄取的某种营养素过量,胎儿容易发生出生缺陷。由于盲目进补,过多地食用鱼、肉、巧克力、甜食等,致使体液酸性化,血液中儿茶酚胺水平增高,孕妇出现烦躁不安、爱发脾气、易伤感等不良情绪,促使母体内激素和其他有害物质分泌增加,容易造成胎儿唇裂、腭裂和其他器官发育畸形。一些孩子长大后患的疾病,如糖尿病、冠心病、高血压、高脂血症,追踪起来与孕妇代谢控制不好有关。孕妇摄取过多的维生素 A,则有报道出生婴儿左肾积水、输尿管畸形。有些孕妇补钙过量,很容易导致新生儿患高钙血症,使患儿囟门过早关闭、影响骨骼发育。

(5)营养不足。孕妇摄取的营养不足、营养不良或微量元素缺乏,容易引起胎儿宫内发育迟缓和生长发育障碍,并增加出生低体重儿、早产儿的发生率,以及围产期新生儿的死亡率,而且还可导致出生缺陷的发生。有报道,维生素 A 缺乏出生婴儿无眼及小头畸形,妇女孕期缺乏叶酸是生出无脑儿、脊柱裂等神经管畸形儿的主要原因。孕妇缺乏镁,引起胎儿唇裂、多趾;孕妇缺乏锰,引起骨骼畸形,共济失调;孕妇缺乏锌,引起后代畸形,如无脑、脊柱裂等;孕妇视黄醇当量缺乏或过多均可发生畸形,如无眼儿、唇裂等。孕妇缺碘,可严重影响胎儿脑发育,还可导致胎儿骨骼和牙齿畸形,隐睾、伸舌样痴呆或甲状腺肿大。孕期营养不良还会对孕妇自身产生不良影响,如营养性贫血、骨软化症和营养不良性水肿等[①]。

2. 生活习惯不良

(1)吸烟。①女性吸烟对胎儿的影响:香烟在燃烧时产生的烟雾中,含约 1 200 种化合物,而其中 750 多种物质对人体有害,主要是尼古丁、氰化物、一氧化碳、烟焦油等。一方面,香烟烟雾中的这些化学成分能使细胞的遗传物质发生改变,即为诱变剂。若诱变剂进入生殖系统,引起女性生殖细胞的遗传物质发生变化,可殃及后代。另一方面,这些有害物质吸入孕妇体内,由呼吸系统的肺泡进入血液循环,并通过胎盘进入胎儿体内,对胎儿的健康产生不良影响。孕妇在孕早期吸烟,尼古丁等有害物质可使其体内的黄体酮分泌减少,影响子宫内膜的蜕膜反应,使孕卵在子宫内膜着床因发育不良而引起流产;吸烟的孕妇血液里一氧化碳浓度增高,氧含量降低,低氧血症的孕妇不能供给胎儿充足的氧气,影响胎儿的发育,还可能使胎儿发生先天性畸形;孕妇吸烟还容易引起胎儿在子宫内发育迟缓、出生低体重儿、流产、早产,先天性畸形,还可增加围产期死亡率,以及影响儿童体格和智力发育,有致子代癌症的危险。另外,吸烟的孕妇容易发生妊娠高血压和子痫,这不仅威胁着孕妇的生命,也常使胎儿宫内夭折。②男性吸烟对胎儿的危害:男性长期吸烟可影响精子质量,使其活动力下降、染色体畸变率增加,同样殃及后代。③孕妇被动吸烟对胎儿的影响:有人对 5 200 名孕妇进行了分析,发现孕妇的丈夫如果每天吸烟 10 支以上,则死胎率和先天性畸形率都会增加,胎儿的产前死亡率也增高。据有关资料统计显示,孕妇逗留于烟雾缭绕的环境中 1 小时,便等于自己吸进 4 支香烟,同样造成上述恶果。由此可见,无论是孕妇的主动吸烟,还是丈夫或他人给孕妇造成的被动吸烟,或者是未来父亲的长期吸烟,都会给母亲和孩子带来烟害。因此,应该禁止吸烟。

(2)熬夜。孕妇熬夜对自身的健康和对胎儿的发育都会产生不良的影响。孕妇生活作息正常,有助于全身各器官和系统的衡定状态,进而提供胎儿固定的成长环境。经常性熬夜会影响孕妇自身的生理和心理健康。一方面,孕前长期没有好的睡眠,大脑因休息不足而引起过度疲劳,使脑血管长时间处于紧张状态,出现头痛、失眠、烦躁等症状。另一方面,怀孕期间子宫越来越大,逐渐会压迫下腔静脉,使下半身静脉回流不佳,容易造成下肢及会阴部静脉曲张与痔疮。经常性熬夜、减少平躺的睡眠时间,会使上述症状更加严重。

孕妇熬夜还会对胎儿造成不良的影响,即影响胎儿的生物钟,不利于其出生后养成良好的睡眠习惯。特别是在怀孕的头几个月,胎儿正处于主要器官形成的关键时期,孕妇应该注意休息保养,避免生物钟颠倒,否则易导致内分泌紊乱,影响新陈代谢,不利于胎儿生长发育。同时熬夜妈妈生出来的孩子可有烦躁焦虑、爱生气、爱哭闹的性格特点。

孕妇应坚持每天早睡、规律的作息时间。这样既有利于孕妇自身的健康也有利于胎儿的生长发育,并使胎儿养成有规律的起居习惯。

建议计划怀孕的准妈妈,每天要保证 7~8 小时的睡眠时间,并在每天晚上 21:00~23:00 点入睡,形成有规律睡眠的好习惯。每日最好有午睡,午睡时间长短可因人而异,30~60 分钟,总之以休息好为主。

---

① 李琳,程中秋.浅论孕期的护理与保健养生[J].中国中医药现代远程教育,2010,2:123

（3）上网。长时间连续上网会让孕妇受到较强的辐射,对健康非常不利。长时间接触计算机发出的电磁辐射,对受精卵、胚胎、胎儿都会有不同程度的损伤。

孕妇长时间上网保持同一个体位,可引起盆腔血液滞留不畅,对胎儿的成长造成不利;孕妇长时间使用计算机时,大脑高度集中,神经过度紧张,再加上环境中的电磁波等影响,可能会使胎儿不能正常发育,甚至有可能导致胎儿流产、难产、早产,也加大了妊娠畸形胎的可能性。

（4）染发、烫发。烫发剂中含有大量的化学刺激物,如碱性硝基化合物、过氧化物、硝基,氨基等芳香类化合物均不利于孕妇健康,并可诱发皮疹和呼吸道病症。染发剂的主要成分是苯二胺、对氨基酚和对甲苯二胺,这些化学物质虽然能使头发具有良好的光泽和天然色彩,但其中的甲苯二胺分子量小,易渗透至发髓,并引起皮肤过敏,出现红肿、疹块、水疱、瘙痒等症状,还会诱发哮喘、贫血等疾病,不利于身心健康。经常染发,加上清洗不干净,染发剂中的化学物质不仅会破坏发质,伤害头发,而且还可通过皮肤吸收,在体内蓄积中毒,甚至诱发癌症。

妊娠期,尤其是妊娠早期,胚胎十分脆弱,稍有不慎就会影响其正常发育。孕妇染发、烫发时,其染发剂中有毒的化学物质可以通过血液循环进入胎盘,一旦进入胎盘,可能导致胎儿畸形、智力低下等。因此为了后代的健康,孕妇应尽量避免烫发与染发。

（5）饲养宠物。现在越来越多的家庭养宠物,从而增加了对人类有害的病毒及细菌。猫、狗身上往往含有弓形虫,如果孕妇被宠物咬伤,这些宠物唾液中的弓形虫可以经伤口进入孕妇体内而致病。体内的弓形虫可通过胎盘使胎儿受害,它到了胎儿脑部可引起胎儿头部畸形、脑积水,形成无脑儿;到了胎儿眼中可引起胎儿视网膜、脉络膜炎、白内障,甚至失明。严重者还会造成胎儿流产、早产、死胎和畸形,因此养猫、狗这类宠物的孕妇最好还是忍痛割爱。

生活中还有很多小细节、小毛病等坏习惯可能对孕妇自身、对胎儿造成不必要的伤害,专家提醒,为了让孩子的健康从一个细胞开始,"准父母"们要从改变不良生活习惯开始,摒弃一些不良嗜好,合理膳食,适当的运动,正常生活作息,为胎儿成长提供所需的理想环境。

二、胚胎器官异常发育与预防

为了反映妊娠不同阶段胚胎器官发育的特点,将孕期 40 周划分为:孕早期(第1～3 个月);孕中期(第4～7 个月);孕晚期(第8～10 个月)3 个阶段。

在妊娠头 3 个月,是胚胎发育成形的关键时期,即"器官成形期"。这一时期中,胚胎的细胞、组织、器官和系统正处于不断分化、发展或联合的过程中。在器官成形期,最容易受环境中致畸因素的影响,而使器官成形有误,器官因此发生畸形,所以这一时期又称"致畸敏感期"(表3-1)。但致畸因子是否能引发胚胎畸形或引发哪种畸形,还要看各器官的成形时间。人体主要器官的成形时间:脑,第2～11 周;眼,第3～7 周;心脏,第3～7 周;四肢,第4～8 周;牙齿,第6～10 周;耳,第6～12 周;口唇,第5～6 周;腭,第10～12 周。

表3-1　胚胎前3个月器官畸形发生的时间表

第3周	第4周	第5周	第6周	第7周	第8周
心异位	脐膨出	气管食瘘	腿短小	先天性心脏病	先天性心脏病
脐膨出	缺肢畸形	半脊椎	腕或踝脱臼	室间隔缺损	短头
缺肢畸形	气管食管瘘	白内障	兔唇、无下颌	肺动脉狭窄	短手指
并腿畸形	半脊椎	腿短小	白内障	指脱臼	鼻骨发骨不全
		颜面裂	先天性心脏病	腭裂、小下颌	
		腕或踝脱臼	主动脉异常	短头	

胚胎器官发育异常常见的有以下几种。

（一）唇腭裂

唇腭裂分为 3 种类型:单纯唇部裂开、腭部裂开、唇腭部综合部裂开。唇腭裂畸形已经成为先天性畸形中最为常见的病症之一。唇裂是由于上颌突起没有与同侧的内侧鼻突愈合所致,一般男性比女性多见。腭裂是由于两内侧腭突或两外侧腭突未能在中线合并而成。腭裂可与唇裂同时发生,但腭裂的发生率要比唇裂低得多,一般女性比男性多见。

根据患儿单纯唇部裂开、腭部裂开、唇腭部综合部裂开,或唇腭部包括牙床都裂开的情况,唇腭裂患儿从出生至 18 岁整个生长过程中,要采取多种治疗措施有计划地进行治疗,在医学上称为唇腭裂综合序列治疗。目的就是在婴儿不同年龄阶段,根据畸形特点给予及时正确的治疗,使唇腭裂孩子能最大程度改善外貌,重建吮吸、语音、咀嚼、听力等功能。

通常情况下,单纯唇裂的宝宝宜在 3~6 个月手术;双侧唇裂的宝宝宜在 6~12 月手术;腭裂手术在宝宝 1~2 岁进行;牙床裂开或牙床修补手术,在 9~11 岁进行为宜。

唇腭裂的治疗为综合性治疗,需要口腔科、外科、整形外科、儿科以至心理医生的通力合作。家长在配合治疗的同时,做好患儿的喂养、语音训练以及心理矫治,这 3 个方面的配合对治疗患唇腭的孩子来说缺一不可。

（二）先天性脐疝

1. 什么是先天性脐疝

如果出生后肠襻未退回腹腔,或虽已退回,但脐腔未消失,则腹压增高时肠仍可突入,这种畸形称先天性脐疝。婴幼儿脐疝是腹腔内容物经脐环向外突出的一种先天性疾病,发病率约为 2.6%,女孩多于男孩,早产儿及低体重儿的发病率相对较高,有家族倾向并与种族有关。

脐疝的主要临床表现是脐部可见球形或半球形可复性肿物。做增加腹内压动作时(如哭闹、站立或用力时)肿物会增大而紧张。以手轻压脐部包块时可使疝内容物还纳入腹腔,并可闻及气过水声,亦可摸到未闭的脐环或疝环,儿童脐疝的直径多为 1 cm 左右,2~3 cm 者罕见。

2. 婴幼儿脐疝的治疗

(1) 婴幼儿早期脐疝的治疗原则。对于婴幼儿脐疝,无论脐环大小,如无特殊情况,早期均应该采取积极的非手术治疗,理由是:①非手术治疗避免了患儿经受手术之痛苦;②患儿年龄较小,对手术耐受性较差,术后不易护理且患儿家属不易接受;③患儿处于生长发育旺盛阶段,没有闭锁的脐环迟至 2 岁时,随着发育腹壁增强,多能自愈。观察至 2 岁后,如仍未愈合,再考虑行手术治疗。

(2) 婴幼儿脐疝的治疗与护理。①对于 6 个月以下患儿,采用压迫加透明敷料外固定治疗。用指端压迫脐部突出部,使脐疝回归入腹腔,然后用中手指按压脐疝中央,使疝内陷,用无菌棉球填塞脐窝,再把消毒好的硬物(可为硬币)外用无菌棉包裹,压迫在脐孔上,用透明贴平整黏贴在脐上,5~7 天更换一次敷贴。采用透明敷料贴固定,具有固定可靠、舒适感强、便于观察、安全及方便等优点。②对于 6 个月以上患儿,可采用简易的脐疝带治疗。根据脐疝缺损大小,用硬质材料制成比疝环口直径大 1 cm 的垫,垫中央缝制一个与疝环口直径相同的半球形棉花团,垫两端与松紧带相连,长度为佩戴时松紧合适,且可适当调节松紧。佩戴时先将脐疝复位,将硬垫压在疝环口处,再将疝带绷紧,以疝不复出为度。持续佩戴,并嘱患儿不要哭闹,保持大便通畅。简易脐疝带具有经济、安全、方便、易于制作和掌握的优点,便于较长时间应用。③对疝环口局部腹壁肌肉生长发育不良、疝环口直径大于 2.5 cm 且 2 岁以上患儿应行手术治疗,采用不可吸收缝线折叠修补缝合术。儿童切除肚脐可能会对其造成不良的心理影响,因此婴幼儿脐疝手术采用保留脐部的手术方法。对于无腹壁肌肉发育不良者,处理完疝囊后用不吸收缝线间断缝合腹直肌鞘缘。对伴有腹壁肌肉发育不良者,用不吸收缝线折叠修补缝合,以加强薄弱区域。④婴幼儿脐疝术后,家属应尽量不让患儿吃易致便秘的食物。若未添加辅食最好母乳喂养,如已添加辅食可让患儿多喝水避免便秘;坚持腹壁肌肉锻炼;增加患儿抵抗力,避免上呼吸道感染以致打喷嚏和咳嗽;尽量不让患儿哭闹;以减少婴幼儿脐疝的复发。

（三）先天性肾脏发育不全

肾脏可以发生多种多样的畸形,畸形的肾脏对其他器官可以产生压迫,肾脏本身则可以发生感染、出血、结石,也可导致肾实质性或肾血管性高血压,严重的肾实质减少,则发生肾衰竭。

1. 肾脏数目异常

(1) 双侧肾缺如:见于无头怪胎,出生时已死亡或生后数分钟至数日死亡。

（2）独肾：代偿性肥大，体积可达正常肾脏的2倍。伴膀胱三角区一侧不发育，同时无输尿管开口，即使有，输尿管也发育不全。如肾功能正常，不影响寿命。

（3）重复肾脏：多与同侧肾脏的实体融合成一体，但有2个肾盂和输尿管。

2. 肾脏结构异常

（1）肾脏不发育：可为单侧或双侧，肾实质仅有少许肾小管，肾无功能。

（2）肾发育不全：肾没有充分发育，仅有少许泌尿功能。如两侧肾均发育不全，常出生后不久便死亡；如单侧肾发育不全，多因伴有同侧肾动脉发育不全和硬化而有高血压。患肾切除后，血压可恢复正常。健侧肾脏常代偿性增大。

（3）肾脏增生或肥大：代偿性肥大见于对侧肾脏缺如、不发育或功能下降20％以上时，肥大是指肾小球及肾小管形态上增大，数目不增加。增生是指肾单位数目增多，仅在出生前发生。

3. 肾脏位置异位

（1）简单异位肾（一侧性或双侧性）：肾脏异位于腹腔内，位置固定，常伴有肾异常旋转，可压迫肠道、血管、神经、膀胱及子宫，引起相应的症状。

（2）横过异位肾：一侧肾跨过中线，移位到对侧。

（3）游走肾：肾脏在正常呼吸时移动的幅度＞3 cm较常见。

（4）肾下垂：女性多见，其发病率可达18％。肾下垂患者易并发尿路感染。

4. 肾盂的异常

（1）蜘蛛状肾盂：肾盂细长，肾盏如蜘蛛腿，X线检查有时难与肾肿瘤引起者鉴别。

（2）肾外肾盂：常并发于融合肾等肾畸形中，静脉肾盂造影可确诊，易招致尿路感染。

（3）先天性肾盂积液：可见于先天性输尿管肾盂接合处狭窄等，可为单侧性或双侧性，静脉尿路造影，必要时逆行尿路造影可确诊。可采用外科手术矫正。

5. 肾血管异常

肾循环的轻微变异是相当常见的。肾动脉及静脉的分支异常是最常见的先天性异常。肾动脉异位可引起输尿管肾盂连接处梗阻，引起肾盂积液。肾血管异常有时可导致肾血液灌注不足及肾发育障碍。肾动脉瘤，常位于肾动脉的分支处，可引起高血压。动脉瘤可自发性穿破，特别是在妊娠时尤易发生。先天性动静脉瘘较罕见，可引起高血压。在肾切除、肾移植等肾脏手术时，了解肾血管有否先天性异常是很重要的。

（四）先天性肛门闭锁症

肛门闭锁是由于原始肛发育异常（如肛膜未破或直肠被上皮堵塞），未形成肛管，致使直肠与外界不通，在中医学中称为"肛门闭合"。先天性肛门闭锁症病变复杂，类型较多，但归纳起来有以下几种类型。

1. 肛门膜闭锁

肛门处可见凹陷，但无肛管，肛门与皮肤之间有一层膜而无贯通。在临床上称低位锁肛，容易治疗。

2. 直肠内闭锁

肛门外观正常，肛管存在，但肛门与直肠之间不贯通，且有一定的距离间隔。这种畸形经常被忽视。

3. 肛门直肠闭锁

肛门处可见凹陷，但与直肠尾端之间相隔的距离大，直肠尾端在肛门直肠肌环以上，又称为高位锁肛，该种锁肛症较多见。

4. 先天性肛门直肠狭窄

婴儿出生后不易排便，仔细检查可发现肛门存在，但由于肛管和直肠之间狭窄，不易排出粪便。

对先天性肛门闭锁的治疗，均以手术为主。①低位锁肛：常规消毒，不用局麻也可，只要将会阴部皮肤切开，稍加分离，然后进行扩张，就可以治愈。②高位锁肛：一是，切开骶尾部和腹部，把直肠盲端拖至会阴做成肛门；二是，先在腹部作一个人工肛门，等小儿长到1～2岁，再做切开腹部或骶尾部的直肠肛门吻合术；三是，用自动间歇电磁吸引治疗锁肛。即做乙状结肠造瘘（即人工肛门）后，把适当的圆柱状铁块送入直肠盲段，然后用间歇性磁力吸引装置在体外肛门部位进行吸引，使直肠由高位逐渐下降至低位时，再做低位切开肛门成形术。该方法创伤小，并发症少，肛门失禁等后遗症较少。③肛门直肠狭窄：对肛门直肠狭窄的新生儿，不可采用手术方法。只需每天做持续扩肛即可，一般不会有后遗症。只要治疗及时、得法，锁肛症一般不会导致新生儿死亡[①]。

（五）隐睾

一般情况下，随着胎儿的生长发育，睾丸自腹膜后腰部开始下降，于胎儿后期降入阴囊，如果在下降过程中受到阻碍，就会形成隐睾。研究结果显示，发生隐睾的机会是 $1\%\sim7\%$，其中单侧隐睾患者多于双侧隐睾患者，尤以右侧隐睾多见，隐睾有 25% 位于腹腔内，70% 停留在腹股沟，约 5% 停留于阴囊上方或其他部位。

隐睾或睾丸下降不全在未成熟儿中占 $9.2\%\sim30\%$，在成熟儿中占 $3.4\%\sim5.8\%$，1 岁后的隐睾占 1.82%。

1 岁后睾丸自行下降机会不多，多需药物或手术治疗。隐睾如未及时治疗，成年后将影响生育功能。隐睾的恶变概率明显高于正常睾丸。隐睾易受外伤、发生睾丸扭转，导致患者自卑情绪。

大多数患者没有症状，小儿或成年后发现一侧或双侧阴囊空虚，体检未发现睾丸，有时在腹股沟区可触及包块，压迫有酸痛感。B 超可在腹股沟或盆腔内发现类似睾丸样包块，少数患者 B 超可发现不了睾丸。

家长一旦发现孩子阴囊内没有睾丸或仅有一侧有睾丸就要立即到医院就诊。1 岁内的小儿通过一些药物的应用有可能使睾丸降入阴囊，若 2 岁仍然不能下降入阴囊，则要考虑手术治疗。资料显示，在 2 岁前手术对睾丸的生精功能无太大影响，超过 4 岁则会明显影响，超过 8 岁则会严重影响，如果超过 12 岁即使做了手术，睾丸的生精功能亦不能恢复。因此，隐睾下降固定术应在 2 岁前进行[②]。

（六）性分化的异常

众所周知，染色体是人体重要的遗传物质，它直接或间接决定着人的各种特性，特别是人的性别。由染色体决定的性别称为染色体性别。另外，还有性腺性别，即男性性腺为睾丸，女性性腺为卵巢。再有就是生殖器性别。婴儿出生时医生总要把婴儿的外生殖器显示给母亲看，让母亲知道她生的是男孩还是女孩。这个孩子按照他（她）出生时根据外生殖器确定并构成了其社会性别。如果这几种性别是一致的，这就是性分化正常者；如果这几种性别之间发生矛盾，这就是性分化异常。而发生性分化异常的主要原因之一是染色体异常。

在胚胎时期原始性腺是中性的，它既能分化成女性性腺，也能分化成男性性腺。如果胎儿有 XY 性染色体，则原始性腺向睾丸发育；如果是 XX，则向卵巢发育。

在胎儿时期发育成男性内生殖器的原始结构称为中肾管，发育成女性内生殖器的原始结构称为副中肾管。非常奇怪的是只要没有睾丸就会发育为女性内生殖器，卵巢本身在性分化阶段不起主导作用。睾丸存在时，睾丸支持细胞产生一种抑制副中肾管的物质，使副中肾管退化而不能发育成女性内生殖器，如输卵管、子宫、阴道。同时，在睾丸分泌的睾酮作用下，中肾管发育成附睾、输精管和精囊。

睾酮亦决定着外阴的分化，它使外生殖器的共同原始结构生殖结节、生殖皱褶和生殖隆起分别发育成龟头、阴茎和阴囊。女性胚胎由于没有睾酮的影响，这些结构则分别发育成阴蒂、小阴唇和大阴唇。

显而易见，如果染色体异常，如染色体为 45,XO 和 47,XXY 等；如果睾丸功能衰竭，不能产生副中肾管抑制因子或睾酮，都可以导致性分化异常。

性分化异常往往是原发性闭经、不孕的重要原因。例如一种较常见的特纳综合征，染色体核型为 45,XO，少了一个 X，亦称先天性性腺发育不全，主要的临床表现是身材矮小，身高一般 $<150\ \text{cm}$，第二性征发育不良，颈部发际低、蹼颈、胸部宽阔盾形，乳头之间距离较宽，肘外翻，第四、五掌骨较短，指甲生长不良。外生殖器为女性幼稚型，无阴毛、腋毛，子宫可发育或发育不良，性腺不发育，表现为闭经、不孕。这样的患者用雌激素治疗可以促使乳房发育，并且有助于内外生殖器的发育，经过几个周期治疗可以来月经。但是由于卵巢纤维化，无滤泡的发育，难以恢复生殖能力。特纳综合征的患者尽管有染色体异常，但外生殖器正常，社会性别是女性。

在没有染色体或性腺异常的患者也有外生殖器异常的情况，这就是两性畸形中的假两性畸形。假两性畸形分为男性假两性畸形和女性假两性畸形。女性假两性畸形主要是由于先天性肾上腺皮质增生或后天性

---

① 郭应禄，沈绍基.现代泌尿外科诊疗手册[M].北京:北京医科大学—中国协和医科大学联合出版社,1998,261～262
② 吴阶平.吴阶平泌尿外科学[M].济南:山东科学技术出版社,2005,519～528

肾上腺皮质肿瘤等原因引起的。常见的是先天遗传性类固醇代谢失常,即缺少某种类固醇生物合成的酶,导致肾上腺皮质激素合成障碍而使雄激素合成过多。胎儿时期如果体内雄激素过多,则会出现外阴男性化,并且子宫、输卵管、阴道均呈幼稚型。卵巢在过多的雄激素作用下,滤泡发育不良,青春期无月经来潮,表现为原发性闭经。这些患者由于外生殖器男性化、多毛及声音低沉等,往往到泌尿科就诊。检验结果染色体核型为46,XX,即女性。肾上腺皮质增生患者经过肾上腺皮质激素治疗,体内雄激素水平下降,卵巢功能逐渐恢复,出现月经和排卵。异常的生殖器还可做整形手术。国内曾报道有一位患者经治疗后生出一个正常男婴。

(七) 无脑儿

神经管头端未封闭,并且在出生时脑是露在外面的变性组织。无脑畸胎是一种常见的异常。无脑儿是神经管畸形的一种。无脑儿的大脑完全缺失,且头皮、颅盖骨也缺失,仅有基底核等由纤维结缔组织覆盖,出生后婴儿无法生存,不久即死亡。

1. 发病原因

科学研究已经证明,神经管畸形的产生,是由于在胚胎时期,受到遗传和环境中诸多因素的影响,导致神经管闭合不全,从而形成无脑畸形、脊柱裂等。环境因素直接或间接作用于胚胎,尤其在胚胎期第3～4周时,对神经系统的影响很大,容易造成畸胎。医学研究已知能通过孕妇胎盘屏障进入胎儿体内的化学物质有600多种,它们可导致受精卵不能着床,胚胎发育迟缓,或引起染色体突变或基因突变,可能引发流产、死胎,更多的是导致胚胎发育不全。

我国是胎儿神经管畸形高发的国家,在全世界每年所发生的40万例中,我国占1/4,高达10万例。无脑儿的病因是胚胎神经管闭合不全,现已知与下列因素有关。

(1) 绒毛膜促性腺激素不足,因女胎需要此激素比男胎多,故发生无脑儿女胎比男胎多。

(2) 维生素B_{12}或叶酸缺乏可影响胚胎神经管闭合。研究表明,怀孕早期体内叶酸缺乏是神经管畸形发生的主要原因之一。

(3) 妊娠剧吐或孕妇有糖尿病造成酮血症酸中毒时。

(4) 孕妇高热38.5℃以上,持续超过1周。妇女在怀孕早期,患一般感冒不会造成胎儿脊柱裂或无脑畸形,而高热时则有这种可能。一般感冒并不发热,或只有轻度发热,伴有细菌感染、病情加重时可有高热现象。发热对胎儿是有影响的,特别是在妊娠13～26天有高热史,易发生脊柱裂或无脑畸形。因此,在怀孕早期有过发热史的孕妇应做产前B超检查,以便明确诊断。

(5) 用药不当。妇女在怀孕早期患病吃过药,一般不会引起胎儿神经管畸形,但是如果服了大量的抗肿瘤药(氨甲蝶呤巯基嘌呤)、激素类药(如泼尼松)、抗惊厥药(苯妥英钠)、雌激素类避孕药等,可能引起胎儿脊柱裂和无脑畸形。

(6) 遗传基因的影响。生过1胎无脑儿,再次分娩无脑儿的概率为5%～10%。

(7) 早期接触放射线。妇女怀孕早期因诊病接触过放射线检查,一般不会造成胎儿神经管畸形。但大剂量放射线对胚胎发育会有不良影响,可以引起胚胎死亡或发生各种类型的出生缺陷,其中包括无脑畸形。胎盘不同的发育阶段对放射线的感受能力不同,受孕后第18～20天接受X线照射可导致孕卵死亡。受孕后第20～50天,如受到较大剂量照射可造成严重畸形;孕后50天虽不诱发畸形但也会使胎儿发育迟缓。孕早期更应避免X线照射腹部。

(8) 早期接触有害毒物。妇女在怀孕早期接触大量有害毒物,有害毒物可以直接作用于胚胎或胎儿,也可以通过母体的不良影响,损害母体健康而间接地对胎儿产生不良影响。在怀孕早期接触过有害毒物能否对胎儿造成不良影响,主要看接触的有害毒物毒性的大小、接触时间长短及数量的多少。一般有害的毒物有铅、汞、砷;有机溶剂的苯、甲苯、二硫化碳和氯乙烯、苯乙烯、麻醉气体,以及农业生产常用的甲胺磷、杀螟松、西维因、氧化乐果、敌敌畏、百菌清、有机汞等化学农药。

2. 鉴别与诊断

无脑儿可以通过以下检查方法进行筛查。

(1) 体格检查:①孕期检查:无脑儿畸形常并有羊水过多症,宫体腹围较妊娠月份大,触不清胎头,胎位不清,胎心音遥远;②临产时肛诊、阴道检查:可触及先露部凹凸不平,常疑为面先露。若胎儿顶部血管破裂,羊水可为血性。

(2) 辅助检查:①超声检查:羊水平段>7 cm 提示合并羊水过多,测不出胎儿双顶径;B 型超声波声像图不见胎头光环。②X 线摄片检查:见胎儿无颅顶骨(有的可见颅底骨)。常合并脊椎裂,可见椎体中断或变平的缺损。③甲胎球蛋白(AFP)测定:羊水中 AFP 值高于相同妊娠周数的 4～10 倍或高于正常值上限,血中 AFP 值亦高。一般用正常平均值加 3 个标准差为正常值的上限。妊娠 20 周前测定,诊断意义更大。④羊膜囊造影及胎儿造影检查,可进一步了解胎儿有无畸形,因对母儿有损害,应慎用。确诊后应行引产术,若合并羊水过多可行高位人工破膜,促使其自然娩出。

3. 预防措施

孕期 3～8 周是致畸敏感期,做好此期的保健工作是预防先天性畸形的关键。此期的保健要点是:①避免营养失调,不偏食;②减少接触传染病的机会(如少去公共场所,避免接触发热患儿等);③妊娠剧吐需及时治疗;④服药要遵照医嘱;⑤工作环境要尽量避免或减少接触有毒、有害物品;⑥生活起居要规律,减少精神刺激,不吸烟和酗酒。⑦适当补充叶酸,通常在孕前 3 个月开始补充叶酸,直至孕后 3 个月。

(八)先天性脑积水

脑组织先天性发育异常所致的脑积水称为先天性脑积水,其特点是脑脊液的异常蓄积。形成脑积水的原因可能是脑脊液的分泌和吸收之间失去平衡,即脑脊液产生过多或吸收障碍。此外,脑脊液循环通路阻塞也是引起先天性脑积水的重要原因。脑积水主要有两种情况:①脑室系统有脑脊液的异常蓄积,常由于大脑导水管的堵塞不通,以致脑脊液回流受阻,脑内压力加大,脑室扩张,脑壁变薄,胎儿的头特别大;②脑外积水,则是在脑和硬脑膜之间有脑脊液的异常蓄积。

1. 症状

先天性脑积水的主要特征是头围呈进行性增大。头围多在出生后数周或数月开始增大,也有出生时就明显大于正常人。头围增大后,脸部相对较小,额部向前突出,头皮绷紧变薄,两眼球转动或斜视或震颤,囟门(包括前囟、后囟)开大,颅骨骨缝分离。病情严重者可有频繁呕吐、烦躁不安和进食不佳。早期对智力没有影响,晚期病例可出现表情呆滞、智力迟钝、视力减退、肢体瘫痪。最后多因营养不良、压疮及呼吸道感染等并发症而死亡。大多数患儿在 1～2 年内死亡。也有少数病例,病情自行缓解或停止发展。因脑脊液循环通路阻塞引起的先天性脑积水可作手术治疗。

2. 鉴别与诊断

根据婴幼儿头颅增大突出等临床典型症状,诊断不会有困难。检查时,对早期的可疑本症的患儿,定期测量头颅大小,包括周径、前后径及耳间径。正常新生儿头围为 33～35 cm。后囟出生后 6 周闭合,前囟于9～18 个月闭合。

为进一步确定诊断,了解脑积水的性质和程度,可进行如下检查。

(1) 颅骨 X 线平片:可显示头颅增大,头面比例不对称,颅骨变薄,颅缝分离及前、后囟延迟闭合或明显扩大等。

(2) 头颅 CT 扫描:可显出扩大的脑室系统及脑实质性质,有助于鉴别是否有脑瘤等病变。

(3) 头颅超声:检查中线波多无移位,侧脑室或第三脑室均有扩大等。

(4) 前囟穿刺:借以排除硬脑膜下血肿或水瘤,这两种情况也常引起头颅增大。还可了解脑皮质的厚度及脑室内压力高低(正常婴儿为 50～60 mmH$_2$O)。

(5) 脑室造影:对判断有无导水管、第四脑室梗阻、脑室扩大程度及有无脑室畸形,排除硬膜下血肿、水瘤及区别交通性与非交通性脑积水有较大的意义。常选用脑室内注入水溶性碘剂。本病应与婴儿硬脑膜下血肿或积液、颅内肿瘤、佝偻病等相鉴别。

先天性脑积水的治疗措施分为非手术治疗和手术治疗。一般轻度脑积水应先试用非手术治疗,以脱水疗法(甘露醇)和全身支持疗法为主。手术治疗对进行性脑积水,头颅明显增大,且大脑皮质厚度<1 cm 者,可采取手术治疗。

3. 预防措施

(1) 专家提示先天性脑积水的发生与胎儿期某种维生素缺少或过多有关,此外还与双亲的遗传因素有关。因此,适当正确的饮食调节,非近亲结婚,可降低该病的发病率。

（2）常言道："头大好聪明"，这常使一些家长对头颅异常增大的患儿，抱有侥幸心理，因而常常延误病情，认识本病后应引以为戒。

（3）加强产前早期诊断及早终止妊娠，预防脑积水儿的出生。脑积水儿的产前早期诊断是预防脑积水儿出生的重要途径。由于明显的脑积水，在孕 12～18 周即可通过 B 超查出，所以要加强 B 超在产前诊断中的应用，及早终止妊娠，预防脑积水儿的出生，降低先天性脑积水的出生率。

（4）安全分娩，谨防窒息、产伤。孕妇分娩时，一定要在环境条件较好的医院生产，在分娩过程中不要拖延产程，谨防围产儿窒息，防止产伤。这是预防围产期脑积水儿发生的重要环节。

（5）宣传优生知识，减少胎次。据有关资料表明，胎儿患脑积水的危险度可因孕妇产次增加而升高。两胎以上者脑积水发生率明显上升。因此，宣传优生知识，减少胎次，是防止脑积水儿的途径之一。

（6）提倡适当年龄生育。有关资料显示，脑积水畸胎的发生率有随孕妇年龄增加而递增的趋势。一般 25～29 岁组发生率最低，30 岁以后发生率就有递增趋势。因此，提倡适当年龄生育，对预防脑积水儿的发生有一定意义。

4. 特别护理

（1）定时测量患儿头部，询问有无恶心、呕吐等病史。

（2）颅内压增高时严密观察生命体征变化，特别是意识、瞳孔的变化，有无脑疝发生及颅内高压三联症（头痛、呕吐、视乳头水肿）做好特护记录。颅内压增高时避免搬动，头下垫以软枕头偏向一侧并抬高 $15°\sim30°$，及时吸出呼吸道分泌物保持呼吸道通畅，昏迷时注意保护角膜，预防压疮。

（3）对症护理，抽搐时使用镇静剂，有缺氧指征时吸氧，高热时退热处理。

（4）指导家长或协助患儿做功能训练，以主动运动为主。

（九）先天性青光眼

青光眼是由于眼内压升高引起视神经损害和视野缺损的一种严重致盲性眼病。青光眼的严重性在于：其病理损害是由于长期高眼压状态使视神经逐渐萎缩死亡失去功能，这种病理损害一旦发生就不可逆转，没有复明的可能，因此早期发现早期治疗就格外重要。先天性青光眼是指由于胚胎发育异常，房角结构先天变异而致房水排出障碍，导致眼内压升高所引起的视神经损害和视野缺损。婴幼儿型青光眼 80% 在 1 岁内，部分在出生时即已发病，因此造成的眼部损害较成人更为严重，容易导致失明，并且引起多种严重继发病变，甚至导致眼球破裂。

1. 症状

患者大部分为双眼患病。婴幼儿型青光眼的患儿家长最先发现患儿怕光、流泪、眼睑严重内翻倒睫，睁眼困难；患儿常有烦躁，喜哭闹。随眼压逐渐升高和时间的延长而眼球扩大。其他类型的先天性青光眼发病隐匿，早期不易被发现，所以应定期对儿童进行眼保健筛查。有些儿童表现进行性视力减退，近视发展过快。晚期由于视力减退、视野缩小而表现患儿目光不灵活，对周边的物体反应迟钝，易发生碰撞。此外晚期可以合并前房出血，虹膜震颤，晶体脱位、半脱位，巩膜变薄易受外伤致眼球痨、破裂。

2. 治疗

（1）手术治疗：抗青光眼手术是先天性青光眼的首选治疗。一般出生后发病的婴幼儿型青光眼能够及时手术，其成功率可达 80%。如果延误治疗，如 2 岁后才手术，即使眼压控制，一般也可发生难以逆转的并发症。部分患者术后眼压仍有可能尚未完全控制，或术后远期眼压又逐渐增高，因此需要长期或终生进行随访，定期测量眼压，检查眼底和视野，必要时给予药物治疗或再次手术。

（2）药物治疗：先天性青光眼的药物治疗不为首选，一是药物治疗效果欠佳，长期用药难以控制眼压；二是药物都有不良反应，目前绝大多数抗青光眼药还没有儿童使用安全的试验证据。但在术后残余性青光眼、一些合并其他异常型青光眼、合并眼内活动性病变及手术前眼压过高的病例，药物治疗是一种选择。药物治疗要在医生的指导下进行，根据病情选择 1 种或 2～3 种不同类型的药物联合治疗，并要经常进行眼压监测，以保证用药安全性。

婴幼儿型青光眼在眼压得以控制后，还有一个重要的治疗方面是矫正屈光不正。因为长期高眼压状态使眼球扩大，各屈光组织都已不是正常状态，一般可造成近视，如不注意矫正则会发生弱视。对晚期患儿由于已有一些继发性病变,需要对眼球各组织长期关注[1]。

第三节　孕期常见疾病与妊娠异常

一、孕期常见疾病

(一) 妊娠早期

1. 发热

孕妇发热通常是由于病原体侵入机体引起的,有些病原体还会影响胎儿的发育,甚至引起畸形。防治措施是:除避免发热性疾病外,还应避免导致体温升高的因素,如高温作业、剧烈运动、盛夏中暑等,这些都可使体内产热或散热不良,从而导致高热。

孕妇发热期间,消化吸收功能多少都会受到影响,若像平时一样饮食,可能导致胃肠道功能异常,反而影响身体的康复。因此,孕妇发热期间饮食宜清淡,多吃蔬菜和水果,适当吃些易消化的流质食物,还要多喝水。可待康复后,再恢复正常饮食。

2. 腹痛

在怀孕过程中,孕妇在某些阶段会感觉轻微的腹部闷痛,这种情况大多为正常。但如果是突如其来的腹部疼痛,并且是痉挛性的,就需要引起重视。在孕早期,剧烈的下腹疼痛并伴有阴道出血,可能是宫外孕或先兆流产的预警。如果是宫外孕,腹腔出血会导致阵发性如撕裂般的强烈疼痛和不规则阴道出血;若是先兆流产,孕妇的腹部可有明显的下坠感,腹部疼痛不是很剧烈,可有阴道出血。一旦出现以上症状,孕妇需及时去医院就诊。

3. 白带异常

白带和月经一样,也是女性的正常生理现象。它是阴道黏膜渗出液,子宫颈、子宫内膜腺体分泌物及输卵管黏膜分泌物的"三合一"混合物。在月经中期,即接近排卵期及行经前,白带均稍有增多而经后则较少。正常情况下,未怀孕的妇女白带量不会太多,一般仅觉阴部湿润而已。然而,怀孕后白带比孕前增多,是由于胎盘产生大量雌激素,子宫和盆腔的血液供应丰富,孕期白带多也是正常现象。但要警惕,如果白带量多的同时还伴有颜色、性状的改变以及外阴瘙痒等症状,那就不是正常现象而是异常病态。

预防白带异常的最好方法是孕妇每天用清水冲洗外阴部,不要冲洗阴道内。冲洗阴部时,一定要注意从前向后的顺序,切不可先擦拭或清洗完肛门再擦拭或清洗外阴,避免交错感染。另外,还要注意勤换内裤,洗净的内裤要在日光下晾晒,以利杀菌。

4. 胃部灼热

有些孕妇从怀孕第 2 个月开始,经常会出现胃部不适,灼热感、"心口窝"痛等症状,临床上称为妊娠期胃灼热症。轻度的胃部灼热大多为正常现象。

预防和治疗胃灼热症的方法:饮食方面要少量多餐,以减少胃酸的逆流;油炸或油腻食物会引起消化不良,酸性食物或醋会使胃灼热症状加剧,茶、咖啡会使食管括约肌松弛,并加剧胃酸的回流,过冷或过热及辛辣食物,都会对胃部产生刺激,应尽量避免。同时避免食用高糖分的食物或饮料,多吃富含 β 胡萝卜素的蔬菜及富含维生素 C 的水果,如胡萝卜、甘蓝、红椒、青椒、猕猴桃。睡前 2 小时不要进食,饭后 30~60 分钟内避免卧床;睡觉时尽量用枕头垫高头部 15 cm,以防止发生逆流。

如果怀孕中、后期孕妇还有胃灼热的症状,则应于产检时告诉妇产科医生;若症状严重,应与肠胃科医生共同会诊治疗。

---

[1]　庞琳. 儿童抗青光眼联合晶状体摘除手术的远期疗效分析[J]. 中国实用眼科杂志,2007,25(10):36

5. 妊娠剧吐

正常情况下,孕妇的早孕反应一般对生活、工作影响不大,无须特殊治疗,多在妊娠3个月前后自然消失。而妊娠剧吐则是指少数孕妇早孕反应严重,恶心、呕吐频繁,不能进食。严重的妊娠剧吐不仅会影响孕妇的身体健康,还可造成胎儿生长发育不良,甚至威胁母婴生命安全。

一旦孕期发生妊娠剧吐,一定要及时就医,并在医生指导下积极治疗。在积极治疗的同时,进行一些必要检查,如排除宫外孕、葡萄胎、急性病毒性肝炎、胃肠炎、胰腺炎或胆管疾患等。如积极治疗仍无好转,可考虑终止妊娠。

除及时就医治疗外,孕妇还需注意以下几个问题:①少量多餐,并及时补充维生素、矿物质等各种营养素;②保持情绪稳定,消除思想顾虑,做到精神愉快;③避免一切可能引起恶心、呕吐的不良刺激,如烟、油、异味等,尤其要保持室内的空气新鲜。此外,也可以用按摩的方法来缓解妊娠剧吐。

6. 牙龈炎症

孕妇怀孕的头3个月,常出现牙床红肿、出血、疼痛、口臭,这是妊娠牙龈炎的症状。妊娠期间由于性激素的分泌量增加,牙龈内血管扩张、弯曲,以致血流淤滞;妊娠时,牙龈对局部刺激的敏感性增强,体液和细胞易渗透到血管周围组织中,牙龈内肥大细胞被破坏,释放出组胺和蛋白水解酶,对局部刺激反应加重。

此外,由于妊娠造成的维生素和微量元素相对不足,白天唾液分泌量增加,而夜间减少,以致对口腔的冲刷作用下降。加上孕妇由于行动不便,刷牙减少,口腔不卫生,有利于细菌的生长繁殖,也可导致牙龈炎的发生。牙龈炎看起来与胎儿发育的关系不大,其实不然。长期的牙床红肿、出血、口臭,不但影响孕妇的精神状况,也影响其食欲,而孕妇的精神、饮食状况则直接影响胎儿的发育。

为了预防牙龈炎的发生,孕妇要经常注意口腔卫生,早晚刷牙,饭后漱口。若口腔内有臭味,可用3%过氧化氢(双氧水)清洗牙周,再用盐水漱口,这样可以除臭和抑制细菌的繁殖。如有牙菌斑、牙垢、牙石,应去医院接受牙科治疗。若需要拔牙时,为防止出血,应在产后施行。若孕妇牙龈出血较多时,可服乳酸钙、维生素K、维生素C片治疗,切勿滥用抗生素药物,以防药物对胎儿的致畸作用。

7. 妊娠头痛

妊娠期,孕妇有时会出现头痛,同时还可能伴有抑郁症。但是这些症状通常在妊娠中后期都会逐渐消失。

孕妇头痛有时是因过劳或精神因素引起的。缓解头痛的方法:要尽可能休息好,注意睡午觉和保持环境安静。散步,到室外呼吸新鲜空气和晒太阳也是比较好的缓解头痛的方法。精神放松、去掉忧虑和担心、开阔胸怀、让丈夫或家人去处理一些日常事务,都可以减轻或避免头痛。

若孕妇头痛时还伴有眩晕和呕吐,则有可能合并贫血,最好去医院就诊。特别是妊娠末期的头痛,有可能是妊娠期高血压所致,需与妊娠初期的头痛进行鉴别。

8. 子宫肌瘤

子宫肌瘤是女性生殖器官中最常见的良性肿瘤。若子宫肌瘤合并妊娠的女性怀孕后原有的小肌瘤可能会迅速长大,并易发生变性(红色变性),因为孕期子宫的血液供应异常丰富。

肌瘤对孕期的影响包括:流产率高、胎位不正、难产率高(如剖宫产率高)、产后出血量多、产褥期感染发生率高。

患有子宫肌瘤的孕妇应注意:①怀孕后需按照医生的要求定期做孕期检查,以便及时掌握胎儿和肌瘤的生长情况,及时采取措施;②严格节制性生活,尽可能地降低流产和感染的发生率;③避免中度及中度以上的体力劳动,必要时卧床休息;④增加营养,多吃补血的食品,如血豆腐、动物肝脏、枸杞大枣粥、芝麻酱、荠菜、菠菜等,做好对付可能发生出血的身体准备;⑤做好心理调整,有意识地提高自己的心理承受能力。

(二)妊娠中、晚期

1. 小腿抽筋

孕妇在妊娠中、晚期,容易发生小腿和脚趾肌肉痉挛的现象,其主要原因是缺钙。孕妇饮食中钙质不足,或钙质吸收不良,会因缺钙而抽筋;孕妇久座、受寒、疲劳也可诱使小腿抽筋。

为预防缺钙,孕妇平时要注意多吃含钙丰富的食物,如芝麻、牛奶、排骨、虾皮等。海带含碘、钙丰富,有利于胎儿生长,并可防止肌肉抽搐。在补钙的同时,还要注意保证饮食中维生素D的摄入,多晒太阳,促进钙的吸收和利用。此外,建议每天喝数杯新鲜橙汁、补充矿物质。适当选择钙剂作为辅助补充,每天要喝250~500 ml牛奶。

为了预防受寒引起抽筋,孕妇睡觉时要注意夜间腿脚的防寒保暖。建议晚上睡觉前可用温热水泡脚10分钟,不仅能预防抽筋,还有利于睡眠。冬天,孕妇可以穿上干净的棉袜睡觉;夏天,不要直接对着小腿吹冷气。

小腿抽筋时孕妇可下床脚跟着地,或平躺时脚跟抵住墙壁;也可以将脚掌向上弯以抽伸小腿或将小腿扳向自己身体心脏位置的方向。另外,伸直膝盖,并把脚掌向膝盖的方向翘,向上屈曲,以踝部进行绕圈运动。这些方法都可缓解小腿抽筋。

2. 静脉曲张

静脉曲张是孕期常见的病症。表现为下肢静脉曲张,青筋暴露,有的甚至形成蓝色蚯蚓状或紫疙瘩。这是由于妊娠期间血流量增加,静脉回流不畅引起的。若孕妇站立过久、劳累,就容易出现静脉曲张。

在怀孕3~4个月后,减少站立是预防或减轻静脉曲张的最好方法。睡觉最好采用侧卧位,以免子宫压迫静脉;坚持散步;避免用过冷或过热的水洗澡;用枕头等把腿部垫高,以利静脉血的回流;还可穿上高强度的医疗弹力袜进行防护,以防静脉血栓和静脉瘤的发生。一般来说,孕妇的下肢静脉曲张是单纯性的,经过休息和睡眠后,静脉曲张的程度可减轻。如果不见减轻,且水肿逐渐向小腿、大腿、会阴部、腹壁,甚至全身蔓延,并伴有高血压和蛋白尿,则应考虑是否有妊娠中毒症的可能,尽早去医院检查治疗。

3. 水肿

妊娠后期因增大的子宫和胎儿先露部位的压迫,可使下肢回流发生障碍,而引起下肢轻度水肿。一般经轻度休息、抬高下肢,饮食中限制盐的摄入,水肿可减轻。

有的水肿表面上看不出来,称为潜性水肿。1周内体重增加500 g以上时,有可能是潜性水肿。如果水肿不见消退,且体重急增,并出现高血压、蛋白尿等症状时,需考虑妊娠中毒症,应立即到医院检查,进行妥善的治疗。

4. 痔疮

痔疮是一大堆充血的静脉血管。在怀孕期间,为了保证胎儿的营养供应,孕妇盆腔内动脉血流量增多;随着胎儿的生长发育,子宫日益增大压迫盆腔,使痔血管内的血液回流受到阻碍;加上孕妇常有排便费力或便秘,使直肠下端及肛门的痔静脉丛血液淤积,即可诱发痔疮或使其加重,引起出血和疼痛。

孕妇痔疮如果长时间得不到改善,容易引起不同程度的贫血,从而影响胎儿的正常发育。同时,排便不顺畅使得人体排泄物滞留在肠管内,时间长了体内代谢物中的水分被蒸发,就更难以排出体外,同时还会散播毒素,原本应该排泄的代谢产物又被人体重吸收,因而可导致中毒。这对孕妇和胎儿都会造成危害。

痔疮的预防:①怀孕前,已患有痔疮的应早治疗;②孕期需保持大便通畅、有规律,多进食富含纤维素的食物,便秘者可服用对胎儿无影响的通便药,建立良好的排便习惯;③注意适当增加运动,以促进局部血液循环和增加肠蠕动,改善肠功能;④对已患有严重痔疮的孕妇,建议去医院在专家的指导下进行对症处理。

5. 贫血

孕妇容易出现生理性贫血。孕妇出现贫血时,其抵抗力下降,严重者导致严重的并发症甚至死亡。当孕妇患重度贫血时,经胎盘供氧和营养物质不能满足胎儿的生长所需,容易造成胎儿生长受限、胎儿窘迫、早产或死胎。因此,孕期妇女应定期检查血红蛋白,如发现贫血应及早治疗。

预防孕妇缺铁性贫血应注意从饮食中补充铁。黑木耳、红枣、红豆、动物内脏、动物血液等含有较丰富的铁质,孕妇应常食用。此外,孕妇每天要有一定量的瓜果摄入量,瓜果本身含铁量并不高,但是瓜果中含有丰富的维生素C,能促进食物中铁的吸收。

6. 体位性低血压

妊娠足月或近足月的孕妇,于仰卧位时,可能由于庞大的子宫压迫下腔静脉,血液回流障碍,使心排血量减少,血压突然下降,孕妇可出现面色苍白、短暂的意识丧失。

体位性低血压应注意以下几点:①合理饮食,补足营养,避免饮食过饱或饥饿,不饮酒;②坚持适当的体育锻炼,增强体质,保证充分的睡眠时间,避免劳累和长时间站立;③在站立时动作应缓慢,在站立前先做准备动作,即做些轻微的四肢活动,有助于促进静脉血向心脏回流,使血压升高,做好体位转换的过渡动作,即卧位到坐位,坐位到站立位,从而避免体位性低血压发生;④夜间起床大小便最容易引起体位性低血压,故应做好防护；⑤大量出汗、热水浴、腹泻、感冒等都是发生体位性低血压的诱因,应注意避免。

二、孕期常见妊娠异常情况

1. 先兆流产

先兆流产主要表现为停经后有少量阴道出血,伴有下腹痛和下坠感等反应,虽然此时妊娠试验呈阳性,但也不能掉以轻心。在出现上述症状后应尽快到妇产医院做 B 超检查,确诊是否为宫内妊娠,同时监测孕囊及其大小与停经月份是否相符合,并了解胎血管搏动、胎心音情况。

在确定胎儿存活的情况下,给予保胎治疗。目前,在临床上,对于保胎的治疗有:注射黄体酮,或在医生指导下,口服地屈孕酮片、益玛欣、孕康口服液等,都有较好的效果。保胎治疗一般为 2 周,用药后,孕妇要注意观察出血情况、有无腹痛,必要时应再次 B 超检查。同时再次检查黄体酮和人绒毛膜促性腺激素值是否有上升和倍增,如果情况仍然不好,在医生的建议下尽早终止妊娠。

妇产科医生强调有先兆流产的孕妇要绝对卧床休息、禁止性生活、避免重复的阴道检查。平时减少下蹲动作,避免颠簸和振动。尽可能防止便秘和腹泻。不可受惊吓和过度精神刺激,戒怒戒悲,不要有思想顾虑。

2. 习惯性流产

孕育中的孕妇最怕看到的事情就是流产,习惯性流产通常是指自然流产在 3 次或 3 次以上。导致女性习惯性流产的原因有很多,其中主要原因有阴道炎、子宫内膜炎、反复刮宫、月经不调、病原微生物感染或男女双方血型不合等。

预防习惯性流产的措施:①孕前积极治疗生殖器炎症,直至治愈。同时做免疫学检查,如发现抗体阳性,要治愈后再考虑怀孕。避免经期同房,以免感染。②子宫内膜炎表现为白带量增多,经期延长,腰骶部疼痛等。准备怀孕的女性如有这类症状,应及时检查治疗。③计划外怀孕,人流时间应安排在怀孕 45 天后,可以减少宫颈和子宫内膜的损伤。如孕前检查发现有宫颈损伤者,应提前做宫颈缝合术,或在怀孕 4 个月后做宫颈环扎术。④孕前应调整月经周期,使其恢复到正常状态,为胚胎着床、发育做好充分的准备。长期月经不调者,一旦怀孕也应及时就诊,调整孕后内分泌水平。⑤孕前做好病原学检查。对于有习惯性流产的人来说,孕前检查比孕后保胎更为重要。⑥O 型血或 Rh 阴性血者如果没有生育愿望,建议采取避孕措施。如一旦怀孕应避免人工流产,因为流产的次数越多,下次怀孕后自然流产的风险增加,尤其是女方为 Rh 阴性血者。

3. 宫外孕

宫外孕是指孕卵不在子宫内着床,而是在子宫以外,如输卵管、卵巢及腹腔等部位种植发育,其中 98% 是发生在输卵管。

宫外孕往往是因受精卵运送的通道受阻或输送滞缓使孕卵尚未达到宫腔,不具备着床能力。绝大多数孕卵在发育中凋谢、夭折,或导致输卵管破裂。其流产或破裂时,可致腹腔内大出血,如诊治延误,可危及孕妇生命。

宫外孕发病与输卵管炎症、输卵管手术、宫内节育器放置、输卵管发育不良或功能异常、受精卵游走及输卵管周围肿瘤压迫等有关。

月经规律的育龄妇女,月经停止来潮或有不规则阴道出血或伴下腹痛,应及时到医院就诊,防止误诊误治,给患者造成不必要的损失,甚至付出生命代价。

4. 葡萄胎

在正常怀孕时,受精卵在子宫内发育,逐渐形成胎儿、胎盘和一系列与妊娠有关的附着物。但是当胚胎发生缺陷时,可出现异常。葡萄胎是指妊娠后胎盘绒毛膜滋养细胞增生,间质高度水肿,形成大小不一的水泡,水泡间相连成串,形如葡萄。

以下情况应考虑患有葡萄胎:①妊娠反应大且较严重,如恶心、呕吐等早孕反应。②停经 2～4 个月后,出现不规则的少量阴道流血。由于葡萄状物与子宫壁剥离,可引起阴道出血,或持续不断,或间断反复发生,时多时少,同时在血块中可见到一些葡萄样的大小不等的水泡状物,如大片脱落可引起阴道大出血。③子宫增大迅速,半数患者可发现腹部明显增大,与妊娠月份不符,往往妊娠 2～3 个月而腹部却像 4～5 个月大小。少数患者由于葡萄状物坏死或部分排出,子宫也可与妊娠月份相符,甚至小于妊娠月份。④妊娠 4 个半月,仍无胎动感。⑤超声波检查,宫腔内充满雪花样亮点。⑥个别患者可出现高血压、水肿、蛋白尿等现象。

由于葡萄胎多数为良性疾病,因此在确诊后不要过分紧张。确诊后首先应尽快清除葡萄胎,一般一次手术不能吸净,往往需要做2~3次吸宫术,直到无葡萄状物为止。同时严密随访血、尿HCG浓度,至妊娠试验转为阴性,一般至少2年。若随诊中发现妊娠试验持续阳性,或出现阴性后又转为阳性,或出现其他异常现象,如阴道流血、咯血等,则应警惕葡萄胎恶变的可能,需做进一步的检查以明确诊断。

5. 前置胎盘

胎盘的正常附着处在子宫体部的后壁、前壁或侧壁。妊娠28周后,如果胎盘附着于子宫下段,甚至胎盘下缘达到或覆盖宫颈内口,其位置低于胎先露部,称为前置胎盘。前置胎盘是妊娠晚期出血的主要原因之一,为妊娠期的严重并发症。多见于经产妇,尤其是多产妇。

前置胎盘造成的危险:一是产前出血。分娩后由于子宫下段肌组织较薄,收缩力较差,附着于此处的胎盘剥离后血窦一时不易缩紧闭合,故常发生产后出血。另因子宫蜕膜发育不良等原因,胎盘绒毛可植入子宫肌层,使胎盘剥离不全而发生大出血。大量失血可使孕妇发生出血性休克,使胎儿因供养不足而窒息。二是产褥感染。前置胎盘的胎盘剥离面接近宫颈外口,细菌容易从阴道侵入胎盘剥离面,多数产妇贫血、体质虚弱,容易发生感染。

6. 高血压综合征

妊娠高血压综合征又称妊娠中毒症,常发生在妊娠20周后,主要表现是水肿、高血压、蛋白尿。

妊娠高血压综合征的鉴别与诊断:孕前无高血压病史,妊娠24周后血压增高至130/90 mmHg;或与孕妇基础血压比较,比基础血压收缩压增高30 mmHg,舒张压增高15 mmHg。

妊娠高血压若未能及时治疗,可出现头痛、眩晕、呕吐、上腹部不适、眼花、视力模糊等症状,称为先兆子痫。子痫是妊娠高血压综合征的严重阶段,患者可出现抽搐和昏迷,使孕妇或胎儿有致命危险。

预防:孕妇若感到头部不适,伴有高血压、水肿、蛋白尿,需积极治疗,认真对待;特别要保证有足够的休息和睡眠,宜进低盐高蛋白饮食,并限制水分摄入。

7. 早产

妊娠在28~37周分娩为早产。早产儿体重轻,各个器官系统,尤其是神经系统尚未发育成熟,娩出后难以成活,必须给予特殊护理,才可能生存下来。早产儿死亡率高,绝大多数早产儿先天不足,所以应尽量避免早产。

早产的原因有很多,主要是母婴两方面原因。胎儿方面的原因是:双胎、多胎、羊水过多、胎儿畸形、胎盘异常(如前置胎盘、胎盘早期剥离、胎盘功能不全等)。母亲方面的原因主要有:急性传染病,慢性病如心、肝、肾等疾病和严重贫血,糖尿病,甲状腺功能亢进,并发妊娠高血压综合征,及子宫畸形、子宫颈松弛、子宫肌瘤、胎膜早破、阴道内上行性感染、产前出血、孕期性生活、活动过多、长途旅行、持重物、外伤、情绪剧烈波动、腹泻、咳嗽、吸烟、吸毒、酒精中毒、重度营养不良等。当孕妇出现腹痛和阴道流血(即早产先兆)等情况,应立即卧床休息,必要时入院观察治疗。如果出现有规律宫缩,伴宫颈扩张,出血量多时,早产不可避免,应立即去医院,做好分娩的准备。

早产是可以预防的,关键是要及早诊断,及时治疗。当出现以下3种情况之一时必须去医院检查:①下腹部变硬:在妊娠晚期,随着子宫的胀大,可出现不规则的子宫收缩,几乎不伴有疼痛,其特点是常在夜间频繁出现,翌日早晨即消失称为生理性宫缩,不会引起早产。如果下腹部反复变软变硬且肌肉也有变硬、发胀,至少每10分钟有1次宫缩持续30秒以上,伴宫颈管缩短,即为先兆早产,尽早到医院检查。②阴道出血:少量出血是临产的先兆之一,但有时宫颈炎症、前置胎盘及胎盘早剥时均会出现阴道出血。出现阴道出血应立即去医院检查。③胎膜早破:温水样的液体流出,就是早期胎膜早破,此时可把臀部垫高,最好平卧并马上送医院。

随着医学技术的发展和医疗设备的完善,护理早产儿使之成活,继续生长发育,已不是什么特别困难的事。早产的孩子只要照料得当,配合早期智力开发,对今后智力的发育不会有什么不良影响。

8. 胎膜早破

胎膜在子宫内形成一个密闭的囊腔,其中充满羊水,胎儿即浮游其中并生长发育。完整的胎膜是一道屏障,对胎儿起着保护作用。如果胎膜在临产前破裂者称为胎膜早破。胎膜早破发生率为分娩总数的2.7%~17%。胎膜早破的孕妇,除出现阴道流水外,通常没有明显的不适,所以,常易被忽略,但胎膜早破对母儿的不良影响却是显著的。胎膜早破如果未及时处理而被忽视,常常会给孕妇及胎儿带来危害。

胎膜早破的临床表现:阴道突然排液,排液的量可多可少,所流出的液体通常稀薄,可能混有胎粪或胎脂。排液通常为持续性,持续时间不等,开始量多,然后逐渐减少,少数为间歇性排液,阴道排液通常与孕妇体位变动、活动与否有关。

胎膜早破的原因:①性生活不当:妊娠晚期,子宫的敏感性增加,外界的刺激(如性生活的机械性刺激)容易诱发子宫收缩;精液中含有的前列腺素,有激发子宫收缩的作用;性生活过程中,有可能使孕妇的腹部受到挤压、碰撞,造成羊膜腔内压力增加等,这些因素综合作用,导致胎膜破裂。如果在性生活过程中,还有抚弄、刺激乳头的嬉戏动作,对胎膜早破有推波助澜的作用。妊娠晚期的性生活是引起胎膜早破的重要原因,应引起重视。②生殖道炎症:阴道炎、宫颈炎容易引起胎膜感染,导致胎膜破裂。引起胎膜感染的病原体较复杂,如细菌、支原体和衣原体等,尤其是支原体和衣原体感染常无明显的症状,不易被孕妇发现。妊娠晚期性生活也易造成生殖道感染,产前促发胎膜早破,产后还有可能引起产褥感染。因此,妊娠晚期应禁止性生活,预防生殖道感染以确保母婴安全。③胎位不正:多胎、羊水过多孕妇,由于羊膜腔内压力过高,容易发生胎膜早破。臀位、横位及头盆不称的孕妇,可因羊膜腔内压力不均而发生胎膜早破。④营养不合理:孕妇饮食中,缺乏维生素C、铜、锌等微量元素,致使胎膜变脆,缺乏弹性,容易引发胎膜早破。⑤其他因素:剧烈咳嗽、便秘及提拿较重物体等因素,可导致孕妇的腹压骤增,也易促发胎膜早破。

9. 过期妊娠

过期妊娠是指妊娠42周后仍未分娩者。过期妊娠的胎儿不仅不会因在母体内时间长而更成熟,相反变成"小老人",如体重轻,形体消瘦,皮下脂肪少,面部干瘪,皮肤多皱褶。

过期妊娠,胎盘功能老化,不能再供给胎儿丰富的营养和氧气,也不能及时带走胎儿代谢的废物,在这种环境中胎儿发育受到影响,生命受到威胁。过期妊娠因胎盘功能不全,容易导致胎儿缺氧,影响智力;过期妊娠羊水量减少,则不利于正常分娩,孕妇难产的概率增加;同时过期妊娠新生儿并发症的概率也增加。

过期妊娠的预防:①确认预产期:孕妇最后一次月经日期,并以月份-3、日期+7的方式计算预产期。②适当运动:虽然过期妊娠的发生原因尚不明确,但绝大部分产科医生认为这与孕妇本身的体质及怀孕后期是否做适度的运动有关。因此,怀孕后期,产检正常,孕妇可以多做以下运动:每天散步30分钟以上、每天缓慢上台阶数次、脚掌对碰及盘腿而坐。③引产:孕41周时可到医院引产,但现今医学发现,42周后孕妇的胎盘已经老化,其功能变差,羊水变少,事实上,这个时候引产的效果并不佳。目前提倡妊娠40周仍无产兆即可进行引产(催产)。④准备剖宫产:如果产妇经过以上确认,并给予引产,仍然无法自然分娩者,应立即进行剖宫产手术,而不宜继续等待。因为时间越拖延,胎儿的围产期死亡率及患病率越大,对母体的危害也越大。

育儿宝典

容易引起流产的食物

以下的这些食物不适合孕妇食用,孕妇吃多了容易导致流产。孕妇要多加注意。

螃蟹:它味道鲜美,但其性寒凉,有活血祛淤之功,故对孕妇不利,尤其是蟹爪,有明显的堕胎作用。

甲鱼:虽然它具有滋阴益肾的功效,但是甲鱼性味咸寒,有着较强的通血络、散淤块作用,因而有一定堕胎之弊,尤其是鳖甲的堕胎之力比鳖肉更强。

薏米:是一种药食同源之物,中医认为其质滑利。药理实验证明,薏仁对子宫平滑肌有兴奋作用,可促使子宫收缩,因而有诱发流产的可能。

马齿苋:它既是草药又可做菜食用,其药性寒凉而滑利。实验证明,马齿苋汁对子宫有明显的兴奋作用,能使子宫收缩次数增多、强度增大,易造成流产。

热性佐料:孕妇吃茴香、八角、花椒、胡椒、桂皮、五香粉等热性作料时容易消耗肠道水分,使胃肠分泌减少,造成肠道干燥、便秘。发生便秘后,孕妇必然用力屏气解便,使腹压增加,压迫子宫内的胎儿,易造成胎动不安、早产等不良后果。

家长沙龙

孕妇如何补铁？

怀孕期间，孕妇需要的铁量是平时的 2 倍多。为满足母婴的健康需求，孕妇应多吃富含铁的动物肝脏和肉、鱼、禽类、豆类及绿色蔬菜等食物。具体说来，孕妇补铁应注意以下几方面问题。

多吃富含铁的食物。从孕前及刚开始怀孕时，就要注意多吃瘦肉、家禽、动物肝及血（鸭血、猪血）、蛋类等富含铁的食物。豆制品含铁量也较多，肠道的吸收率也较高，要注意摄取。主食多吃面食，面食较大米含铁多，肠道吸收也比大米好。

多吃有助于铁吸收的食物。水果和蔬菜不仅能够补铁，所含的维生素 C 还可以促进铁在肠道的吸收。因此，在吃富含铁的食物，最好同时多吃一些水果和蔬菜，如鸡蛋和番茄同时食用，番茄中的维生素 C 可以提高铁的吸收率。

多用铁炊具烹调饭菜。做菜时尽量使用铁锅、铁铲，这些传统的炊具在烹制食物时会产生一些小碎铁屑溶解于食物中，形成可溶性铁盐，容易被肠道吸收。

多吃富含叶酸食物。从孕前 3 个月开始服用叶酸增补剂，直到怀孕后 3 个月为止。饮食上注意进食富含叶酸食物，如肝脏、肾脏、绿叶蔬菜及鱼、蛋、谷、豆制品、坚果等。

【反思实践】

1. 影响胚胎异常发育的主要因素有哪些？
2. 孕妇在孕期要注意预防哪些常见疾病？孕期妊娠异常常见有哪些表现？

第四章

优生咨询指导

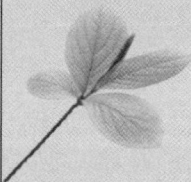

优生咨询指导是优生工作的重要组成部分,本书中"优生咨询"是专指早期教育专业人士协助医疗机构、妇幼保健机构等专业人员,在社区或早教服务机构,就青年男女和广大家长所关心的优生问题进行现场咨询与指导,提供一对一的、面对面的帮助。"优生咨询"的内容主要包括:婚前优生咨询、孕前优生咨询、产前优生咨询和产后咨询等服务内容。

案例导入

"我爸爸和她妈妈是堂兄妹关系,她外公和我爷爷是亲兄弟,我爱上了她,想娶她,可是有的网友说是近亲结婚,有的说不是,我苦恼啊,我纠结啊,这关系到我的终身幸福啊!我该怎么办?"这是一位网友的困惑,您能给他提供些建议和帮助吗?学习本章的相关内容后,相信您就会有答案了。

第一节 婚前咨询指导

一、婚前检查

婚前检查是准备结婚的男性、女性进行常规和特别的身体检查。婚检的历史并不长,20 世纪 80 年代在我国的一些大城市里开始有婚前医学检查,90 年代初一些县市也在做婚前医学检查。1994 年 10 月颁布的《中华人民共和国母婴保健法》将婚前医学检查纳入了法定婚前保健服务内容中。2003 年颁布了新的《婚姻登记管理条例》,新条例不再把婚检证明作为申请结婚证明的必要条件,而作为一种自选项目。不少专家认为婚前检查意义重大,婚前检查需要强化,而不应简单地取消。

(一)婚前检查的意义

婚前检查能提高人口素质、降低出生缺陷、预防先天性疾病,同时也是夫妻彼此的一项权利,虽然新婚姻法去除了强制婚检的要求,但为了夫妻彼此的健康及孩子的健康,应主动进行婚检。

(1) 婚前检查有利于双方和下一代的健康。通过婚前全面的体检,可以发现一些异常情况和疾病,从而达到及早诊断、积极矫治的目的,如在体检中发现有对结婚或生育会产生暂时或永久影响的疾病,可在医生指导下作出对双方和下一代健康都有利的决定和安排。

(2) 婚前检查有利于优生,提高民族素质。通过家族史的询问,家系的调查,家谱的分析,结合体检结论,医生可对某些遗传缺陷作出明确诊断,并根据其传递规律,推算出"影响下一代优生"的风险程度,从而帮助结婚双方制定婚育决策,以减少或避免不适当的婚配和遗传患儿的出生。

(3) 婚前检查有利于主动有效地掌握好受孕的时机和避孕方法。医生根据双方的健康状况、生理条件和生育计划,为他们选择最佳受孕时机或避孕方法,并指导他们实行有效的措施,掌握科学的技巧。对要求生育者,可帮助其提高计划受孕的成功率。对准备避孕者,可使之减少计划外怀孕和人工流产,为保护妇女儿童健康提供保证。

(4) 婚前检查不仅仅是一项健康检查,更重要的是向人们传播有关婚育健康的知识,进行健康婚育指导。例如,医疗保健机构会向准新人播放婚前医疗卫生知识、婚后计划生育等方面的宣传片,发放宣传材料,开展有关咨询和指导等。

(二)婚前检查的主要内容及注意事项

婚前检查是优生工作中的第一步,是对男女青年在结婚登记前接受的一次全面的、系统的健康检查,检查的重点是和婚育有关的健康状况。婚前体格检查分为全身一般检查和生殖器官检查。具体的项目包括:血常规、尿常规、胸透、肝功能等,女方要查内科、妇科,男方查外科、内科。

1. 检查的项目

(1) 法定传染病。包括艾滋病、淋病、梅毒、乙肝等,这些疾病可以通过抽血或涂片排查。

(2) 严重的精神病。如严重的躁狂症、精神分裂症等,这些疾病可能危害他人生命安全和身体健康,患者的心理问题还会引起很多严重后果。此类疾病需要精神科医生诊断。

(3) 生殖系统畸形。此类疾病直接影响生育,其中一些疾病男科和妇科医生可通过肉眼诊断,有些需要用 B 超检查。

(4) 先天性遗传疾病。如白化病、原发性癫痫、软骨发育不良、强直性肌营养不良、遗传性视网膜色素变性等。遗传性疾病的排查需要检测染色体。

(5) 血常规及尿常规检查。

2. 检查的具体内容

(1) 问诊。医生要向青年男女详细询问与婚育有关的健康问题:①要问清楚双方的疾病史,如有无急性和慢性传染病、心脏病、肾炎、精神病、重要脏器及泌尿生殖系统疾病等。②要问清楚双方家族史,尤其在直系亲属中有无遗传性的病史,像精神病、痴呆、先天性畸形及其他遗传性疾病。③要询问双方是否直系血亲或三代以内旁系血亲。④询问女性的月经史和男性的遗精情况,对及早发现影响婚育的疾病很有帮助。⑤如果是再婚,医生还应了解其过去的婚育史。

问诊时,凡患有对婚后性生活和后代健康有影响的疾病,都应忠实坦白地告诉医务人员,并认真地听取医生的指导和劝告,发现疾病和缺陷要及时治疗。不宜结婚或生育者不要勉强,否则会对婚后夫妻生活和精神上造成不必要的痛苦和麻烦。

(2) 体格检查。①一般检查,测量身高、体重、血压,检查全身及神经系统发育情况;②主要脏器的检查,如心、肝、肾、肺的检查;③第二性征的检查,包括毛发分布、脂肪分布、喉结及乳房的发育;④生殖系统的检查,包括内外生殖器的发育情况,有无先天性畸形和其他情况。

(3) 实验室检查。主要是血、尿常规检查,包括肝、肾功能等,必要时做精液检查、染色体核型分析和梅毒螺旋体、HIV 检查等。

在婚前检查中如发现男女双方患有重要脏器的疾患或某种传染病,以及不宜立即结婚或生育等方面的问题,如遗传性疾病、性病、麻风病、急性传染病和严重的心、肝、肾等疾病,这些疾病有的不宜结婚生育,有的不能马上结婚或生育,对不宜生育者,应进行科学宣教禁止结婚或说服对方不要孩子,采取节育措施,积极治疗原发疾病,否则不利于父母和后代的健康。若发现未经治愈的麻风病及其他一些医学上认为不能结婚的疾病,则劝他们不要结婚。若发现慢性肝炎的或是携带乙肝病毒的如"大三阳",体内的乙肝病毒还在复制,还有较强的传染性,性生活时就有可能传染给对方。因此对方最好注射乙肝疫苗,性生活时使用避孕套,避免传染。

特别要指出的是,婚前检查是严肃认真的社会卫生保健工作,不能草率了事。对女性一般不做阴道检查,只做视诊和肛门检查,如有必要医生会在征得本人及家属同意后,才做阴道指诊,并对检查结果予以保密。为了对夫妻、家庭、后代和社会负责,受检人要诚实、坦率、严肃、认真地对待婚前检查。

3. 检查的注意事项

（1）婚前检查时间要尽量与婚期拉开距离,一旦检出问题,能争取时间治疗。婚前检查证明的有效期为3个月。

（2）婚前检查时女性要避开月经期,月经干净3天后做婚检。

（3）婚前检查前一天要休息好,避免劳累,忌酒,因为这些都有可能影响肝功能的检验结果。

（4）婚前检查前一天尽量吃清淡饮食,以免影响检查结果。

（5）有关项目为空腹检查,婚前检查当天早晨需要禁食。

二、婚前咨询与指导

青年男女在婚前对性生理、性心理、性卫生,往往了解甚少,甚至一片迷茫。曾发生过新婚之夜因性知识缺乏导致女方阴道严重裂伤并引发大出血的案例。因此,对即将结婚的青年男女进行婚前指导是非常必要的。

（一）选择好配偶

从优生学考虑,对配偶的选择不应该只注重相貌、健康程度、经济条件,还要更加注重遗传因素。因为婚姻不仅仅是男女双方的结合,还包括后代的素质,甚至牵涉民族的强盛等方面。

1. 了解家族遗传病史

有人看上去和正常人一样,但却带有遗传性疾病的基因,这是隐性遗传。本人虽然不发病,但可遗传给下一代。是否携代隐性遗传基因,可以通过观察对方家族史,或者双方本人通过医学鉴定得到结果。这样做并不是双方的互不信任,而是对下一代负责。

俗话说,同病相怜,但患同样疾病的青年不要相恋。因为一些相同的遗传基因所致的疾病患者(如先天性聋哑、遗传性致盲疾病)一旦结合,其后代也往往发生同样的遗传性疾病。因此,在择偶时需要考虑这个问题。

2. 扩大择偶范围

优生学理论认为,血缘关系越远的婚姻,其后代患遗传性疾病的可能性也越少,而且较聪明、健康。从地理意义来说,越远,血缘关系也越远。因此,在选择对象时要尽可能地扩大地域范围,尽量找不同地区的配偶。

近亲结婚是科学文化落后时代的产物,由于一些古典文学名著对此常加以歌颂,所以影响很深。如在个别农村地区,"姑表亲"、"姨表亲"之风仍然盛行,"亲加亲,代代亲"是错误的谎言,其实亲缘越近,后代的智力与生活能力越差。

3. 优势互补

夫妻双方智力上的长处能互补比较好。这样所养育的后代有机会得到父母各自的优秀基因,而具有父母双方的优势而变得更加聪明。正所谓"青出于蓝而胜于蓝"。选择配偶最好综合考虑,取长补短。例如,一位女性的文学水平较高、语言表达能力强,或擅长音乐、舞蹈,那么她就可以选择数学能力强,具有抽象的逻辑思维和分析思维能力的伴侣,这样可以做到取长补短。此外,我们每个人的外表特征也有所不同,有的美、有的丑、有的胖、有的瘦、有的高、有的矮、有的白、有的黑等,各自都存在着某些不足,那么选择对象的时候也要全面比较一下优、缺点,尽量做到取长补短。例如,长相差一些的可以选择长得漂亮一些的,身材矮小的可以选择身材高大些的,较瘦的人可以选择较胖的人。这样就可以弥补双方某些方面的"缺陷",使其子代能较为均衡的发育。

（二）了解有关性方面知识

性知识的概念、内容,对许多人来说,是陌生的,神秘的。不少人不知道怎样保护自己的性器官及进行卫生护理,不知道怎样对待遗精、月经,不知道怎样对待性自慰,不知道生育是怎么一回事,不知道什么样的学习方式、生活方式和行为方式会影响到自己的性能力,不知道如何正确地与异性相处,即使结婚了,也不清楚究竟应该怎样过好夫妻性生活等。

由于缺乏性知识,性安全观念极为淡薄。不知道怎样会怀孕,不知道怎样的性行为容易导致疾病,对性疾病缺乏应有的警惕。特别是在农村,许多人都没有性卫生知识,不知道在性关系和性生活中怎样有效地保护自己也保护对方。不知道科学避孕,不懂得夫妻之间的性生活怎样才能和谐。他们不知道害怕,不是因为他们有多大的胆量,而是因为他们不懂得性会带来什么样的"结果"。这种所谓的"无畏",带来的负面效应有时会很严重。因此在婚前对年轻人进行婚前指导显得特别重要。

婚前指导与宣传可以通过展览、录像、录音、讲课等多种形式进行性知识学习。我国不少地方举办婚前学校,向男女青年讲解生理知识,宣传优生优育知识以及性生理、性卫生等保健知识并进行婚姻指导及生育指导。通过宣传和介绍,让年轻人认识男女生殖器官的构造与生理功能,明白生殖是人类的一种本能,生殖、繁衍离不开两性结合。性活动既不肮脏也不奇怪,它是种族繁衍的方式,既受社会制约也受法律保护,是夫妻共同的权利。另外,还应知道如何做好妻子和丈夫,如何建立一个和谐美满的家庭。通过婚前指导帮助年轻人了解避孕节育方面的科学知识,选择不同的避孕工具,避免不必要的流产。假如想要孩子,可以指导最佳的怀孕时机,合理地调整生育的时间,生育一个健康聪明的孩子。如果未婚夫妻某一方有什么疾病,可以通过婚前指导与咨询,及时得到诊治,免去因无知所带来的许多麻烦。

（三）避免未婚先孕

随着开放观念的流行,未婚先孕有增多的趋势。未婚先孕会间接影响到胎儿的质量,所以也是优生学要强调的问题。未婚先孕对孕妇的生理和心理极为有害,对胎儿的正常发育也有影响。

首先,未婚先孕后,心理压力很大,精神上的沉重负担,可使孕妇紧张、恐惧、忧心忡忡而茶饭无趣,这不仅对孕妇本人的健康不利,更主要的是胎儿无法得到充足的营养而影响胎儿的发育,造成先天不足,发育不良,出生后成为不健康的人。有些未婚先孕女青年只好做人工流产来终止妊娠,有的甚至进行多次刮宫,这给妇女的身心带来严重的创伤,常引起许多并发症或后遗症,如盆腔感染、子宫出血或损伤,有时可造成月经不调、闭经、继发性不孕等,并有增加子宫内膜异位症的可能。而一些未婚先孕的妇女在施行人工流产后,往往得不到充分的休息和调养,由于害羞,对人工流产并发症不能及时治疗,留下严重的后遗症。更有甚者,有的青年妇女在人工流产后仍放任不羁,再次怀孕,造成反复多次人工流产,既严重影响了身心健康,又给婚后生育带来严重影响,导致自然流产,甚至终身不孕。另外,未婚先孕不符合我国婚姻法与计划生育政策,未婚先孕得不到法律的保护、社会的认可,当事人的人格尊严容易遭受歧视。同时孩子出生后可能会遭遇入户口难、入学难、就业难等问题。

（四）克服婚前恐惧心理

婚前恐惧症是指在结婚前出现对婚姻的恐惧。当事人对婚前、婚后角色转变的过度担忧,对生活方式的反差不适应所造成的恐惧。有些年轻人在临结婚时对婚姻产生恐惧而临阵脱逃,害怕或不愿意结婚。产生婚前恐惧症的最大原因主要还是对结婚没有做好心理准备,害怕面对婚后的生活。

婚前不适症状第一次出现是在谈婚论嫁阶段,主要是对婚姻持久性的怀疑和恐惧;第二个阶段是结婚的前1个月或前1个星期出现的恐惧、紧张、焦虑等"症状"。与第一阶段不同的是,这时产生"恐婚"的原因是对婚后生活困难程度的"扩大"。出现恐婚症状的男女比例大致持平,只是在恐惧的内容上各有不同。男性恐惧的内容比女性要多。一般情况下女性担心的是婚后短期的、当前的家庭生活,其中包括与公公、婆婆、小姑及其他家庭成员关系的处理和协调等。一般来说,有婚前恐惧症者主要有以下心理特点:①责任感与责任心不强:他们的心智发展还不成熟,独立性不够,自理能力也不强,害怕承担婚姻中所需要承担的责任。②对婚姻缺乏安全感与信任感:这类患者在自己的成长经历与家庭环境中,因为受到了一些外在的信息,如父母的不幸婚姻、朋友的感情失败等,从而导致对婚姻产生心理阴影,对婚姻缺乏安全感与信任感。③拒绝成长，害怕约束：这类患者认为，婚姻是一种束缚，他们认为一旦结婚，那就如同失去了自己，没有了自我，从而导致他们对婚姻产生排斥，如果恋爱他们可以接受，一旦说到婚姻，他们就会出现恐惧心理。

走出婚前恐惧症，①要摆脱对婚姻生活的幻想，不要存在过高的期望与奢望。②要增强责任意识，婚前还是恋爱的关系，并不需要承担太多的责任，个人空间比较自由，而婚后就意味着要承担责任，尽自己婚姻角色中的义务。新家庭的诞生，就意味着负担的加重，意味着双方要为家庭尽力尽责，尽自己做丈夫和妻子的责任。因此，恋人们在婚前就要有为爱人、为未来的小家庭甘心吃苦受累的信心，因为新的家庭需要双方的互相奉献、共同营造。③要增加对爱人的了解并学会宽容和谅解爱人的缺点。男女双方需要不断地加强相互之间的了解，加深感情，这是最重要的婚前心理准备。这项准备若不充分，其他准备再完备也不会保障婚后生活的美满幸福，纵然是婚前物质准备应有尽有，亦难以弥补心理的损伤，维持夫妻真挚的恩爱。同时要客观地评价自己的爱人，不要认为爱人样样都好，完美无缺，这种想法是不现实的。④要做好适应新生活的精神准备。婚前就应想到婚后生活的各个方面都会发生显著的变化，不仅要和爱人生活在一起，还有双方的父母、兄弟、姐妹及亲戚朋友，要学会与她们和睦相处。在婚前乃至婚后一段时间内，应该创造条件去认识和熟悉那些应该认识的人，以免婚后因许多陌生人闯入自己的生活而感到紧张和引起误解，从而伤害夫妻感情。

（五）合理选择避孕手段

各种避孕方法有不同的优、缺点，男女双方要根据自身的年龄、健康状况、子女的多少、生活习惯等的不同，科学地选择最佳的避孕方法。

（1）新婚夫妇：以男用避孕套、女用短效口服避孕药为佳。由于新婚妇女阴道较紧，不宜上环和放置阴道隔膜。打算在6个月后怀孕者，不宜用长效避孕药（针），如果用了长效避孕药者，须在停药后6个月方可怀孕，否则对胎儿不利。

（2）探亲夫妇：以男用避孕套、女用探亲避孕药片为佳，不宜采用安全期避孕法，因为两地分居的夫妇相逢，情绪激动，往往会"即兴排卵"或"提前排卵"，安全期推算不准，很容易导致避孕失败。

（3）哺乳期妇女：以男用避孕套、女用阴道隔膜加避孕药膏为佳；不宜用口服避孕药，因为它可影响乳汁的分泌和婴儿的生长发育。

第二节　孕前咨询指导

一、孕前检查与接种疫苗

孕前检查是指夫妻准备生育前到医院进行身体检查，以保证生育出健康的婴儿，从而实现优生。孕前检查时间一般在准备怀孕前3～6个月进行。

孕前检查的重点人群是未做过婚检的；夫妇双方或一方有遗传性疾病史、有家族遗传性疾病史、有慢性疾病、有传染性疾病；女方年龄>30岁；有不良产史，如习惯性流产、死胎、死产、智力低下儿；未接种过乙肝疫苗的夫妇；夫妇双方工作生活中接触不良因素，如接触放射性物质、化学农药、有害环境等；有不良生活习惯，如长期吸烟、酗酒、药物成瘾、偏食等。

（一）女方孕前检查的主要内容及注意事项

女方孕前检查的主要内容有血常规、尿常规、粪常规、肝功能、胸透、妇科等检查。

1. 血常规

血常规检查能及早发现贫血等血液系统性疾病。孕妇贫血还会殃及胎儿，给宝宝带来一系列影响，如易感染、抵抗力下降、生长发育落后等。女性血常规检查注意事项：要空腹，包括禁食、禁水。

2. 尿常规

尿常规检查有助于肾脏疾患早期的诊断。10个月的孕期对于母亲的肾脏系统是一个巨大的考验,身体的代谢增加,可使肾脏的负担加重。如果肾脏存在疾患,后果则非常严重。女性尿常规检查注意事项:收集早晨起床第一次排的尿液,放入干净的小玻璃瓶中,备化验用。同时尿常规检查要避开月经期。

3. 粪常规

粪常规检查有助于消化系统疾病、寄生虫感染的诊断,如弓形虫感染。不及早发现可造成流产、胎儿畸形等严重后果。

4. 肝功能

肝功能检查有助于各型肝炎、肝脏损伤的诊断。如果孕妇是病毒性肝炎患者,没有及时发现,怀孕后可造成非常严重的后果,如早产,甚至新生儿死亡。肝炎病毒还可垂直传播给新生儿。

5. 胸部X线透视或摄片

用于结核病等肺部疾病诊断。患有结核的女性怀孕后,会使治疗用药受到限制,使治疗受到影响。而且,活动性结核常会因为产后的劳累而加重病情,并有传染给孩子的危险。

6. 妇科内分泌系列检查

用于月经不调等卵巢疾病诊断,如卵巢肿瘤,即使为良性肿瘤,怀孕后常常也会因为子宫的增大,影响对肿瘤的观察,甚至导致流产、早产等。

7. 白带常规

用于筛查滴虫、霉菌、细菌感染,如果患有性传播性疾病,最好是先彻底治疗,然后再怀孕。否则易引起流产、早产、胎膜早破等危险。白带常规检查要避开月经期。

8. 染色体检测

染色体检测能及早发现克氏征、特纳综合征等遗传性疾病与不育症。

9. 全身体格检查

全身体格检查主要包括血压、心电图、身高、体重、视力、听力及生育能力评估等。

（二）男方孕前检查内容及注意事项

男方孕前检查内容主要包括遗传病染色体、肝功能、男性泌尿生殖系统、精液检查等。

1. 染色体异常

孕前检查除了要排除有遗传病家族史,如自己的直系、旁系亲属中,是否有人出现过习惯性流产,或分娩过畸形儿,根据这些状况判断染色体是否出现平衡异位,以减少生出不健康宝宝的可能性。必要时夫妇双方一起进行染色体检测,排除遗传性疾病。

2. 肝功能检查

虽然肝功能异常是否能够通过精子传染,现在还尚无定论,但极容易传染给朝夕相处的爱妻,甚至通过母体传染给胎儿。为了保险起见,肝功能检查也是准爸爸的职责所在。

3. 生殖系统

泌尿生殖系统的健康对胎儿也很重要,这项检查是孕前体检必不可少的。生殖系统是否健全是孕育胎儿的前提,除了排除生殖系统疾病外,还要考虑传染病、性病,特别是梅毒、艾滋病等,虽然这些疾病的病毒对精子的影响尚不明确,但是这些病毒可能通过爸爸传染给妈妈,再传给胎儿,使他们发生先天性的缺陷。

4. 精液检查

健康胎儿是健康的精子和卵子结合的结晶,因此准爸爸孕前检查最重要的就是精液检查。3～5天不同房是进行精液检查的最佳时机,通过检查,可以获知自己精子的状况。如果精子的活力不够,就应从营养上补充;如果精子过少,则要反省自己的不良习惯,如戒烟酒、不穿过紧的内裤等;如果是无精症,则要分析原因,决定是否采用现代的医学助孕技术。

（三）接种疫苗

妇女在怀孕前要接种疫苗,接种疫苗的目的是为了保证胎儿正常发育,减少病残儿的出生。为了胎儿的健康,建议准备怀孕的妇女接种风疹疫苗、乙肝疫苗、甲肝疫苗、水痘疫苗及流感疫苗等。

1. 风疹疫苗

注射时间:至少在孕前 3 个月,因为注射后需要 3 个月的时间,人体内才会产生抗体。

效果:疫苗注射有效率在 98% 左右,可以达到终身免疫。

2. 乙肝疫苗

注射时间:按照 0、1、6 的程序注射。即从第一针算起,在此后 1 个月时注射第 2 针,在 6 个月的时候注射第 3 针。加上注射后产生抗体需要的时间,至少应该在孕前 9 个月进行注射。

效果:免疫率可达 95% 以上。免疫有效期在 7 年以上,如果有必要,可在注射疫苗 5~6 年加强注射一次。

注意:风疹疫苗和乙肝疫苗在注射前都应该进行检查,确认被注射者没有感染风疹或乙肝病毒方可接种。

3. 甲肝疫苗

甲肝病毒可以通过水源、饮食传播。而妊娠期因为内分泌的改变和营养需求量的增加,肝脏负担加重,抵抗病毒的能力减弱,极易感染。因此,专家建议高危人群应该在孕前注射疫苗防病、抗病。

4. 水痘疫苗

早孕期感染水痘可导致胎儿先天性水痘或新生儿水痘,如果怀孕晚期感染水痘可能导致孕妇患严重肺炎,甚至可以致命。

二、孕前咨询与指导

为了达到优生的目的,准备怀孕的年轻夫妇可向医务人员或早教专业人士了解孕期的准备工作和注意事项。

(一)孕前咨询的主要对象

一是,已生育过一个患有遗传性疾病或出生缺陷患儿的夫妇,夫妇双方或一方患有某种遗传性疾病或有遗传性疾病家族史者;二是,高龄孕妇,母龄≥35 岁,父龄≥40 岁;三是,智力低下的孕妇或其家族中有智力低下患者;四是,多次自然流产、死胎、畸胎分娩;五是,三代以内近亲婚配;六是,孕期尤其是孕早期接触过可能致畸物质,包括已经公认有致畸性及怀疑有致畸性的药物及物理化学、生物等因素。

(二)孕前咨询的主要方法

一是,详细询问病史、家族史,若有先证者,必须明确先证者的诊断;二是,体格检查,包括一般检查,妇科、产科或有关专科检查;三是,相关的检验包括染色体分析、地中海贫血、ABO 血型血清学、宫内感染、性病等;四是,筛查高危孕妇后,引导进行产前诊断或动态观察或分析发病原因,计算遗传风险,对其婚姻或生育提出建议和指导。

(三)孕前咨询的注意事项

一是,为患者保密:凡涉及个人隐私或有关道德问题,应为患者保密。二是,坦诚相待:医患双方应坦诚相待,包括病史、配偶、性伴、家族史等;医生应把相关的疾病可能的预后、适当的干预及可行的追踪随访如实告之,包括接受产前诊断、避孕、收养等。分析情况时,不应带有个人的偏见,最后让患者自己选择自己合适的方法。三是,信赖:以患者利益为基本点,耐心聆听患者的申诉,从中分析获取有用的资料,同情和理解患者的困扰,尽量以通俗的语言解释科学理论,帮助患者理解将要进行的一些检查和干预,取得患者的信赖是成功咨询的重要一步。四是,耐心:允许患者反复,一次咨询不能解决问题,应把空间留给患者及其家属,必要时进行第二次甚至第三次咨询,务求达到预期目的。

(四)孕前指导的主要内容

1. 调养身体,以最佳状态迎接胎儿的到来

(1)调整饮食习惯。胎儿成长的一切都要依赖于母体,孕妇要在受孕前把肠胃功能调理好,加强怀孕所需营养物质(叶酸、矿物质、维生素等)的储备与吸收,这样才能供给胎儿充足的营养。特别是体质较弱的女性,如长期减肥或有贫血症状、习惯性流产者,在准备怀孕前必须先调养好身体,以最佳的健康状况迎接胎儿。

计划怀孕时,孕前要注意补充叶酸,叶酸为人体细胞生长和分裂所必需的物质之一,可帮助胎儿神经管发育。同时要补充碘元素,女性一旦怀孕,很容易缺碘。调查显示,轻度缺碘的孕妇为30%,重度缺碘为5%,而重度缺碘可导致流产。所以,补碘从怀孕前就要开始。正确的补碘是:在菜炒熟后再放碘盐,这样碘不会挥发。平时也可多吃些海产品补碘。在饮食上准备怀孕的女性还需戒口,孕前6个月开始,女性要开始忌口了,要放弃生吃水产品如生鱼片、生蚝等(有壳类的水生物),这些水产品中的细菌和有害微生物能导致流产或死胎,而微生物在人体内生存的时间往往超出我们的想象。同时,要放弃女性钟爱的火锅、烧烤。因为大多数牛、羊体内可能寄生着弓形虫,人们并不能用肉眼看见。

(2) 坚持身体锻炼。孕前做好身体锻炼很重要。医学研究表明,孕前缺乏适量的体育锻炼不利于女性体内激素的合理调节。特别是对过胖的女性而言,怀孕后极易出现孕期糖尿病。糖尿病不仅可以对孕妇本身的身体造成危害,而且可以造成胎儿在母体内发育或代谢障碍,出现胎儿高胰岛素血症及巨大儿。因此,孕前锻炼显得尤其重要。一般适于清晨进行,如做健美操、打拳等,在节假日还可以从事登山、郊游等活动。女性不要因为新婚后家务负担的加重而中断身体锻炼,同时女性在锻炼中应注意运动量及时间限制,防止运动过量而出现损伤。

男性缺少锻炼照样会对受孕的机会和质量造成影响。有研究表明,身体肥胖的男性会导致腹股沟处的温度升高,损害精子成长。运动不仅可以保持健康的体质,还是有效的减压方式,压力大的男性可以考虑每天运动30~45分钟,增强精子活力。男性在选择运动项目,相对女性来说比较多,但是激烈的跑步运动或长距离的骑车可使睾丸的温度升高,破坏精子成长所需的凉爽环境,从而降低精子活力,因此这类运动要避免。

(3) 养成好的生活习惯。现代人生活形态改变,就寝时间越来越晚,甚至出现熬夜、日夜颠倒等情形,经常生活作息无规律容易影响生理功能,导致不易受孕。因此,想要怀孕的女性,应该先养成规律作息,晚上23:00前就寝,将生理功能调整到最佳状态,提高受孕概率;避免过度劳累和生活紧张。

同时打算怀孕的女性必须改变化妆的习惯。很多女性都有化妆的习惯,尤其是每天使用隔离霜或粉底,或使用美白祛斑霜等含铅类的化妆品。美白效果越好的化妆品含铅量越高,如果女性体内含铅量多,怀孕后,必然增加怀孕后胎儿患疾病的可能性,如多动、智力底下、贫血等。所以,从孕前开始,只要保持皮肤清洁就可以了,最好不化妆,少用或不用化妆品。

2. 推算女性的排卵时间

(1) 按月经周期推算排卵:女子月经周期平均是28天左右。排卵的时间大多在两次月经之间,月经周期的第14~15天。在排卵的前5天和后4天是最容易受孕的时间。如果月经周期比较准确,则排卵的时间也就比较恒定。

(2) 测量基础体温推算排卵期:在静息状态下测得的体温为基础体温。基础体温的周期性波动是:月经后,体温维持在较低水平;排卵时体温稍下降;排卵后,体温开始上升,上升幅度为0.2~0.5℃,并维持至月经来潮前一天。月经来潮,体温下降,开始下一个周期。在体温稍下降又上升的时期是排卵期。受孕应安排在排卵的那一天或排卵的前后2天。

(3) 宫颈黏液观察:在月经周期中,女性宫颈黏液的性状会随着不同阶段性激素的水平不同而变化。在月经期前后,雌激素水平较低,宫颈黏液稠厚而量少,甚至缺如,提示不易受孕。在月经周期中期,当雌激素水平逐渐升高时,宫颈黏液随之会越来越薄,量也越来越多,越接近排卵期,越变得清澈透亮,拉丝度高,润滑感强。把出现这种黏液的最后一天称为"高峰日",在其前后的48小时之间可发生排卵。随着宫颈黏液的变化,在女性阴部也发生相应的变化,月经干净后阴部处于"干燥期",随后出现"湿润期",再后又是"干燥期"和下次的月经来潮。因阴部的湿润表明宫颈黏液的分泌增多,所以出现阴部的湿润感的时期就是"易孕期"。如果计划受孕,可选择在排卵前的"湿润期"直至高峰日后3天内进行性生活[①]。

3. 选择受孕的最佳年龄

从妇产科学和社会学的角度看,女性最佳生育年龄为24~29岁,男子是26~30岁。统计资料表明,20岁以下的母亲生出先天性畸形的发生率比25~29岁组要高50%;35岁以上的母亲,生出先天性愚型的发生率要比25~29岁的母亲高5倍,40岁以上者则高出10~15倍。

---

① 王雁.优生优育导论[M].北京:教育科学出版社,2003,204

女性从月经初潮到绝经前都可受孕,但从初潮至生殖器官发育基本成熟一般是 13～18 岁,有关专家认为妇女身体其他器官完全发育成熟要到 23 岁后。如果在此年龄前生育,不仅影响母体的发育和健康,还可导致胎儿发育不良,因为正在急速发育中的母亲不能及时供给胎儿生长发育所需要的大量营养物质,以致会影响胎儿的体质和智力发育,孕妇的难产率、流产、早产、胎儿畸形发生率也高。同时,男性生殖功能的发育和成熟比起女性来还要晚一些,早婚早育的男性所产生的精子数量少,质量低,并易发生精子染色体异常等情况,也不利于胚胎发育。

推迟生育年龄过晚生育同样不利于优生,女性生育年龄最好不要超过 30 岁,尤其不要超过 35 岁。因为生育过晚既不利于母亲健康,也不利于优生。35 岁以上高龄女性,由于卵子的染色体老化、畸变的可能性增大,可导致胎儿畸形、智力低下、死胎的发生率增高;另外,产妇年龄过大,妊娠并发症增多,分娩困难,胎儿损伤、死亡率增加。而男性生育年龄过大,精子的基因突变率和染色体畸变率相应增高,精子的质量和数量都得不到很好的保证,对胎儿的健康也十分不利。

4. 掌握受孕的最佳时机

任何一对夫妻都想生个既聪明又健壮的孩子。除日常男女对各自体质锻炼和健康的维护外,科学研究表明,选好受孕时间也是十分重要的因素。

一个好的受孕时间是指:夫妻双方的心理状态良好,特别是精神舒畅,无任何忧愁干扰时;双方身体无任何疾病时,长期口服避孕药的妇女应停用 2 个月后再受孕;受孕前 3 个月,男女双方最好忌烟酒,营养状态良好;选择受孕季节,一年之中以 7～8 月份怀孕,来年 4～5 月份生产为好;受孕前 1 个月内,同房次数不宜过频,最好按女方排卵期一次成功;双方都有强烈的性需求时,同房时间宜选择早晨起床前。

避免在下列情况下怀孕:

"喜上喜":即不要在新婚时马上受孕。由于在新婚前后,男女双方为操办婚事、礼节应酬而奔走劳累、迎来送往,体力超负荷消耗,降低了精子和卵子的质量。新婚蜜月时性生活频繁,也会影响精子和卵子在子宫着床的环境,降低胎卵质量,从而不利于优生。

"途中孕":无论是蜜月旅游或是其他旅游,都要采取避孕措施,因为在旅游途中生活起居没有规律,居无定所,睡眠不足,饮食失调,营养偏缺,大脑皮质经常处于兴奋状态,加上过度疲劳和旅途颠簸,很难保证精子与卵子处于最佳状态,甚至可影响胚胎生长或引起受孕子宫收缩,导致流产或先兆流产。

"流后孕":避免在早产、流产和摘除葡萄胎后立即受孕。妇女在早产、流产后子宫内膜受到创伤,立即受孕容易再度流产而形成习惯性流产,所以首次流产或早产后至少要间隔 6 个月后再受孕,这样让子宫内环境有一个完全恢复的过程。葡萄胎摘除后,原已隐蔽在静脉丛中的滋养层细胞,经过一段时间后(1～2 年),可重新活跃,甚至发生恶性病变。因此,对葡萄胎手术后的患者,为防止其发展成恶性葡萄胎或毛膜上皮癌,至少要定期随访 2 年,在这段时间内绝对不能受孕。

5. 了解早期怀孕的征兆

怀孕最明显的征兆是月经停止。如果女性的月经很有规律,出现闭经很可能是怀孕了。其次是基础体温的变化,坚持测试基础体温的妇女,可从体温曲线上得知是否怀孕。其他症状,如倦怠、畏寒、思眠、偏食、厌油腻、恶心、呕吐等。最后是乳房在短时间变大,乳房出现肿胀及尿频等症状。

如果是月经没有规律的女性,想了解自己是否怀孕可以用早孕试纸进行测试。早孕试纸要到正规药店购买,试纸的准确率比较高。但是早孕试纸测试也不是万无一失的,准确的结果则需到医院检测。一旦查出自己怀孕了,就要做好迎接宝宝诞生的充分准备。

第三节　产前咨询指导

一、产前检查

孕妇从确诊早孕时开始要定期到医院检查胎儿发育状况。产前检查的主要目的:一是确定孕妇和胎儿的健康状况;二是估计孕期及胎龄;三是制订接下来的产科检查计划。

（一）产前检查的时间和项目

1. 孕早期检查

孕早期检查主要是行妇科检查,确定子宫大小及是否与孕周相符;B型超声检查最早在妊娠第5周,可见胚囊;超声多普勒检查最早在妊娠第7周,可探测到胎心音。

（1）0~5周孕期检查。如果超过1周月经延期(停经),就有怀孕的可能。确定怀孕,孕妇即可马上计算预产期。有妊娠可能的女性,要注意药物的服用和X线的照射,事先告知医生已有妊娠的可能性,不可以任意服用市场所卖的成药。月经比平常来得少,也可作为判断怀孕的可能。若有出血或为茶色分泌物,需要注意,有些人会误以为是下一次月经的来潮。

（2）5~6周孕期检查。通过超声波检查,大致能看到胚囊在子宫内的位置,若仍未看到,则要怀疑是否有宫外孕的可能。若无阴道出血的情况,仅需查看胚囊着床的位置。若有阴道出血时,通常是"先兆性流产",这段时间若有一些组织从阴道中排出,需要考虑是否为流产。另外,在孕期5~8周,还可看到胚胎数目,以确定是否孕育了双胞胎。

（3）6~8周孕期检查。孕妇在孕期6~8周内做超声波检查时,可看到胚胎组织在胚囊内,若能看到胎儿心跳,即代表胎儿目前处于正常状态。此外,在超声波的扫描下,还可看到供给胎儿12周前营养所需的卵黄囊。若未看到胎儿心跳,孕妇可以间隔数天或1周,再赴医院做超声波检查。

（4）9~11周孕期检查。若孕妇家族本身有遗传性疾病,可在这个时间段做"绒毛膜采样"。但是,此项检查具有侵入性,常可造成孕妇流产以及胎儿受伤,做前要仔细听从医生的建议。

（5）12周孕期检查。第1次正式产检:大多数孕妇在孕12周左右开始进行第1次产检。由于此时已经进入相对稳定的阶段,一般医院会给孕妇办理"孕妇健康手册"。

2. 孕中期检查

孕中期检查主要是借助手测量宫底高度或用尺测量子宫长度和腹围,判断胎儿大小及是否与孕周相符;胎头双顶径值从妊娠22周起每周增加0.2 cm;妊娠20、24、28周行产前检查时监测胎心率。

（1）13~16周孕期检查。第2次产检:从第2次产检开始,基本检查包括:称体重、量血压、问诊及听胎儿的胎心音等。孕妇在16周以上,可抽血做唐氏征筛检(但以16~18周最佳),并看第1次产检的抽血报告。至于施行羊膜穿刺的周期,原则上是以16~20周开始进行,主要是看胎儿的染色体异常与否。孕妇的体重每周增加不超过500 g最理想。

（2）17~20周孕期检查。第3次产检:孕妇在孕期20周可做超声波检查,主要是看胎儿外观发育上是否有较大问题。医生会仔细量胎儿的头围、腹围、大腿骨长度及检视脊柱是否有先天性异常。首次胎动时间第1胎为18~20周出现;第2胎为16~18周出现。

（3）21~24周孕期检查。第4次产检:大部分妊娠糖尿病的筛检是在孕期第24周做。先抽取孕妇的血液样本,做一项耐糖试验,不需要禁食。若孕妇有妊娠糖尿病,在治疗上,要采取饮食及注射胰岛素来控制,不可口服药物来治疗,以免胎儿畸形。

（4）25~28周孕期检查。第5次产检:此阶段最重要的是为孕妇做乙型肝炎的检测,如果孕妇的乙型肝炎两项检验皆呈阳性反应,一定要让新生儿科医生知道,才能使孕妇在生下胎儿24小时内,为新生儿注射疫苗,以免发生感染。

3. 孕晚期的检查

孕晚期的定期产期检查主要有:手测量宫底高度或尺测量子宫长度和腹围、胎动计数、胎心监测。B超检查不仅能测得胎头双顶径值,且能判断胎位及胎盘位置、胎盘成熟度。

（1）29~32周孕期检查。第6次产检:在孕期28周后,医生要陆续为孕妇检查是否有水肿现象。此时孕妇的子宫已大到一定程度,有可能因压迫而影响静脉回流,所以此阶段孕妇较易出现下肢水肿现象。

（2）33~35周孕期检查。第7次产检:从30周后,孕妇的产检是每2周检查一次。到了孕期34周时,建议做一次详细的超声波检查,以评估胎儿当时的体重及发育状况,并预估胎儿至足月生产时的重量。一旦发现胎儿体重不达标,应建议孕妇多补充一些营养素;若发现胎儿过重,在饮食上就要稍加控制,以免在分娩过程中造成难产。

（3）36周孕期检查。第8次产检：从36周开始，孕妇越来越接近预产期，此时所做的产检，以每周检查一次为原则，并持续监视胎儿的状态。

（4）37周孕期检查。第9次检查：由于胎动越来越频繁，孕妇宜随时注意胎儿及自身的情况，以免胎儿提前出生。如果运动量不足，每天可以持续做些产前运动。最后阶段仍要注意体重增加的问题，不可摄取过量的盐分，要持续营养均衡的饮食生活。

（5）38～40周孕期检查。第10次产检：从38周开始，胎位固定，胎头下降，并可进入骨盆入口平面，此时孕妇应有随时准备待产的心理。如到了预产期后，仍无产兆，应考虑住院引产，即使用催产素静脉滴注。

（二）产前检查的主要内容

产前检查分首次检查（初诊）和复查（复诊）。首次产前检查应行盆腔双合诊检查，并测量基础血压，检查心肺，测定蛋白和尿糖。检查项目有：全身检查、产科检查、腹部检查、骨盆测量、阴道检查、肛门检查及绘制妊娠图、血常规、血型、尿常规、肝功能、B超、遗传学检查等。对有遗传性疾病家族史孕妇，应由专科医生做遗传咨询。

初诊后应按医生要求定期到医院复查，称为产前复诊。一般的时间安排是：妊娠4～7个月，每月检查一次；8～9个月，每2周检查一次；最后1个月，每周检查一次。每次复诊是为了了解前次产检后有何不适，以便及时发现异常情况，确定孕妇和胎儿的健康状况。通过产前复诊，医生可以了解和控制妊娠期异常变化，根据发现的问题，给予及时处理。在初诊检查项目的基础上复诊时可增加胎位、胎心率、胎儿大小、宫高腹围、糖耐量试验、宫颈细胞学检查等。

医生还应根据孕妇的具体情况选择做下列检查：①出现妊娠合并症，按需要进行血液检验、电解质测定及胸部X线透视、心电图、乙型肝炎抗原抗体等项检查；②对胎位不清、听不清胎心者，进行B型超声检查；③对高龄孕妇、有死胎死产史、胎儿畸形史和患遗传性疾病的孕妇，应做唐氏筛查、检测甲胎蛋白、羊水细胞培养行染色体核型分析等。

1. 监测体重

孕期体重的增长是一个渐进的过程。怀孕期间孕妇体重增长的平均值为10～14 kg；在34～38周时，每周增加0.5 kg；38周后每周增加0.3～0.35 kg。以下是孕妇体重指数，仅供参考：

$$孕妇体重指数 = 体重(kg) / 身高(m)的平方$$

提示：指数在19～24为正常体重；指数>24为超重；指数<19为低体重。

2. 检验血型

经妇产科医生确诊为妊娠的妇女，均应检验血型，这项检验具有重要的临床意义。

检验血型有利于手术及抢救失血性休克时及时进行交叉配血。妊娠过程为40周，此间可能发生各种并发症：早孕时的先兆流产性出血，或宫外孕大出血，晚期前置胎盘及胎盘早期剥离，以及分娩后子宫收缩乏力或胎盘剥离异常引起的子宫大量出血。剖宫产出血均可能使产妇陷入休克状态。及时配血及输血对抢救工作十分重要，分秒必争是获得成功的关键。Rh阴性者血源十分困难，需要及早知道，以便提前做好应急的血源准备。

检验血型还便于及时发现母婴血型不合。O型血的孕妇，如其配偶为A型、B型或AB型者；孕妇为Rh阴性，而其配偶为阳性者，均可能发生母婴血型不合及新生儿溶血症。及早了解，便可做好孕期中的母婴监测，采取相应的预防措施，在适宜时间中止妊娠，并做好新生儿溶血症的各项监测及处理，减少其危害。

3. 检查胎位

胎儿出生前在子宫里的姿势非常重要，它关系到孕妇是顺产还是难产。胎位是指胎儿先露的指定部位与母体骨盆前、后、左、右的关系，正常胎位多为枕前位。妊娠30周后经产前检查，发现臀位、横位、枕后位、颜面位等谓之胎位不正，其中以臀位为常见。胎位不正如果不纠正，分娩时可造成难产。

4. 腹部检查

孕妇排尿后仰卧在检查床上，头部稍垫高，暴露腹部，双大腿略屈曲稍分开，使腹部肌肉放松。检查者应站在孕妇的右侧。

通过观察，判断孕妇腹形及大小，腹部有无妊娠纹、手术瘢痕及水肿等；通过四步触诊法，触摸、检查孕妇的宫高、腹围；通过听诊了解胎心的情况。

（1）视诊：注意腹部形状和大小。腹部过大，宫底过高者可能为多胎妊娠、巨大胎儿、羊水过多；腹部过小、宫底过低者，可能为胎儿宫内生长迟缓、孕周计算错误等；腹部两侧向外膨出伴宫底位置较低者，胎儿可能是肩先露；尖腹（多见于初产妇）或悬垂腹（多见于经产妇），应想到可能伴有骨盆狭窄。

（2）触诊：先用软尺测量子宫长度和腹围，子宫长度是指从宫底到耻骨联合上端的距离，腹围是指绕脐一周的数值。随后进行四步触诊法检测子宫大小、胎产式、胎方位及胎先露是否衔接。在做前3步手法时，检查者面向孕妇，做第4步手法时，检查者面向孕妇足端。

（3）听诊：胎心在靠近胎背上方的孕妇腹壁上听的最清楚。枕先露时，胎心在脐右（左）下方；臀先露时，胎心在脐右（左）上方；肩先露时，胎心在靠近脐部下方听的最清楚。听诊部位取决于先露和其下降程度。

5. 骨盆测量

在妊娠早期初诊时，应做盆腔双合诊检查。妊娠24周左右产前检查时需测量对角径。妊娠最后1个月内避免阴道检查。

胎儿从母体娩出时，必须通过骨盆。除了由子宫、子宫颈、阴道和外阴构成的软产道外，骨盆是产道的最重要的组成部分。分娩的快慢和顺利与否，都与骨盆的大小、形态密切相关，狭小或畸形骨盆均可引起难产。故初孕妇及有难产史的孕妇，在初次产前检查时，均应做常规的骨盆测量及检查。

胎儿能否通过骨盆而顺利分娩，既与骨盆的大小有关，也和胎儿的大小有关。骨盆虽然形态正常，如径线小，胎儿虽正常也可能发生难产；然而当骨盆形态异常，而各径线都足够大时，分娩则不一定困难。若骨盆大小正常，而胎儿过大，胎儿与骨盆不相称时，也可发生难产。若胎儿较小，即使骨盆小一些，也能顺利分娩。骨盆有大有小，胎儿也有大有小，即便是经产妇，每次妊娠的胎儿大小也不相同。因此，为了确定骨盆的大小和形态，了解胎儿和骨盆之间的比例，产前检查时需测量骨盆。

临床上，通常首先进行骨盆外测量，即髂前上棘间径正常值为23～26 cm，髂嵴间径正常值为25～28 cm，骶耻外径>18.5 cm，大转子间径正常值为28～31 cm，坐骨结节间径正常值为8.5～10 cm，耻骨弓角度≥90°。如骨盆外测量各径线或某径线异常，应在临产时行骨盆内测量，并根据胎儿大小、胎位、产力选择合适的分娩方式。

6. 肛门指诊检查

通过肛门指诊检查，可以了解胎先露部、骶骨前面弯曲度、坐骨棘间径、坐骨切迹宽度，以及骶尾关节活动度，并测量出口后矢状径。

二、产前咨询与指导

医生或专业人员通过向孕妇做产前卫生常识的宣教，使孕妇了解妊娠期、分娩期及产褥期的生理改变以及保健措施，打消不必要的思想顾虑；通过建立产科档案，发现和处理有关疾病，保证母婴的健康安全。

（一）问诊的主要内容

医生产前问诊的内容包括询问孕妇的病史、年龄、职业、月经史、既往孕产史、既往手术史、本次妊娠过程、家族史、丈夫健康状况等方面内容，并将每位孕妇的资料记载成册，以备用。

（1）问年龄：年龄过小容易发生难产；35岁以上初产妇容易并发妊娠期高血压疾病、产力异常等。

（2）问职业：如接触有毒物质的孕妇，应检查血常规和肝功能。

（3）问月经史：孕妇要回答首次月经来潮时间，每次月经的周期，月经的量等情况，如果月经周期延长者其预产期需相应推迟。

（4）问孕产史：产妇应如实向医生说明自己的孕次和产次，有无高危妊娠经历，有无难产史、死胎死产史、分娩方式及有无产后出血史，出生时新生儿情况等。孕次又称胎次，是指妇女妊娠的次数，不论是足月产、早产、流产、异位妊娠或葡萄胎均算妊娠，均应列入孕次。产次即分娩次数，是指妊娠达28周以上的分娩次数。高危妊娠是指对孕妇、胎儿、新生儿有高度危险的妊娠。

（5）问既往史和手术史：了解妊娠前有无高血压、心脏病、糖尿病、血液病、肝肾疾病、结核病和做过何种手术。

（6）问本次妊娠过程：了解妊娠早期有无病毒感染及用药史；妊娠晚期有无阴道流血、头痛、眼花、心悸、气短、下肢水肿等症状。

（7）问家族史：询问家族史中有无妊娠合并症、双胎妊娠及其他遗传性疾病等。对有遗传疾病家族史，可以在妊娠早期行绒毛活检，或在妊娠中期做羊水染色体核型分析，以减少异常患儿的出生率。

（8）问丈夫健康状况：着重询问有无遗传性疾病等。

（9）问胎动和胎心情况：胎动和胎心是最主要的胎儿监护指标，每次做孕期检查时，产科医生都要询问并关注胎动情况。

（10）问有无身体不适：如孕妇有无消化系统症状、贫血、腰背痛、下肢及外阴静脉曲张、下肢肌肉痉挛、阴道出血、阴道分泌物异常、胎动变化、痔疮、便秘、仰卧位低血压等异常症状。如有异常情况，医生需给孕妇做相关的检查，并对症治疗。

医生除了进行问诊或检查外，还应对孕妇的身体、体态、动作、情绪等进行观察。观察孕妇的营养及精神状态，注意孕妇的步态和体重、骨盆有无狭窄、脊柱和下肢有无畸形；检查乳房乳头的大小及有无凹陷、下肢有无明显水肿等。医生根据具体情况进行必要的处理。

（二）产前指导

医务人员及专业人士应对孕妇及家属进行必要的产前指导。

1. 掌握孕期乳房的护理

在孕期，孕妇要注意不同阶段的乳房护理。如果在孕期乳房护理得当，那么，分娩后的恢复就会更加顺利，可以避免出现乳房下垂等现象。

（1）怀孕早期：当孕妇怀孕至第5周左右，乳房乳头开始变深，乳房变柔软，乳房正下方的血管越来越明显等迹象。怀孕至4个月左右，大部分孕妇乳房已开始变大，除轻微疼痛，偶尔还会扪及肿块。此时可采用热敷、按摩等方式来缓解乳房的不适感；每天用手轻柔地按摩乳房，促进乳腺发育。

（2）怀孕中期：乳房持续增大，不适感消失。第一次怀孕的孕妇，乳头会比较娇嫩、敏感，此时期乳房内可能开始生成乳汁，所以乳头会分泌少量白色乳汁。孕妇可每天用温水和干净的毛巾擦洗乳头一次，然后可以在乳头表面擦一点婴儿油，这样可以增强皮肤的弹性和接受刺激的能力。

（3）怀孕晚期：乳房的尺寸不断增大，乳头的距离也不断增大，肿胀感当然更为严重。但在分娩前，胸部增大的速度反而减慢。这一时期，孕妇除了正常的清洁外，可适当进行乳头按摩。用一只手托住乳房，另一只手的拇指、示指及中指捏住乳房，三指靠拢，轻轻压迫乳晕，然后改变位置，重复上面的动作。

2. 避免高危妊娠

高危妊娠是指妊娠期某种因素对孕妇、胎儿和新生儿能构成较高危险性，因而增加围产期发病率与死亡率。具有高危因素的孕妇称为高危孕妇。及时了解胎儿和自己的身体情况，提前做好预防措施，高危妊娠的风险就可以降到最低，那么哪类人群要预防高危妊娠呢？

（1）孕妇年龄<15岁：年龄<15岁的女孩怀孕更容易发生先兆子痫（孕期出现高血压、蛋白尿和水肿）和子痫，出生的婴儿可能低体重或营养不良。

（2）孕妇年龄>35岁：年龄≥35岁的孕妇，发生高血压、糖尿病或子宫肌瘤的危险增高，分娩时容易发生难产。35岁以上的孕妇出生染色体异常儿，如唐氏综合征的发生率迅速增加。高龄孕妇可进行绒毛取样或羊膜腔穿刺检查来诊断胎儿的染色体是否正常。

（3）孕妇的体重：如果孕妇孕前体重低于45 kg，出生婴儿的体重常常低于正常值。如果在妊娠期，孕妇体重增加少于7 kg时，分娩低体重儿的可能性几乎达30％。反之，肥胖孕妇就可能出生巨大儿，肥胖孕妇也可增加妊娠期糖尿病和高血压的危险。

（4）孕前患有慢性疾病：孕前患有原发性高血压或慢性高血压、心脏病，特别是有心衰史或发绀型心脏病、慢性肾炎、糖尿病、甲状腺疾病、肝炎、贫血及其他内分泌疾病等均属于高危孕妇。

此外，妊娠早期用过药物或接受过放射检查，幼年患影响骨骼发育的疾病，如结核病、佝偻病都是高危孕妇人群。属于高危的孕妇尤其应定期做产前检查，以便接受"高危监护"。高危孕妇在产检时，需及时让医生了解自己的这些情况,做好高危妊娠的评估,并根据孕妇的健康状况调整饮食和休息,制订孕期的生活和分娩计划。

3. 学会推算预产期

(1) 从末次月经推算:按末次月经第一日算起,月份减3或加9,日数加7,如末次月经第一日是2007年9月10日,预产期应为2008年6月17日。若孕妇只知农历日期,应先换算成公历再推算预产期。若孕妇记不清末次月经日期,可根据早孕反应开始出现时间、胎动开始时间、手测宫底高度、尺测子宫长度和B型超声测得胎儿双顶径值推算出预产期。

(2) 从排卵日推算:根据基础体温曲线,得知排卵日,若闭经、受孕,从排卵日向后数264～268天,为预产期。

实际分娩日期与推算的预产期可能相差1～2周,因此在预产期前后两周内分娩,都是正常的。

4. 掌握胎位不正的矫正方法

分娩时头部最先伸入骨盆,医学上称为"头先露",这种胎位分娩一般比较顺利。不过,有些胎儿虽然也是头部朝下,但胎头由俯曲变为仰伸或枕骨在后方,就属于头盆不称。至于那些分娩时臀部先露(臀位),或脚或腿部先露,甚至手臂先露(横位)等,更是胎位不正。这些不正常的胎位,等于在孕妇本来就很有限的分娩通道中又设置了障碍,因而容易导致难产。以臀位为例,容易导致胎膜早破,造成脐带脱垂或分娩时后出头困难,从而危及胎儿的安全。再如横位,由于分娩时先露部分不能紧贴宫颈,对子宫的压力不均匀,容易导致子宫收缩乏力,致使胎儿宫内窘迫或窒息死亡。臀位属异常胎位,特别是第一胎,要尽量在产前将臀位矫正为头位。

胎位仍然不能得到纠正,则需要在预产期前1～2周住院待产。但胎位不正医生可根据具体情况决定分娩方式,不一定都要行剖宫产,孕妇正常分娩过程取决于3个因素,即产力、产道和胎位,医生会根据骨盆大小、胎儿大小、胎位不正的类型、产力及产次等情况决定分娩方式。

5. 提倡自然分娩

自然分娩是指在有安全保障的前提下,通常不加人工干预手段,让胎儿经阴道娩出的分娩方式。自然阴道分娩是最理想、对母婴最安全的分娩方式。与剖宫产相比,有其优越性,如快捷、简单,为抢救生命赢得了时间,而且合并症少,产后恢复快。具体说来,自然分娩的好处有:产后恢复快,生产当天产妇就可以下床走动,一般3～5天就可以出院,同时花费也较少;产后产妇可立即进食,新生儿也可尽快喂哺母乳;伤口少,仅有会阴部位伤口;产妇产后的并发症较少;对婴儿来说,从产道出来肺功能得到锻炼,皮肤神经末梢经刺激得到按摩,其神经、感觉系统发育较好;不会因为麻醉剂而使胎儿的神经受到伤害;临产时有节律的子宫收缩、舒张,使胎儿的胸腔也发生有节律的舒缩,使胎儿的肺得到锻炼,为婴儿出生后的自主呼吸创造有利条件;胎儿经母亲产道,在挤压作用下可将在子宫内吸进的羊水及黏液挤压出来,因此能减少新生儿并发症;阴道分娩可使宫颈扩张得很大,有利于产妇产后恶露的排出。

剖宫产虽然比自然分娩疼痛小,整个过程只有30～60分钟,但手术风险及罹病率都比自然分娩高。所以,为母子健康计,如果没有手术适应证,尽量选择自然分娩,实在怕痛,可以选择无痛分娩。

三、胎儿监护

胎儿监护主要是监测胎儿在宫内的生存状况。胎儿监护包括胎心率、胎儿大小(包括生长速度)、胎位、胎动及羊水量,必要时行B超检查。妊娠早期主要有B超、超声多普勒检查;妊娠中期主要有:宫高、腹围、B超检查;妊娠晚期主要有:宫高、腹围、胎动、胎心、B超、羊膜镜检查、胎儿心电图、电子监测。以下重点介绍胎心、胎动、胎儿成熟度和羊水性状监测。

(一)胎心监测

有学者曾把胎儿生存的环境——子宫内环境比作珠穆朗玛峰,意思是说胎儿是生活在低氧环境中的。一个正常胎儿动脉氧分压为20 mmHg左右,而成人为75～100 mmHg。无论是胎儿,还是婴儿,抑或是成人,中枢神经系统对缺氧的耐受性都比较差,也就是说中枢神经系统的氧储备能力低,一旦缺氧,首当其冲受损的是中枢神经系统,因此产科医生非常重视胎儿是否发生缺氧。

单纯的胎心率监测或单纯的胎动监测都具有重要的临床意义。胎心率与胎动两者结合到一起进行综合分析,其临床意义更大——伴随胎动发生的胎心率加速是胎儿健康的表现。

胎儿心脏跳动产生的心音为胎心也称胎心者。妊娠 20 周左右,孕妇的家属可在医生的指导下掌握监听胎心音的方法,用胎心听诊器在孕妇腹壁监听胎儿的心音。胎心音一般是双音。每分钟为 120～160 次;不同胎位,听到胎心音的部位往往不同。

当胎儿宫内缺氧,胎心音会有所改变。胎儿心率受交感神经和副交感神经调节,采用电子胎心监护,通过信号描记瞬间的胎心变化所形成的监护图形的曲线,可以了解胎动时、宫缩时胎心的反应,以推测宫内胎儿有无缺氧。正常妊娠从怀孕第 37 周开始每周做一次胎心监护,如有合并症或并发症,可以从怀孕第 28～30 周开始做。应注意胎心音的节律性是否忽快忽慢等,正常胎心音为 120～160 次/分,如果胎心音>160 次/分或持续 100 次/分都表示胎儿宫内缺氧,应及时处理。

(二)胎动监测

胎动检查是评估胎儿宫内情况最简单有效的方法之一。通常是在妊娠的 18～29 周,胎动被母亲感知。胎动监测可通过孕妇自测或 B 超检查监测。

孕妇首次感到胎动是对怀孕的一种肯定和确认,那一瞬间,令人非常兴奋。每一个胎儿都有自己独特的活动方式,有的非常好动,有的则安静得多。除了胎儿明显的蹬踢活动外,孕妇也许能感觉到胎儿在打嗝。如果胎儿在同一区域持续活动,如在孕妇的肋下,这会使得孕妇不舒服。如果胎儿的活动方式突然改变,特别是活动的频率突然减少或增加,需就医确定是否有异常情况发生。

胎动的次数与妊娠的周数、每天的时辰有一定的关系,随着孕周增加,弱的胎动被强的胎动所代替,妊娠 28～38 周,胎动最为活跃,至妊娠足月时,胎动又因羊水量减少和空间减少而逐渐减少。如果胎盘功能不好,氧供应不足,胎儿就会萎靡不振,胎次数减少;严重缺氧,胎儿停止活动,生命危急;12 小时胎动数为 30～40 次,表示胎儿情况良好。12 小时胎动数<10 次提示胎儿缺氧。

(三)胎儿成熟度检查

胎儿的大小即发育情况,是产前检查的一项重要内容。一般在妊娠早期胎儿生长发育最为迅速,妊娠中期增长相对稳定,妊娠晚期增长缓慢,到出生前一周左右基本停止增长。

胎儿成熟度检查除计算胎龄、测子宫长度、腹围[胎儿体重=宫高(cm)×腹围(cm)+200 g]及 B 超测量(BPD>8.5 cm)外,还可通过经腹壁羊膜腔穿刺抽取羊水,进行下列项目检测:羊水卵磷脂/鞘磷脂(L/S)比值,该值>2,提示胎儿肺成熟;羊水泡沫试验或振荡试验是一种快速而简便测定羊水中表面活性物质的试验。若两管液面均有完整泡沫环,提示胎儿肺成熟;羊水肌酐值,该值≥176.8 μmol/L,提示胎儿肾成熟;羊水胆红素类物质,用△OD450 测,该值<0.02,提示胎儿肝成熟;羊水淀粉酶值,碘显色法测该值≥450 U/L,提示胎儿唾液腺成熟;羊水含脂肪细胞出现率,该值达 20%,提示胎儿皮肤成熟。

经过测量,若明显超过或明显落后于相应水平,则应进一步分析原因,是否胎儿长得过大或胎儿宫内发育迟缓,是否推算的预产期有误,应重新核对预产期。另孕妇患有糖尿病可能生巨大胎儿。

(四)羊水性状检测

1. 羊水的功能

羊水是维系胎儿生存的要素之一,从胚胎开始形成前,就必须先要有羊水将厚实的子宫壁撑开来,提供胎儿生长发育所需的自由活动空间。它的功能还包括:子宫遭受外力冲击时的缓冲剂、维持稳定的温度、分析成分来了解胎儿的健康状况与成熟度等,而且阵痛时借着水囊传导压力亦可协助扩张子宫颈。

2. 羊水的颜色

正常羊水于妊娠前半期为无色透明或呈淡黄色,后半期因羊水混有胎脂,脱落上皮等有形成分,故呈微乳白色。如呈黄绿色,表示羊水内混有胎粪,为胎儿窘迫的现象;如呈棕红色或褐色多为胎儿已经死亡;金黄色的羊水可能为母儿血型不合所引起的羊水中胆红素过高;黏稠拉丝的黄色羊水表示妊娠过期或胎盘功能减退;混浊脓性带有臭味者,表示宫腔内已有明显感染。

3. 羊水的指数

羊水量的多寡因人而异,通常随着妊娠周数增长而逐渐增加,12周时有50 ml,怀孕中期300～400 ml,直至妊娠36～38周达到最大量1 000 ml左右,过了预产期则显著减少。怀孕初期的羊水主要由覆盖胎盘和脐带的羊膜所分泌,到了4个月后,胎儿吞食羊水与排尿能够调节羊水的量及成分,同时羊水进出呼吸系统也会有所影响。

(1)羊水指数过多。凡在妊娠任何时期羊水量>2 000 ml者,称羊水过多。可通过羊水穿刺术或通过B超检查羊水指数,当羊水指数>20 cm,羊水最大平面>8 cm,提示羊水过多。

产生羊水过多的原因可能有胎儿神经管畸形和消化道畸形、多胎妊娠、孕妇糖尿病、ABO或Rh血型不合、妊高征、急性肝炎、严重贫血、胎盘脐带病变等。

羊水过多的孕妇由于子宫较大,可出现呼吸困难,不能平卧;急性羊水过多的患者可出现腹部胀痛,憋气,端坐呼吸,甚至发绀。易出现下肢及外阴静脉曲张。孕妇的宫高、腹围和体重曲线明显偏高,触诊时皮肤张力大,胎位摸不清,胎心遥远。羊水过多孕妇易并发妊高征、早产、胎膜早破、胎位异常。破膜时易发生胎盘早剥和脐带脱垂。分娩时易合并产后出血。

胎儿尚未成熟,而症状严重孕妇无法忍受,可行羊膜腔穿刺放出羊水,注意放羊水的速度及量,防止胎盘早剥及早产。胎儿成熟后,症状严重者,可行引产术。人工破膜时,采用高位破膜,使羊水缓慢流出,以免引起胎盘早剥或脐带脱垂。症状较轻者,可继续妊娠,严密观察羊水量的变化。分娩时注意子宫收缩及产后出血。

(2)羊水指数过少。妊娠足月时羊水量<300 ml者,称羊水过少。羊水过少的原因主要有:胎儿畸形、过期妊娠、胎儿宫内发育迟缓等。

孕妇因羊水过少,子宫敏感,胎动时孕妇感腹痛,临产后阵痛剧烈,宫缩多不协调,造成产程停滞或延长。破膜后羊水少,甚至无羊水流出,羊水可呈黄绿色、黏稠。

羊水过少的孕妇要预防过期妊娠,妊娠超过41周应及时引产。如临床提示羊水过少,B超显示羊水指数≤5 cm,在排除胎儿畸形后,可行剖宫产终止妊娠。如羊水指数介于5～8 cm,可行人工破膜术引产,观察羊水性状,羊水Ⅲ°污染或出现胎儿窘迫症状,短期内不能阴道分娩者,应剖宫产终止妊娠。产程中注意羊水性状变化,加强胎心监护。

四、产前诊断

产前诊断亦称出生前诊断或宫内诊断,是预测胎儿在出生前是否患有某些遗传性疾病或先天性畸形的方法。产前诊断其理想效果是限制群体中所带有害基因的繁衍。在遗传咨询的基础上,主要通过遗传学检测和影像学检查,对高风险胎儿进行明确诊断,对一些患有严重遗传性疾病的胎儿,诊断后可终止妊娠,以减少家庭及社会负担。产前诊断是实现预防性优生的重要途径。

(一)产前诊断对象

产前诊断的服务对象主要为年龄在35岁以上的孕妇;近亲婚配的夫妇;有遗传病家族史者;夫妇一方为染色体病患者、夫妇一方为先天性神经管缺陷患者;孕早、中期血清筛查阳性的孕妇;生育过畸形、智力低下或曾妊娠、生育过染色体病患儿的孕妇;有不明原因自然流产史、畸胎史、死胎或死产史的孕妇;怀有严重单基因遗传性疾病、高风险胎儿的孕妇;胎儿超声波检查结果异常者(含羊水过多者);夫妇一方有致畸物质接触史;疑为宫内感染的胎儿等。

(二)产前诊断的方法

产前诊断的方法与技术发展很快,依据取材和检查手段的不同,产前诊断方法一般分为两大类,即创伤性方法和非创伤性方法。前者主要包括羊膜腔穿刺、绒毛取样、脐血取样、胎儿镜和胚胎活检等,具体内容详见第二章第五节;后者包括超声波检查、母体外周血清标志物测定和胎儿细胞检测等。目前产前诊断中仍以创伤性方法为主,以羊膜腔穿刺和绒毛取样两种最常用。取材时具有以下风险:胎儿一过性心动过缓;0.1%～0.9%的比例发生早产或胎儿宫内死亡;取脐血后脐带胎盘渗血;取羊水后极少见的羊膜腔内感染等。

第四节　产后咨询与家庭访视

一、产后咨询

产妇生产后1～2个月内可到医疗机构或早教机构向专家了解一些产妇保健和新生儿营养卫生与保健方面的常识。必要时医生或早教人员也可以到产妇家进行访视,了解产妇和新生儿的健康状况,提供优生优育咨询服务。

(一) 产后大出血

1. 什么是产后大出血

产后大出血是指胎儿娩出后至胎盘娩出前、胎盘娩出至产后2小时及产后2～24小时3个时期发生出血的现象。产后出血为产妇重要死亡原因之一,在我国居首位。产妇一旦发生产后出血,预后差,故应重视做好防治工作。

2. 产后大出血的原因

产后大出血主要原因如下。①子宫收缩力不足:产妇在分娩时如果精神过于紧张,可导致子宫收缩不佳,这是造成产后出血的主要原因。在正常情况下,胎盘从子宫蜕膜层剥离时,剥离面的血窦开放,常见有些出血,但当胎盘完全剥离并排出子宫后,流血迅速减少。但是,如果产妇精神过度紧张及其他原因,造成子宫收缩不良,血管不闭合,即可发生大出血;产妇的产程过长或使用过多镇静剂,麻醉过深,也可造成胎盘收缩无力,出现大出血;羊水过多、巨大儿、多胎妊娠时的产妇由于子宫过度膨胀,使子宫纤维过度伸长,产后子宫也不能很好收复;生育过多、过频,使子宫肌纤维有退行性改变,结缔组织增多,肌纤维减少而收缩无力等,也可造成产后大出血。②胎盘滞留:包括胎盘剥落不全、胎盘粘连等,都可造成大出血。③凝血功能障碍:产妇患有血液病,重症肝炎,其后果也很严重,必须高度注意。分娩时应到正规的大医院,以免发生意外。

3. 如何预防产后大出血

产妇必须做好产前检查,对有产后出血史,患有出血倾向性疾病,如血液病、肝炎等,以及有过多次刮宫史的产妇,应提前入院待产。同时检测血型、备血,以防在分娩时发生意外。产后出血有时很难预先估计,往往突然发生,所以做好保健很重要,如子宫收缩无力引起出血,可给予子宫收缩剂,应立即按摩子宫,促进子宫快速收缩,或压迫腹主动脉,以减轻出血量。

(二) 产后恶露

1. 什么是产后恶露

妊娠期胎盘附着于子宫内壁,胎儿出生后,胎盘也随之娩出,但胎盘从子宫剥离后造成的创面,还要经过一段时间才能完全愈合。因此,在产褥期就会有一些血液从创面排出。除了血液外,其中还混有坏死脱落的蜕膜组织、妊娠期的子宫内膜、黏液和细菌等,这种阴道排出物称为恶露。

2. 恶露持续的时间

恶露是反映子宫复旧(恢复)好坏的一个标志。正常情况下,恶露带有血腥味,但无臭味,量不超过月经,色透明,有光泽,不暗,不污秽。经14～20天后干净。根据个体差异每个女性朋友产后持续排恶露的时间也不尽相同,正常情况下产后大约3周恶露干净。如果产后2个月以上恶露仍淋漓不净,要考虑恶露延长,建议去医院做相关检查。

3. 恶露延长是怎么回事

产后6周恶露未净或伴有不规律子宫出血,称为恶露延长。产后恶露延长给产妇身体带来了极大危害,它可导致产妇局部和全身感染,严重者可发生败血症。恶露延长还可引起切口感染、裂开或愈合不良,甚至需要切除子宫。恶露延长容易发生产后出血,甚至出血性休克,危及产妇的生命。

如果剖宫产术后1个月恶露仍然不净,同时还伴有臭秽味或腐臭味等,或伴有腹痛、发热等症状,应考虑子宫、输卵管、阴道、卵巢感染;如果排出恶露量反而日渐增多,颜色也逐日变红、变深,或出现一些淤块,或伴有子宫的出血、阴道有创伤,或有感染症状等,应及时到医院接受检查和治疗。

顺产和剖宫产均有可能发生产后恶露延长,但剖宫产后的产妇尤其容易出现恶露延长。产后恶露延长还与产妇产后休养好坏、是否母乳喂养有关。

4. 恶露期间如何护理

产妇应保持会阴清洁干燥,若会阴有水肿者可用50％硫酸镁湿热敷,恶露有腐臭味且子宫有压痛者,应给予广谱抗生素及甲硝唑控制感染。会阴切口及剖宫产切口发现异常应及时到医院进行处理。

（三）产后腹痛

在分娩后产妇可能会发生腹部阵发性疼痛。这种腹痛是产后正常的生理现象。一般多在产后1～2天内出现,3～4天后自然消失,多者1周内消失。疼痛时,下腹部呈阵发性疼痛,产后恶露增加。初产妇疼痛较经产妇轻,疼痛时间也比较短。

产后腹痛是由于子宫在复原过程中,由子宫收缩引起。分娩后子宫要从足月时的5 000 ml,缩小至非孕时的50 ml。子宫必须通过收缩来完成这一恢复过程。如果疼痛现象超过1周,并为连续腹痛,或伴有恶露量多、色暗红、多血块、有臭气味,属于盆腔有炎症,应及时去医院检查和治疗。

（四）产后乳房肿痛

产妇分娩后,由于种种原因可导致乳房肿痛,以下介绍解除乳房肿痛的一些方法。

（1）穿稳固的胸罩。胸罩除了防止乳房下垂外,更重要的作用是防止已受压迫的乳房神经进一步受到压迫,消除不适。

（2）改变饮食习惯,采用低脂高纤的饮食,食用谷类（全麦）、蔬菜及豆类的纤维。饮食中应摄取富含维生素C、钙、镁及B族维生素的食物。这些维生素有助于调节前列腺素E的分泌,同时少吃人造奶油,因其中的氢化脂肪会干扰体内必需的脂肪酸（来自食物）转化为亚麻油酸的能力,而亚麻油酸能促成前列腺素E的合成,进而抑制催乳素的分泌。同时不吃太咸的食物,含盐高的食物易使乳房胀大。

（3）热敷是一种传统的防止乳房疼痛的中医疗法,孕妇可用热敷袋、热水瓶或洗热水澡等方式缓解乳房胀痛。如果采用冷、热敷交替法,消除乳房不适效果会更好。

（4）用蓖麻油敷胸,蓖麻油含有一种能提升T11淋巴细胞功能的物质,这种淋巴细胞能加速各种感染的复原,去除疼痛。方法是:将蓖麻油滴于折成4层的棉布上,让其沾满蓖麻油,但勿过湿,以免四处滴流。将此布敷于乳房上,盖一层塑胶薄膜,再放上热敷袋。将热敷袋调至能忍受的热度,敷1小时即可。

（5）防止肥胖,对于过度肥胖的女性,减轻体重将有助于缓解乳房肿痛。

（五）产后的月经

1. 产后什么时候会来月经

大部分产妇在哺乳的同时,会思考自己的月经何时来潮。一般情况下产后月经来临的时间与有无哺乳有一定的关系:产后没有哺乳,一般6～8周月经来潮,如3个月没有来月经,建议到医院检查。产后持续哺乳:月经一般会在产后12～18周来潮,且出现的时间并不一定在产妇哺乳结束后,而有可能发生在哺乳过程中。假如月经迟迟不来,建议去医院检查了解子宫、卵巢情况。

2. 月经来了会不会影响乳汁的质量

月经的来潮,对乳汁的质量会有一定的影响。首先表现为量的减少,其次表现为成分的变化,如蛋白含量变高,脂肪含量增加,可能会影响宝宝的消化功能。但由于此时宝宝的消化适应能力已经增强,所以会较快适应。另外随着辅食的添加,辅食可以弥补乳汁的减少,因此,产妇月经来潮后仍可继续哺乳。

3. 哺乳期产妇需要避孕吗

在正常情况下,哺乳期时可通过抑制脑腺体的分泌和卵子的排出,加上宝宝对产妇乳头的吮吸,可以起到一定的避孕效果,因而哺乳期月经可暂停一段时间。但是这种作用并不是绝对的,产妇一旦恢复性生活就应采取避孕措施,千万不要用延长哺乳的办法来避孕,以免发生意外怀孕。

二、家庭访视

产妇分娩后出院回家休养,各级妇幼保健人员、早教机构专业人员应安排对产妇及其新生儿进行定期的家庭访问、检查、指导,必要时采取相应的保健措施,促进产妇和新生儿得到良好的护理和保健。

(一)访视的时间

对产妇的访视,一般为 3 次,即分别为产妇出院后 3 天内、产后 14 天、产后 28 天进行,要求访视者及时将访视情况记录在《母子健康手册》及相应的管理登记中。高危产妇及体弱儿应增加访视次数,并进行专案管理。

对新生儿的访视,如果是正常足月新生儿,访视次数不少于 2 次。①首次访视:在出院后 7 日之内进行。如发现问题应酌情增加访视次数,必要时给予转诊。②满月访视:在出生后 28～30 日进行。可在新生儿满28 天后,结合接种乙肝疫苗第 2 针,在乡镇卫生院、社区卫生服务中心进行随访。

对于高危新生儿应根据具体情况酌情增加访视次数,首次访视应在得到高危新生儿出院(或家庭分娩)报告后 3 日内进行。

符合下列高危因素之一的新生儿为高危新生儿:早产儿(胎龄＜37 周)或低出生体重儿(出生体重＜2 500 g);宫内、产时或产后窒息儿,缺氧缺血性脑病及颅内出血者;高胆红素血症;新生儿肺炎、败血症等严重感染;新生儿患有各种影响生活能力的出生缺陷(如唇裂、腭裂、先天性心脏病等)以及遗传代谢性疾病;母亲有异常妊娠及分娩史、高龄分娩(≥35 岁)、患有残疾(视、听、智力、肢体、精神)并影响养育能力者等。

(二)访视的内容

1. 产妇方面

(1) 了解产妇的一般情况:如精神状态、睡眠、饮食、大小便及产妇的心理状况,并对产妇的血压和体温进行测量和记录。

(2) 进行身体检查:检查乳头有无皲裂,泌乳是否通畅,乳房有无红、肿、硬结,乳汁的分泌量;检查宫底高度,子宫硬度及有无压痛,观察恶露及其性状,会阴切口及剖宫产腹部切口愈合情况。

(3) 进行产后指导与护理:①乳胀:多因乳房过度充盈及乳腺管阻塞所致,哺乳前湿毛巾热敷 3～5 分钟并按摩,并频繁哺乳以排空乳房;②乳汁不足:若乳汁不足,应鼓励乳母树立信心,按需哺乳,适当调节饮食;③乳头皲裂:轻者可继续哺乳,哺乳前用湿毛巾热敷 3～5 分钟,挤出少许乳汁,使乳晕变软,以利新生儿含吮乳头和大部分乳晕,哺乳后挤出少许乳汁涂在乳头和乳晕上,或涂甘油、植物油,严重者可暂停直接哺乳,采用挤出或吸奶器吸出乳汁后喂哺。

对产妇进行访视的内容还包括指导母乳喂养,计划生育措施的选择;指导产褥期保健防止产后并发症等。

2. 新生儿方面

(1) 通过问诊,了解母亲妊娠期患病及药物使用情况,分娩方式,是否双(多)胎,有无窒息、产伤和畸形,出生新生儿的体重、身长,是否已做新生儿听力筛查和新生儿遗传代谢性疾病筛查等;了解新生儿的睡眠情况、有无呕吐、惊厥,大小便次数、性状及预防接种情况;了解新生儿的喂养方式、吃奶次数、奶量及其他问题等。

(2) 通过测量、检查和观察等方法,了解新生儿的发育状况。

1) 体重。测量前准备:每次测量体重前需校正体重计零点。新生儿需排空大小便,脱去外衣、袜子、尿布,仅穿单衣裤,冬季注意保持室内温暖。测量方法:使用杠杆式体重计称重时,放置的砝码应接近新生儿体重,并迅速调整游锤,使杠杆呈正中水平,将砝码及游锤所示读数相加;使用电子体重计称重时,可由产妇抱新生儿一起在电子秤上称重,然后,产妇再称出自身的体重,最后产妇抱新生儿的体重减去产妇自身的体重就是新生儿的体重了。不管采用哪种方法,在记录数值时均需除去新生儿衣服的重量。体重记录以千克(kg)为单位,至小数点后2位。

2)体温。测量前准备:在测量体温之前,体温表水银柱在35℃以下。测量方法:用腋表测量,保持5分钟后读数。

3)体格检查。一般状况:精神状态、面色、吸吮、哭声。皮肤黏膜:有无黄染、发绀或苍白(口唇、指趾甲床)、皮疹、出血点、糜烂、脓疱、硬肿、水肿。头颈部:前囟大小及张力,颅缝,有无血肿,头颈部有无包块。眼:外观有无异常,结膜有无充血和分泌物,巩膜有无黄染,检查光刺激反应。耳:外观有无畸形,外耳道是否有异常分泌物,外耳廓是否有湿疹。鼻:外观有无畸形,呼吸是否通畅,有无鼻翼扇动。口腔:有无唇腭裂,口腔黏膜有无异常。胸部:外观有无畸形,有无呼吸困难和胸凹陷,计数1分钟呼吸次数和心率;心脏听诊有无杂音,肺部呼吸音是否对称、有无异常。腹部:有无膨隆、包块,肝脾有无肿大。重点观察脐带是否脱落、脐部有无红肿、渗出。外生殖器及肛门:有无畸形,检查男孩睾丸位置、大小,有无阴囊水肿、包块。脊柱四肢:有无畸形,臀部、腹股沟和双下肢皮纹是否对称,双下肢是否等长等粗。神经系统:检查四肢活动度、对称性、肌张力和原始反射等情况。

(3)保健指导

1)居住环境:新生儿卧室应安静清洁,空气流通,阳光充足。室内温度在22~26℃为宜,湿度适宜。

2)母乳喂养:观察和评估母乳喂养的体位、新生儿吸吮情况等,鼓励纯母乳喂养。对吸吮力弱的早产儿,可将母亲的乳汁挤在杯中,用滴管喂养;喂养前母亲可洗手后将手指放入新生儿口中,刺激和促进吸吮反射的建立,以便主动吸吮乳头。

3)护理:衣着宽松,质地柔软,保持皮肤清洁。脐带未脱落前,每天用75%乙醇擦拭脐部一次,保持脐部干燥清洁。若有头部血肿、口炎或鹅口疮、皮肤皱褶处潮红或糜烂,给予针对性指导。对生理性黄疸、生理性体重下降、"马牙"、"螳螂嘴"、"乳房肿胀"、"假月经"等现象则无需特殊处理。早产儿应注意保暖,在换尿布时注意先将尿布加温,必要时可放入成人怀中,直接贴紧成人皮肤保暖。

4)疾病预防:注意并保持家庭卫生,接触新生儿前要洗手,减少探视,家人患有呼吸道感染时要戴口罩,以避免交叉感染。生后数天开始补充维生素D,足月儿每天口服400 IU,早产儿每天口服800 IU。对未接种卡介苗和第1剂乙肝疫苗的新生儿,提醒家长尽快补种。未接受新生儿疾病筛查的新生儿,告知家长到具备筛查条件的医疗保健机构补筛。有吸氧治疗史的早产儿,在生后4~6周或矫正胎龄32周转诊到指定医院进行早产儿视网膜病变(ROP)筛查。

5)伤害预防:注意喂养姿势、喂养后的体位,预防乳汁吸入和窒息。保暖时避免烫伤,预防意外伤害的发生。

6)促进母婴交流:母亲及家人多与新生儿说话、微笑和皮肤接触,促进新生儿感知觉发展。指导母亲或家人对新生儿进行抚触。

(三)对访视人员的工作要求

(1)新生儿访视人员应经过专业技术培训。访视时应携带新生儿访视包,出示相关工作证件。新生儿访视包应包括:体温计、新生儿杠杆式体重秤/电子体重秤、听诊器、手电筒、消毒压舌板、75%乙醇、消毒棉签,新生儿访视卡、笔等。新生儿杠杆式体重秤/电子体重秤最大载重为10 kg,最小分度值为50 g。

(2)注意医疗安全,预防交叉感染。检查前清洁双手,检查时注意保暖,动作轻柔,使用杠杆秤时注意不要离床或地面过高。

(3)加强宣教和健康指导。告知访视目的和服务内容,反馈访视结果,提供新生儿喂养、护理和疾病防治等健康指导,对新生儿疾病筛查的情况进行随访。

(4)发现新生儿危重征象,应向家长说明情况,立即转上级医疗保健机构治疗。

(5)保证工作质量,按要求询问相关信息,认真完成测量和体检。完整、准确填写新生儿家庭访视记录表,并纳入儿童健康档案。

育儿宝典

过期妊娠对胎儿有哪些害处

孕妈妈的预产期已经超过42周而宝宝仍未娩出,在临床上称为过期妊娠,就是人们通常说的"瓜熟蒂不落"现象。过期妊娠有害胎儿的健康,主要的危害有:①胎儿皮肤皱褶发黄,体重减轻。过期妊娠的胎儿会在宫内自身消耗,皮下脂肪减少,皮肤有皱褶,貌似老人,并且因缺氧在宫腔内有胎粪排出,混浊羊水使胎儿皮肤染黄。由于营养不足,妊娠时间虽较正常妊娠长,但胎儿体重并无增加,有些反而降低。②胎盘老化,造成胎儿缺氧。因为自怀孕35周起胎盘通透性逐渐下降,氧气和营养的输送受到影响。到42周时,由于胎盘的梗死区和钙化区逐渐增多,胎盘功能进一步下降,母亲与胎儿之间的气体、血液交换受阻,向胎儿供应的氧和营养物质减少而影响胎儿。胎盘老化,造成胎儿缺氧,胎儿缺氧使胎儿产生呼吸动作,吞入羊水,吸入肺中,可致胎儿死亡;也可能因缺氧而发生严重的神经系统后遗症,如智力障碍。③并发症概率增加。过期妊娠所生的新生儿由于宫内缺氧,引起大口喘气,可造成新生儿吸入性肺炎;因难产可造成新生儿颅内出血的比率增加。④产程时间延长,难产率增高。过期妊娠的胎儿一般都比较大,胎儿颅骨变硬,可塑性差,分娩时胎儿的头颅不易变形,胎头下降困难,容易导致产程时间长,难产率高,过期妊娠的难产率比正常产的要高2~4倍。

家长沙龙

安全期避孕可靠吗

安全期避孕是指根据女性排卵期和精子、卵子在女性生殖道里存活时间,推算出不受孕的一段时期,于是性交就选择在这段时间里进行,从而达到避孕目的。通常卵巢排卵一般在月经14天的前后2天内,所以安全期大约为月经后10天内,和月经后第20天后到下次月经来潮,距离行经期越近,避孕的可能性就越大。但是据相关资料指出,此种方法并不安全,主要原因为:①安全期避孕的成功,取决于对排卵期的认识,如果缺乏这方面的知识,安全则无从谈起。国内有人曾做过调查,对安全期避孕有正确了解的不足被调查人群的1/5,大部分的人还是懵懵懂懂,不知道排卵期应该怎么算,这也是安全期避孕成功率低的原因之一。②女性排卵的时间,受外界环境、气候、本人的情绪,以及健康状态等因素影响,可出现排卵推迟或提前,并且还有可能发生额外排卵。因此,安全期无法算得准确,所以说安全期避孕不安全。

【反思实践】

1. 婚前检查有何意义?
2. 简述孕前与产前咨询与指导的主要内容。
3. 简述产后咨询的主要内容及家庭访视新生儿的保健内容。

第
五
章

妊娠期的优生指导

妊娠期,亦称怀孕期,是胚胎和胎儿在母体内发育成熟的过程,从妇女卵子受精开始至胎儿及其附属物自母体排出的这段时间。由于要在腹中孕育一个新的生命,为适应胎儿生长的需要,并为分娩准备条件,妊娠期妇女身体各个组织器官都会发生一系列的生理变化。这些相对陌生的变化必然会影响孕妇的正常心理,影响到与之血脉相连的胎儿。

案例导入

28 岁的李女士结婚 2 年一直没要孩子,近来她经常感到头晕、恶心,还偶有呕吐。李女士以为自己是感冒了,自行到药店买了些感冒药,但连续吃了十几天的药也没见好转,到医院检查后才发现自己是怀孕了。专家指出像李女士这样误把怀孕当感冒治疗的人并不在少数,可见及早捕捉怀孕信息是非常重要的。

第一节　妊娠早期的优生指导

一、妊娠早期孕妇生理特点

在妊娠早期(即怀孕后的前 12 周)孕妇的体重不会增加很多,体型也无变化,但是孕妇的体内已经发生了重大的变化。在心理上孕妇要开始调适自己,意识到已经怀孕,开始适应不可思议的口味变化。在这阶段孕妇体重将增加 0.9～1.8 kg,其中胎儿的重量仅占 0.65 kg 左右。

1. 妊娠第 1 个月的特点

在前 4 周,孕妇的子宫内膜受到卵巢分泌激素的影响,血管扩张,水分充足,受精卵不断分裂细胞,移入子宫腔后形成一个实心细胞团,称为桑胚体,这时受精卵称为胚泡。当外周的透明带消失后,胚泡与子宫内膜接触并埋于子宫内膜里,称为"着床"。着床一般在受精后 6～7 天开始,在 11～12 天内完成。在卵子受精后 1 周,受精卵不断地分裂,其中一部分形成大脑,其余的形成神经组织,此时胚胎长度约为 25 mm。

此后数周内,孕妇体内的胚胎细胞将以惊人的速度分裂。在第一孕月里,胚胎的体积将增加 7 000 倍之多,细胞的快速分裂过程需要大量的携带有父母遗传基因的脱氧核糖核酸,它的生成需要大量的叶酸参与。若孕妇缺乏叶酸,便会引起胚胎细胞分裂障碍,而分裂异常将导致发育畸形,特别是神经管发育畸形,将导致胎儿出现"无脑儿"或"脊柱裂"。这个阶段部分孕妇还可能出现类似"感冒"的症状,即在没有任何原因的情况下出现发热、发冷等症状,数天后上述症状会自动消失。

2. 妊娠第 2 个月的特点

孕妇的腹部现在看上去仍比较平坦,但子宫已有明显变化,怀孕前的子宫就像一个握紧的拳头,现在不但增大了,而且变得很软。受激素刺激,孕妇乳头突出更加明显、乳晕颜色加深,可有乳房胀痛感。由于乳房的血液供应增加,透过皮肤可以看到青蓝色的静脉。阴道壁及子宫颈因为充血而变软,呈紫蓝色,子宫峡部特别软。随着子宫增大,孕妇的腹部可有些痉挛,或瞬间的剧痛。

胚胎正在迅速地成长,心脏已经开始有规律地跳动,长度约有 0.6 cm,像一颗小松籽仁,初级的肾和心脏等主要器官都已形成,神经管开始连接大脑和脊髓。胚胎期是人体各器官分化发育的时期,许多致畸因素都非常活跃,先天畸形大多数都发生在胚胎期。在第 4～5 周,心脏、血管系统最容易受到影响,因此这个阶段禁止接触 X 光及其他射线。

在本月中期,有些孕妇开始出现早孕反应,即停经 6 周左右出现畏寒、头晕、流涎、乏力、嗜睡、食欲不振、喜食酸物、厌恶油腻、恶心、晨起呕吐等症状。这些令人心烦的症状都是正常的,一般 12 周后就会缓解或消失。早晨孕妇可以在床边准备一杯水,或一小块水果,可缓解晨吐症状。

3. 妊娠第 3 个月的特点

本月从身体外观上还看不出孕妇怀孕的迹象,但此时子宫已经增加了两倍。胎儿基本的细胞结构已经形成,身体所有的部分都已经初具规模,包括胳膊、腿、眼睛、生殖器以及其他器官。但是这些器官还处于发育阶段,还没有充分发育成熟。

有些孕妇的皮肤可能会有变化,脸和脖子不同程度地出现了黄褐斑,这是孕期正常特征,在分娩后可逐渐消退。在孕妇的小腹部从肚脐到耻骨还可出现一条垂直的黑褐色妊娠线。此时,乳房也更加膨胀,乳头和乳晕色素加深,孕妇可以考虑使用新的乳罩,这会让胸部舒服些。孕妇的血液也在增加,到孕晚期,孕妇会有比孕前多出 45%～50% 的血液在血管中流动,多出的血液是为了满足胎儿的需要。由于血液循环加强,孕妇的手和脚变得更加温暖,孕妇比平时更容易口渴,应该多注意补充水分。这个时期体重一般会增加 1 kg 左右,有些孕妇因呕吐体重反而减轻。到本月末,如有恶心、呕吐等早孕反应,其症状也开始减轻。

二、妊娠早期孕妇营养与优生指导

1. 妊娠早期饮食原则

在妊娠早期,绝大部分孕妇可有不同程度的妊娠反应,一般从怀孕第 6 周开始,至 12 周消失。妊娠反应可改变孕妇的饮食习惯,影响营养素的摄入。根据妊娠早期生理特点,制订食谱时应注意以下几点。

(1) 合理而全面的营养:妊娠早期,胚胎各器官的形成发育需要各种营养素,包括蛋白质、脂肪、碳水化合物、矿物质、维生素和水。这一阶段孕妇的饮食应满足胚胎对各种营养素的需要,并结合早期妊娠反应的特点选择适合孕妇口味的食物。

(2) 保证优质蛋白质的供给:蛋白质是构成人体组织的重要物质,对于胚胎的发育、母体的健康起重要作用。蛋白质缺乏可影响胎儿中枢神经系统的发育,使脑组织细胞数量减少,即便在胎儿出生后再摄入足够的蛋白质也无法恢复。由于早期胚胎缺乏氨基酸合成酶,不能合成自身所需要的氨基酸,需要由母体供给,故妊娠早期蛋白质摄入量应大于未怀孕妇女的摄入量。

食物蛋白质营养价值的高低,主要取决于其所含必需氨基酸的种类、含量及比例是否与人体蛋白质相近似,越近似,其营养价值越高。一般说来,动物蛋白质所含的必需氨基酸,从组成和比例方面都优于植物蛋白质,比较适于人体需要。所以肉类、奶类、蛋类和鱼类蛋白质这些优质蛋白质,在饮食中应占适当比例。

(3) 适当增加能量的摄入:孕妇能量的需要应随着妊娠中基础代谢的增加、胎儿和胎盘的生长发育、母体有关组织的增大及体重的增加而增加。妊娠早期基础代谢增加不明显,胚胎发育缓慢,母体体重、乳房发育变化很小,所以能量的摄入只要比未孕时略有增加即可。能量主要来源于脂肪和碳水化合物,脂肪主要来源于动物油和植物油。植物油中如芝麻油、豆油、花生油、玉米油等既能提供能量,又能满足母体和胎儿对脂肪酸的需求,是食物烹调的理想用油。由于某些孕妇因妊娠反应,怕油腻,喜清淡,造成能量摄入不足,导致必需脂肪酸缺乏,这不利于胚胎发育和母体健康。碳水化合物主要来源于蔗糖、面粉、大米、玉米、小米、红薯、土豆、山药等,它比脂肪容易消化,在胃内停留时间较短,能缓解早期妊娠反应。

(4) 确保无机盐的供给:无机盐是人体重要的组成部分,对保证早期胚胎的形成及器官发育具有重要作用。妊娠期如果膳食调配不当,或机体代谢不平衡,易引起无机盐缺乏的疾病。在这类营养物质中,应特别注意摄入足量的钙、铁和锌。①钙:是人体中含量最多的一种元素,也最易缺乏。一般来说,成人每天应供应600 mg钙,而孕妇、乳母则需要每天1 500~2 000 mg。怀孕第9~10周,胚胎骨骼开始骨化,若钙和磷的摄入量不足可影响骨骼的发育。孕妇可因钙质摄入不足而发生牙齿松动脱落、骨骼疏松等现象。一般膳食中的钙,只有40%~60%被吸收,所以孕妇要尽量使用含钙丰富的食物,如牛奶、脆骨、鱼、豆类及豆制品等。②铁:在人体内含量很少,其中2/3在血红蛋白内,铁主要参与机体内部氧的输送。若膳食中长期缺铁或铁的吸收受到抑制,可引起缺铁性贫血。有些孕妇因妊娠反应,食物摄入量减少,易使铁的摄入量不足。母体内含铁量不足,是造成中、后期妊娠贫血的主要原因。③锌:对胚胎的脑发育有重要作用。动物实验证明,锌的缺乏,易导致动物胚胎畸形。从怀孕起,母体对锌的需要量迅速增加,孕妇应适当摄入富含锌的食物,如肉类、动物肝脏、蛋类、花生、核桃、杏仁、麦胚、豆类、牡蛎、鲱鱼等。

(5) 适当减少食盐量:怀孕第9周开始,孕妇需要减少食盐量,因为盐中含有大量的钠。在孕期,由于肾脏功能减退,排钠量相对减少,从而引发水、电解质的失衡,引起血钾升高,易导致心脏功能受损。此外体内的钠含量过高,还将导致细胞渗透压的改变,进而形成水肿。因此,摄入过多盐可加重水肿并使血压升高,甚至引起心力衰竭等疾病。但是,长期低盐也会出现不良症状,正常的孕妇每日的摄盐量以7~10 g为宜。

(6) 保证维生素的摄入:维生素是人体不可缺少的成分,对孕妇而言,由于和胎儿的双重需要,因此需要量远比平时多,尤其是维生素A、维生素D、维生素C和B族维生素更应保证足量摄入。①维生素A:孕妇在妊娠前5个月,每天需要摄入维生素A3300国际单位,乳母在产后1年内需摄入3900国际单位。维生素A主要存在于动物肝脏和橙黄色植物蔬菜中,如胡萝卜。②维生素B:怀孕早期要特别注意维生素B_1、维生素B_2、维生素B_6的补充。B族维生素主要来源于谷类粮食,但对于加工过细的精米、精粉,B族维生素含量明显减少,因此孕妇应多食用标准米和标准粉。在烹调加工中还要注意保护,以免损失维生素,如做面食时尽量少加碱或不加碱,淘米时不要过分搓洗。③维生素C:若维生素C缺乏,则血管壁的脆性增加,易出血。此外,维生素C能提高机体的免疫力。维生素C主要存在于新鲜的水果和蔬菜中。④维生素D:是儿童、孕妇、乳母、老人不可缺少的一种重要维生素。但维生素D在自然界中并不广泛存在,而维生素D原(维生素D_3)则广泛分布于食物中,特别是鱼的肝脏。

2. 减轻早期妊娠反应的方法

早期妊娠反应是妊娠的一种生理反应。其主要症状表现为恶心、呕吐、食欲不振,症状的严重程度及持续时间因人而异,多数是从怀孕第6周开始,至第12周消失。呕吐严重者,无法进食,易引起营养缺乏和脱水,若孕妇思想紧张,顾虑过重,可使呕吐加剧,进而影响孕妇的健康,使胎儿先天性发育不良。减轻或抑制早期妊娠反应的正确方法如下。

(1) 保持精神愉快,解除思想顾虑。轻松愉快的精神状态、乐观向上的生活态度可以使大脑神经和消化系统处于兴奋状态,有利于人体对食物的消化吸收。相反,紧张、焦虑及忧郁等负面情绪可引起人体消化液分泌减少和胃肠蠕动减慢,孕妇食欲不振、消化不良。

(2) 多吃容易消化的食物,如烤面包、饼干、大米或小米稀饭等。每天要少食多餐,进食时间不必严格规定。在餐前,可吃一些碳水化合物和蛋白质混合的小餐,但要避免刺激性食品和精制糖块等,吃饭时应细嚼慢咽,饭后可躺下休息。早晨起床后吃少量食物对减轻恶心也有效果。

(3) 食物烹调要多样化,根据孕妇的不同情况和嗜好,选择不同的原料和烹调方法,对于呕吐严重、有脱水者应给予补液等对症处理,还可选择含水分多的食品。各种水果、西瓜、新鲜蔬菜不仅含有大量水分,而且含有丰富的维生素C和钙、钾等无机盐。有的孕妇可有酸味、辣味和其他味道的嗜好,烹调食物时可使用少量香辛料,如姜、辣椒、紫苏、紫菜等,使食物具有一定的刺激性,以促进食欲。柠檬汁、醋拌凉菜、酸奶等酸味食品能引起食欲倍受孕妇的喜爱。妊娠呕吐时对气味非常敏感,冷食比热食气味小并有抑制胃黏膜病态兴奋的效果,所以对于许多食品可放凉后再食用。咸(甜)饼点、面食、水果、寿司等,既可充当零食,也可刺激食欲,冰糕、冰激凌等冷饮也可适量摄入。

3. 不同月份主打营养素

(1) 叶酸是怀孕第 1 个月的主打营养素。叶酸可以防止贫血、早产以及胎儿畸形,这对妊娠早期尤为重要,因为早期正是胎儿神经器官发育的关键时期。孕妇要注重富含叶酸的食物的摄入,如面包、面条、白米和面粉等谷类食物,以及牛肝、菠菜、龙须菜、芦笋、豆类,及苹果、柑橘、橙子等。除了食补以外,还可以口服叶酸片来保证每日所需的叶酸。

(2) 维生素 C、维生素 B_6 是怀孕第 2 个月的主打营养素。怀孕的第 2 个月,有些孕妇会发现自己在刷牙时牙龈会出血,适量补充维生素 C 能缓解牙龈出血的现象。同时,可以帮助提高机体抵抗力,预防牙齿疾病。生活中的维生素 C 来源于新鲜的水果、蔬菜,如青椒、花菜、白菜、番茄、黄瓜、菠菜、柠檬、草莓、苹果等。对于那些受孕吐困扰的孕妇来说,维生素 B_6 便是妊娠呕吐的克星。麦芽糖中维生素 B_6 含量高,每天食用 1～2 勺麦芽糖不仅可以抑制妊娠呕吐,而且能使孕妇精力充沛。富含维生素 B_6 的食品还包括香蕉、马铃薯、黄豆、胡萝卜、核桃、花生、菠菜等植物性食品以及瘦肉、鸡肉、鸡蛋、鱼等动物性食品。

(3) 镁、维生素 A 是怀孕第 3 个月的主打营养素。镁不仅对胎儿肌肉的健康至关重要,而且也有助于骨骼的正常发育。近期研究表明,怀孕前 3 个月摄取镁的数量关系到新生儿身长、体重和头围大小。色拉油、绿叶蔬菜、坚果、大豆、南瓜、甜瓜、葵花籽和全麦食品富含镁。另外,镁对孕妇的子宫肌肉恢复也很有好处。此外,维生素 A 在胎儿发育的整个过程也不可或缺,它尤其能保证胎儿皮肤、胃肠道和肺部的健康。怀孕的前 3 个月,胎儿自己还不能储存维生素 A,因此孕妇一定要保证足量供应。甘薯、南瓜、菠菜、芒果等含有大量的维生素 A。

三、妊娠早期孕妇保健与优生指导

1. 早孕自我诊断

月经周期正常的育龄妇女,一旦月经过期 10 天以上,应首先考虑为妊娠。怀孕征兆:乳房增大、柔软,或伴有轻微刺痛;口腔中有一种不舒服的金属味;正常的阴道分泌物增加;白天及夜晚出现头晕、乏力等症状;食欲不振、喜食酸物、厌油腻、恶心、晨起呕吐等;对某些东西极为厌恶,如酒精、烟、咖啡等;有人会出现情绪异常;小便次数增多等。

2. 建立母子健康档案

孕妇在知道自己怀孕后,需要在怀孕 12 周内(最好在 7～8 周)到当地的妇幼保健部门请医生进一步确诊,并建立母子健康档案。

3. 接受早孕检查

孕早期检查一般在停经 40 天左右进行。医生要询问病史,并进行妇科检查,确定妊娠。必要时还可通过产前咨询和遗传咨询,判断孕妇能否继续怀孕。孕早期检查能够确定子宫大小与停经时间是否相符,从而了解胚胎的发育情况,并且可以发现生殖器官的异常及妇科疾病等。

孕早期检查的另一个内容是做血液、尿及肝功能等检验,以便提前发现影响妊娠的各种疾病。确诊怀孕后,自怀孕 3 个月起应每月检查一次,直至怀孕 6 个月,之后需 2 周检查一次,孕 8 个月则每周检查一次,至分娩。

4. 预防疾病

(1) 预防病毒感染。一些病毒可引起胎儿畸形,如风疹病毒、流感病毒等。孕妇避免到卫生环境差的公共场所去。

(2) 预防弓形虫感染。猫和狗的粪便及生的肉类中都可能有弓形虫属的寄生虫,它对胎儿有严重危害。因此,孕妇家中不要养猫、狗,接触生肉后要洗手。

(3) 远离有毒有害的作业环境。孕妇必须调离有毒、有害的工种,避免重体力劳动和距离地面 2 m 以上的高空作业,防止因职业因素影响胎儿的发育。孕妇接触 X 线对胎儿绝对是不利的,可导致胎儿致畸、致死,如果照射剂量>10 rad 必须终止妊娠。

(4) 妊娠剧吐应引起重视。剧吐不同于一般的早孕反应。孕妇持续出现恶心,频繁呕吐,无法进食,明显消瘦,全身乏力等状况,可引起血压下降、尿量减少、失水、电解质紊乱等,严重时会损害肝肾功能。应及时就诊,以免贻误诊治。

(5)预防宫外孕。妊娠早期出现腹痛,特别是下腹部痛,首先应排除先兆流产和宫外孕。如为阵发性小腹痛,伴有阴道出血,可能是先兆流产;如是单侧下腹部剧痛,伴有阴道出血及昏厥,则可能是宫外孕。出现上述两种症状都应立即去医院就诊,不能盲目地采取卧床保胎的措施。

(6)重视阴道流血。妊娠后少量断续的阴道流血(俗称"见红"),但无腹痛或轻微腹痛,可先卧床休息。如休息后仍有阴道出血或反而增多,应立即去医院检查胚胎发育是否良好,流产是否可以避免,以确定治疗方案。如出血量超过月经,要注意是否有组织物排出,如有需立即去医院,并将阴道排出的组织物一并带去医院做进一步处理。

第二节　妊娠中期的优生指导

一、妊娠中期孕妇生理特点

孕妇进入孕中期(怀孕后13～28周),身体会发生一系列变化。一方面,孕妇的体重迅速增加,孕妇在怀孕期间体重将增加12～14 kg,其中60%以上都是在孕中期增加的同时,孕妇体内皮下脂肪的储存量也在迅速增长;另一方面,孕中期也是胎儿迅速发育期,胎儿除了体重迅速增长外,一些组织器官继续分化,并完善各自的功能,特别是神经系统的发育。孕中期胎儿脑重量不断增长,主要是脑内磷脂和胆固醇的含量迅速增加,即神经细胞的髓鞘化,从而为大脑的功能发育创造条件。因此,孕中期对胎儿至关重要。

1. 妊娠第4个月的特点

这个时期孕妇阴道和宫颈的分泌物开始增多。孕妇体内雌激素水平和生殖器官的充血情况直接影响阴道分泌物的多少。阴道分泌物增多属于自然的现象,正常的分泌物呈白色、稀薄、无异味。如果分泌量过多且颜色、性状有异常,应去医院做进一步检查。此时应注意保持外阴部的清洁,内裤应选用纯棉织品,并坚持每天清洗,避免使用刺激性强的皂液。

从外表上看,孕妇的腹部已轻微隆起,乳房迅速增大,腹部和乳房的皮下弹力纤维断裂,可能出现暗红色的妊娠纹。有的孕妇在臀部和腰部也可出现妊娠纹。此阶段应进行适当的锻炼,增加皮肤对牵拉的抗力。对于局部皮肤可以使用祛纹油进行适当的按摩,促进局部血液循环,增加皮下弹力纤维的弹性。

到了第14、15周,早孕反应缓解或消失,孕妇食欲逐渐正常甚至增加,但应适当注意饮食结构,含咖啡因的饮料和食物可影响胎儿大脑、心脏、肝脏等器官的发育。辛辣食物可引起便秘,高糖食物容易使体重超重,诱发孕期糖尿病。一些含有添加剂和防腐剂的食物可能导致畸胎和流产。

一般孕妇可在本月第一次感受到胎动,感到子宫在蠕动,胃里发出类似饥饿时的咕噜声。当孕妇感觉到第一次胎动时,一定要记录时间,下次去医院孕检时告知医生,建议在月末做一次产前检查。

2. 妊娠第5个月的特点

到第5个月,孕妇体重可增加2～5 kg,子宫显著增大,孕妇偶尔腹部有阵痛感,这种疼痛是由于腹部韧带牵拉所致。从本月开始,孕妇可每周测量宫高,从下腹耻骨联合的上沿至子宫底间的长度,其每周都应增加1 cm,如果持续2周没有变化,就应请医生做检查。此阶段胎动会持续明显,且胎儿对孕妇的触压可有轻微反应。

从外形上看,孕妇的腰身开始变粗,动作也笨拙了,此时可以准备合身的孕妇装。孕妇精力逐渐恢复,性欲提高,这是由于体内雌激素大量增加、血流量增多所致。大量的雌激素也可使少数孕妇的脸上出现黄褐斑和黑斑。如果孕妇注意自己的乳房,会发现乳房变大,乳晕和乳头的颜色加深了,这是在为哺育婴儿做准备。

3. 妊娠第6个月的特点

这个阶段孕妇体重在稳定增加,每周增重300 g左右,总增重5～8 kg,子宫日益增大,阴道分泌物增多,有的孕妇肚脐开始外突,这些都是正常现象。因为孕激素使牙龈变得肿胀,有些孕妇可出现牙龈出血,即使刷牙时动作很轻,也有可能导致出血。由于子宫增大压迫周围血管,易导致便秘和痔疮的发生,孕妇要注意调节饮食,多摄入润肠通便的食品,如各种粗粮、薯类、蔬菜、水果、黑芝麻、蜂蜜等,水果中果糖和有机酸也有预防便秘的作用。

此时早孕阶段的恶心、呕吐、疲乏等反应已经逐渐消失,腹部还不是很大,是整个孕期里最为轻松的时候,孕妇可以充分放松享受,因为进入孕晚期后身体会越来越笨重,行动也会越来越不便。可以利用这个时间为自己和未来的宝宝采购一些必需用品,如婴儿床、婴儿车,或给自己购置些孕妇装,孕妇平时的衣服很快就都不能穿了。

4. 妊娠第 7 个月的特点

此阶段孕妇子宫底高 23～26 cm,此时胎动亦渐趋频繁,子宫偶有收缩现象,腹部、乳房会有暗红色的妊娠纹。胎儿上下眼睑已形成,鼻孔开通、容貌可辨,但皮下脂肪尚未充足,皮肤呈暗红色且皱纹多。男胎的睾丸还未降至阴囊内,女胎的大阴唇也尚未发育成熟。胎儿对体外生活的适应能力还没完全具备,若在此时出生,很容易发育不良或死亡。

由于胎儿的增大,孕妇腹部越来越沉重,为保持平衡,需要腰部肌肉持续向后用力,孕妇可能会感到疲惫、腰酸、骨盆受压、小腿痉挛等。由于孕期体内分泌的肾上腺皮质激素对抗胰岛素,胎盘也会分泌一些抗胰岛素的物质,使胰岛功能失调,易发生孕期糖尿病。因血压升高、贫血,以及生理负担和精神因素的加重,有的孕妇可因此引发头痛和头晕。有些孕妇有眼睛不适、怕光、发干、发涩症状,这是比较典型的孕期反应,可以使用一些消除眼部疲劳,保持眼睛湿润的保健眼药水,以缓解不适。还有的孕妇开始出现下肢水肿,应注意不要长时间站立或行走,休息或睡觉时要把脚垫高,这样有利于下肢静脉血液回流,减少水肿。

此阶段在饮食上依然要注意摄取均衡的营养,尤其是富含钙质、铁质食物。同时减少盐分的摄取量,避免引发妊娠高血压疾病。有些孕妇偶尔可分泌出少量乳汁,这时可开始做乳房的护理,佩带合适乳罩,每天坚持擦洗乳头,为今后的母乳喂养做准备。

二、妊娠中期营养与优生指导

1. 妊娠中期饮食原则

孕中期胚胎发育阶段完成,胎盘已经形成,流产的危险性减少,早孕反应开始消失,是母亲和胎儿都进入安定的时期,孕妇的体重迅速增长。孕中期孕妇体重将增加 4～5 kg,此时胎儿发育迅速,各个器官要发生明显变化,对各种营养物质的需求会相应增加,如能量、脂肪、蛋白质、维生素、碳水化合物、矿物质等。

(1) 增加能量。由于孕中期基础代谢加强,子宫、乳房、胎盘迅速发展,胎儿正在形成牙齿、骨骼、五官和四肢,均需要充足的能量,特别是脑组织的发育更需要能量。资料报道,胎儿此期脑的重量仅为体重的 2%,但所消耗的能量为全身的 20%。孕中期、后期每周增加 0.4～0.5 kg,自 4 个月起,每日增加 200 kcal 能量(胎儿增长需要＋母体组织增长需要＋蛋白质及脂肪储存需要＋代谢需要)。因此,该阶段应该在孕早期基础上增加食物摄入量,每天主食摄入量应≥400 g(8 两),并且精细粮与粗杂粮搭配食用。能量主要来源于碳水化合物,可选食杂粮及薯类,如大米、面粉、小米、玉米、红薯等搭配食用。

(2) 保证足量优质的蛋白质。蛋白质是生命之源,人体的每个细胞都离不开蛋白质。胎儿的生长发育及母体的子宫、胎盘、乳房的发育都需要蛋白质。妊娠中期是胎儿组织细胞分化关键期,尤其是脑细胞的发育需要充足的蛋白质。如果缺乏蛋白质,可导致永久性脑细胞减少,将对婴儿的智力造成不可挽回的影响。孕中期每天应比妊娠早期多摄入 15～25 g 食用蛋白质,且动物蛋白应占一半以上。动物内脏含有丰富的蛋白质、维生素和矿物质,孕妇应适当摄取。此外多一些蛋类、奶类制品、肉类、五谷杂粮、蔬菜及水果,这些食物含有一定量的蛋白质。

(3) 供给适量的脂肪。脂肪是产生能量最高的能源,是细胞膜的重要成分。脂肪对胎儿的脑中枢神经系统的发育特别重要。脂肪对维生素 A、维生素 E 和维生素 D 的吸收还有帮助。在孕中期,脂肪开始在腹壁、背部、大腿等部位存积,尽量为分娩和哺乳做能量贮存。脂肪分为动物脂肪和植物脂肪,孕妇可食用植物油,如菜子油、豆油等,同时应适当选食花生、核桃、芝麻等必需脂肪酸较高的食物。但要少食用猪油、牛油,因为动物脂肪含胆固醇高,过量食用对母体和胎儿健康不利。

(4) 补充足量的维生素。孕中期对叶酸、维生素 B_{12}、维生素 B_6、维生素 C 及其他 B 族维生素的需要量增加,应增加这些维生素的摄入,这要求孕中期选食要米面搭配、细粮粗粮搭配。在北方日照时间短的地区有部分孕妇缺乏维生素 D,故应注意补充海水鱼、动物肝脏及蛋黄等富含维生素 D 的食物。

2. 不同月份主打营养素

(1) 锌是怀孕第 4 个月的主打营养素。这个月孕妇需要增加锌的摄入量。缺锌会造成孕妇味觉、嗅觉异常,食欲减退,消化和吸收功能不良,免疫力降低,这样势必造成胎儿宫内发育迟缓。富含锌的食物包括生蚝、牡蛎、肝脏、芝麻、赤贝等,尤其在生蚝中含量特别丰富。但是补锌也应适量,每天膳食中锌的补充量不宜超过 45 mg。

(2) 维生素 D、钙是怀孕第 5 个月的主打营养素。孕妇怀孕的第 5 个月后,胎儿的骨骼和牙齿生长得特别快,是迅速钙化时期,对钙质的需求剧增。因此从本月起,牛奶、孕妇奶粉或酸奶是孕妇每天必不可少的补钙饮品。还应该多吃干乳酪、豆腐、鸡蛋或鸭蛋、虾、鱼类、海带等较容易吸收的补钙食品。另外,孕妇每天应服用钙剂。钙的补充要贯穿于整个孕期始终。当然,单纯补钙还是不够的,维生素 D 可以促进钙的有效吸收,孕妇还要适当晒晒太阳。

(3) 铁是怀孕第 6 个月的主打营养素。此时的孕妇和胎儿的营养需要量都在猛增。许多孕妇开始出现贫血症状。铁是组成红细胞的重要元素之一,所以,本月尤其要注意铁元素的摄入,有意识地食用一些富含铁质的蔬菜、动物肝脏、瘦肉、鸡蛋等。另外还可以从这个月开始每天口服 0.3～0.6 g 硫酸亚铁。

(4) DHA 是怀孕第 7 个月的主打营养素。DHA 是一种不饱和脂肪酸,大脑的发育不可缺少 DHA,与它同族的还有一个重要的活性物质 EPA。它们大量存在于海洋生物中。孕妇可以交替地食用富含 DHA 类的物质,如核桃、松子、葵花子、杏仁、榛子、花生等坚果类食品及海鱼、鱼油等。

三、妊娠中期孕妇保健与优生指导

妊娠中期,胎儿生长迅速,保健的重点是:定期进行产前检查,监测孕妇健康状况以及胎儿宫内生长发育情况,加强孕妇的营养指导等。

1. 定期产前检查

妊娠中期正常孕妇每 4 周产前检查一次。高危孕妇应根据病情增加复查次数,一般 1～2 周检查一次,在规定时间未复诊者应进行追踪,以免病情发展而发生危险。产前检查内容包括:一般检查、询问胎动情况、产科检查和实验室检查。

2. 进一步筛查高危

综合产前检查结果进行高危评估,针对高危孕妇进行高危管理。发现有合并内科等疾病的孕妇,除在高危妊娠保健门诊加强产前监护外,还应与内科或其他相关科人员共同监护。

3. 加强孕妇营养指导

妊娠中期孕妇食欲增加,此阶段胎儿生长发育迅速,应加强孕妇营养指导,注意合理膳食,摄入足够的蛋白质、碳水化合物、脂肪、维生素和矿物质等。

4. 指导孕妇做保健操

孕妇保健操是适合孕妇的一套全身运动操。妊娠期间每天做孕妇体操,可以活动关节,锻炼肌肉,轻松身体,精力充沛,同时可缓解因孕期中姿势失去平衡而引起身体某些部位的不舒服感,还能松弛韧带和肌肉,使身体以柔韧而健壮的状态进入妊娠晚期和分娩。

四、妊娠中期胎教与优生指导

胎教可从 4 个月起开始进行,通过音乐、语言、抚摸等,以促进胎儿的身心健康和智力发育。

(一) 胎教与优生的理论基础

现代科学研究发现,智力超常的孩子出生后除了具有良好的家庭环境、学习条件和品德教育外,必须要有良好的早期教育,而早期教育包括在妊娠期进行的胎教。所谓胎教也就是控制母体的内外环境,通过母体良好的心理、生理状态,给胎儿以良性刺激,使胎儿身心得到健康发育。

1. 生理学理论

近20年来，医学诊断技术发展迅速，尤其是超声诊断技术和电子显像技术的快速更新，使人们可以直接地、具体地观察到孕妇子宫内胎儿的成长、活动状况，以及胎儿对外界刺激的反应情况。于是，世界各国学者开始更加深入、科学的胎教研究。他们通过科学仪器仔细观察胎儿每个月的发育状况、胎儿的活动情况，观察胎儿对外界各种刺激的反应情况，将这些情况与孕妇的生活起居，以及出生后婴幼儿的性格特征和智力水平进行比较分析，从中发现有关联的因素。

胎教的生理学理论倾向于把胎教过程看作是一种生理过程，重视胎教生理机制的探讨，认为一切来自母体外部的社会心理因素，都首先引起母体内部的生理变化，进而再影响胎儿的生长发育。因此，胎教的主要任务就是为胎儿创造出一个良好的生物化学环境和生物物理环境，如保证孕妇血液循环、正常的内分泌和子宫内温度、压力等的恒定。

胎儿的大脑是怎样发育的？早在受孕后的第20天左右，胚胎中已有大脑原基存在；妊娠2个月时，大脑沟回的轮廓已经很明显；第3个月时脑细胞的发育进入第一个高峰时期；妊娠4～5个月时，胎儿的脑细胞仍处于迅速发育的高峰阶段，并且偶尔出现记忆痕迹；从第6个月起，胎儿大脑表面开始出现沟回，大脑皮质的层次结构已经基本定型；第7个月的胎儿大脑中主持知觉和运动的神经已经比较发达，开始具有思维和记忆的能力；第8个月时，胎儿的大脑皮质更为发达，大脑表面的主要沟回也已经完全形成。据有关报道，胎儿大脑从妊娠6个月起就已具备140亿个脑细胞，即基本具备了一生中所有的脑细胞数量，其后的任务只是在于如何提高大脑细胞的质量。

即使是在科学高速发展的今天，还是有人会奇怪，深居母亲腹内的胎儿对于外界既看不见摸不着，怎么能接受教育呢？无数实践已经证明，这完全是可以的。人们通过胎儿镜观察到，用细棍触胎儿的手心，手指会握紧；胎儿的眼睛会随着送入的光线而活动；胎儿从4个半月起就关注外界的声音。在妊娠的这一阶段，内耳的鼓膜已发育成熟，完全可以用耳朵去听外界的声音，这些情况说明，胎儿在宫内已具有触觉、视觉、听觉等感知能力，在宫内进行教育时，可以利用这种能力给他传递有益的信息。因此，对胎儿进行胎教是有其一定的生理基础的。

2. 心理学理论

胎教的心理学理论强调暗示、期望、焦虑、应激等心理现象对胎儿生长发育的影响，注重用心理学的有关原理去分析、研究孕妇的心理变化和胎儿心理的发生发展规律，主张教给孕妇必要的心理学常识，使之能够把握自己的心理活动，以愉快的情绪和积极的心态去对待胎教[①]。简单点说，胎教就是对胎儿的感官教育，这种教育是通过母体对胎儿的综合影响来实施的。它是通过有意识地控制、调整母体内外环境，避免各种不良刺激对胚胎和胎儿的影响，使胎儿智力、行为的形成和发展具备一个良好的基础。

母亲的精神和情绪，通过神经、体液的变化，直接影响胎儿的血液供养、呼吸、胎动等方面的变化。宁静祥和的情绪有助于孕妇分泌健康激素和酶，起到调节血液量和兴奋神经细胞的作用，可以改善胎盘的供血状况，增强血液中有益的成分，使胎儿向着理想的方向发育成长，而孕妇情绪过度紧张、悲痛、忧虑，大脑皮质的高级神经活动和内分泌代谢功能就可发生改变，不利于胎儿发育。

在怀孕早期（最初3个月），孕妇会感到将做母亲的喜悦、幸福和自豪，这种有益的心理反应对胎教有利。一部分孕妇由于内分泌的变化，可产生紧张心理，尤其是有早孕反应的女性，由于恶心、呕吐、眩晕、食欲不振等因素而产生种种烦恼，如担心妊娠失败甚至厌恶妊娠，害怕胎儿畸形，担心胎儿流产及恐惧分娩等。这些紧张情绪都对胎教不利。到了怀孕中期（4～7个月），孕妇的生理及心理逐渐适应，情绪渐趋稳定，妊娠初期的种种不适症状也相应减轻或消失了，食欲和睡眠也恢复正常，尤其是胎动的出现对孕妇来说是一种极大的安慰。在怀孕末期（最后3个月），由于胎儿生长发育加快，母体会感到十分疲劳，行动不便，她们会为分娩和胎儿的健康担忧，这些对胎教是不利的。

3. 教育学理论

胎教的教育学理论认为，胎教实质上是对胎儿开展的超早期教育，是人一生中所接受的全部教育中最基础的部分。因此，这种理论注重孕妇在胎教过程中的主导作用，主张胎教必须从孕妇自身做起，认为加强孕妇的知识、道德修养、培养孕妇良好的行为习惯和审美情趣是胎教的关键。母亲在妊娠期间，尤其是后半期

---

① 欧阳晓霞. 胎教优生科学方案[M]. 北京：中国妇女出版社，2009，87

应强化与胎儿的交流,及时施行早期胎教,通过各种可能的渠道,使胎儿接受有益的刺激,获得良好的胎内教育。

研究发现,婴儿从出生第一天起就能辨认出母亲的声音,而且对这种声音表现出极大的兴趣。法国学者曾经对一些婴儿进行法语和俄语的选择试验,结果发现他们对法语发音反应更为强烈。这说明了这个小生命在胎儿时期就已经具备了学习能力。

4. 优生学理论

从优生优育的观点出发,认为制约和影响胎儿生长发育的因素很多,而胎教实质上就是对这些因素进行人为的控制,以消除不良刺激对胚胎和胎儿的影响,使之得到更顺利、更完善的发展。具体地说,像合理营养、预防疾病、谨慎用药、忌烟戒酒、节制性交、保持心情愉快、避免强烈振动、远离射线和毒物等均属于胎教范围。胎教的优生学理论,实际上是运用教育学、心理学、生理学、医学、卫生学等多种学科的知识,对胎教进行综合研究,代表了胎教理论发展的方向。

(二)胎教与优生的具体做法

1. 呼唤胎教法

呼唤胎教法是根据胎儿具有辨别各种声音,并能作出相应反应的能力,父母对胎儿进行呼唤的训练方法。它主要建立起胎儿的记忆反应,是父母与胎儿最初的沟通。

曾有一位母亲从胎儿7个月开始,就经常对胎儿说:"宝宝,我是妈妈。"她一边说,还一边用双手抚摸自己的腹部,久而久之,每当她呼唤胎儿时,胎儿就会兴奋地蠕动起来。后来,当这个孩子出生后,因不安而哭闹不止时,他的妈妈就再次用这句话来呼唤他。没想到,话刚出口,婴儿就像听懂了,突然停止哭闹,并转头寻找发出声音的方向,竟高兴地笑了。可见,父母熟悉的声音,能消除新生儿由于环境的突然改变而带来的心理紧张与不安,这对于一个刚来到完全陌生的世界的新生儿来说,是多么大的安慰啊!

父母通过声音和动作,与腹中的胎儿进行对话和呼唤训练,是一种积极有益的胎教手段。因为在这样一个呼唤的过程中,胎儿能够通过听觉感受到父母充满爱心的呼唤,同时增进母亲和胎儿之间生理上的沟通和情感上的联系,对胎儿的身心发育具有极大的好处。

2. 抚摸胎教法

抚摸胎教应在怀孕24周后进行。一般每天进行3次,每次约5分钟,起床后和睡觉前是进行抚摸胎教的好时机,应避免在饱食后进行。进行抚摸前,准妈妈先排空小便,平卧床上,下肢膝关节向腹部弯曲,双足平放于床上,全身放松,此时孕妇腹部柔软,利于触摸。抚摸可由妈妈进行,也可爸爸进行,或轮流进行。先用手在腹部轻轻抚摸片刻,再用手指在胎儿的体部轻压一下,可交替进行。有的胎儿在刚开始进行抚摸或按压时就会作出反应,随着孕周的增加,胎儿的反应会越来越显著。当胎儿对刺激感到不舒服时会不耐烦地踢蹬,习惯指压后,胎儿会主动迎上来。孕28周后,轻轻的触摸配合轻轻地指压可区别出胎儿圆而硬的头部、平坦的背部、圆而软的臀部以及不规则且经常移动的四肢。当轻拍胎儿背部时胎儿有时会翻身,手足转动,此时可以用手轻轻抚摸以安抚之。在用手触摸胎儿的时候,别忘了同时还应轻轻地、充满柔情地对胎儿说话,让胎儿更强烈地感受到父母的爱意。

抚摸胎教是促进胎儿智力发育,加深父母与胎儿之间情感联系的有效方法,胎儿和孕妇都是悉心呵护的对象,抚摸胎教也应注意:首先,抚摸及按压时动作一定要轻柔,以免用力过度引起意外。其次,有的孕妇在怀孕中、后期经常出现一阵阵的腹壁变硬的情况,为不规则子宫收缩,此时不能进行抚摸胎教,以免引起早产,但可采用音乐胎教和语言胎教。最后要注意的是,孕妇如果有不良生产史,如流产、早产、产前出血等,则不宜使用抚摸胎教。

3. 音乐胎教法

(1)哼歌谐振法。孕妇每天可以哼唱几首歌曲,要轻轻哼唱,而不必放声大唱。最好选择抒情歌曲或轻歌,也可唱些"小宝宝,快睡觉"等类似摇篮曲的歌曲。唱时心情舒畅,富于感情,如同面对亲爱的宝宝,倾诉一腔柔爱。这时,母亲可想象胎儿正在静听孕妇的歌声,从而达到爱子心音的谐振。

(2)欣赏音乐。孕妇每天定时欣赏一些名曲和轻音乐,如《春江花月夜》、《江南好》等传统轻音乐曲,施特劳斯的《春之声》圆舞曲,维扎尔和莫扎特的那些轻松明快的室内乐曲等。孕妇在欣赏音乐时,要沉浸到乐曲的意境中去,如痴如醉,旁若无人,如同进入美妙无比的仙境,幻想翩翩,遐思悠悠,以获得心理上、精神上的最大享受和满足。

（3）孕妇教唱法。胎儿虽具有听力,但毕竟只能听不能唱。孕妇要充分发挥自己的想象,让腹中的宝宝神奇地张开蓓蕾般的小嘴,跟着您的音乐和谐地"唱"起来,可先将音乐的发音或简单的乐谱反复轻唱几次,如多、勒、咪、发、索、拉、西,每唱一个音符后等几秒钟,让胎儿跟着"学唱",然后再依次进行。

4. 语言胎教法

（1）给胎儿讲故事。这是一项不可缺少的胎教内容,讲故事时孕妇应把腹内的胎儿当成一个大孩子,用亲切的语言娓娓道来,通过语言神经传递给胎儿,使胎儿不断接受客观环境的影响,在不断变化的文化范围中发育成长。讲故事既要避免尖声尖气的喊叫,又要防止平淡乏味的读书,方式可以根据孕妇的具体情况而定。内容可由母亲任意发挥。也可以读故事书,最好图文并茂的儿童读物。还可以给胎儿朗读一些儿歌散文等。内容不应长,宜有趣,切忌引起恐惧、惊慌的内容。

（2）给胎儿欣赏文学作品。有人说:"读一本好书,就像是与一位精神高尚的人在谈话。"书中精辟的见解和分析,丰富的哲理,风趣幽默的谈吐,都会使人精神振奋,耳目一新。孕妇相对休息时间较多,闲暇欣赏一本好的文学作品,母子都会受益。为了保持心境宁静,情绪稳定,孕妇不宜看那些低级下流、污秽、打斗、杀戮的作品,世俗人情写得过分悲惨凄厉的文学作品也不宜看。

（3）给胎儿看画册。为了培养孩子丰富的想象力、独创性以及进取精神,最好的教材莫过于幼儿画册。孕妇可以将画册中每一页所展示的幻想世界,用孕妇富于想象力的大脑放大并传递给胎儿,从而促使胎儿心灵健康成长。利用画册作教材进行胎教时,一定要注意把感情倾注于故事的情节中去,通过语气声调的变化使胎儿了解故事是怎样展开的。单调和毫无生气的声音是不能唤起胎儿的感受性的。一切喜怒哀乐都将通过富有感情的声调传递给胎儿。

5. 光照胎教法

光照胎教法是指通过光源对胎儿进行刺激,以训练胎儿视觉功能的胎教法。胎儿的视觉在怀孕第 13 周就已经形成了,且对光很敏感。

一般来说,胎儿在妊娠 8 个月时才尝试睁开眼睛,这时他能看到的是母体内一片红色的光芒,橘黄的阴影下母亲体浆在运动。所以,光照胎教最好从孕 24 周开始实施,早期可适度刺激。孕妇每天可定时在胎儿觉醒时用手电筒(弱光)作为光源,照在自己腹部胎头的方向,每次 5 分钟左右。为了让胎儿适应光的变化,结束前可连续关闭、开启手电筒数次,以利胎儿的视觉健康发育。光照胎教时需注意光源不能太强,照射时间也不宜过长。

6. 情绪胎教法

胎教很强调孕妇的情绪,孕妇良好的情绪反应会直接影响到胎儿的健康。情绪胎教,是通过创造清新的氛围及和谐的心境,对孕妇的情绪进行调节,使之忘掉烦恼和忧虑,并且通过母亲的神经递质作用,促使胎儿的大脑得以良好的发育。

（1）应胸怀宽广,乐观舒畅,多想孩子远大的前途和美好的未来,避免烦恼、惊恐和忧虑。

（2）把生活环境布置的整洁美观,赏心悦目。还应挂几张健美的娃娃头像,孕妇可以天天看,想象腹中的胎儿也是这样健康、美丽、可爱。多欣赏花卉盆景、美术作品和大自然美好的景色,多到野外呼吸新鲜空气。

（3）饮食起居要有规律,按时作息,并配合行之有效地劳动和锻炼。衣着打扮、梳洗美容应考虑有利于胎儿和自身健康。

（4）常听优美的音乐,常读诗歌、童话和科学育儿书刊。不看恐惧、紧张、色情、斗殴的电视、电影、录像和小说。

（5）孕妇在情绪胎教中负有特殊的使命。孕妇应了解怀孕会产生一系列生理、心理变化。建设美好的生活环境,使生活恬静,谈吐幽默诙谐,憧憬美好的未来,这是做孕妇给自己孩子的第一份美好的礼物。

7. 联想胎教法

联想胎教法主要是指孕妇利用母亲和胎儿之间情绪、意识的传递,通过对美好事物和意境的联想,将美好的体验暗示和传递给胎儿的方法。联想胎教也是胎教的一种重要形式,联想胎教就是想象美好的事物,使孕妇自身处于一种美好的意境中,再把这种美好的情绪和体验传递给胎儿。例如,孕妇可以想象漂亮娃娃的画像,想象名画、美景、乐曲、诗篇等所有美的内容。

由于联想对胎儿具有一定的"干预"作用,母亲的联想内容十分重要,美好内容的联想无疑会对胎儿产生美的熏陶,内容不佳的联想,则会起到反面作用,或把孕妇本不想传递给胎儿的信息传递给了胎儿。这一点,孕妇要千万注意。

8. 美育胎教法

美育胎教法是指根据胎儿意识的存在,通过母亲对美的感受而将美的意识传递给胎儿的胎教方法。人们通过看、听、体会,享受着世界上各种各样的美,而胎儿无法看到、听到、体会到这一切,所以母亲要通过自己的感受,将美经神经传导、输送给胎儿。孕妇如果有优雅的气质、饱满的情绪和文明的举止,就能感受到来源于自身的一种美。这种感受确立了孕妇的审美观,也能将这种审美观传递给胎儿,使胎儿在母体内也得到美的熏陶。因此,专家经常告诫妇女在怀孕期间,不仅要保持精神焕发,穿着整洁,举止得体,还要适当丰富自己的精神生活,例如,多听音乐、看书、旅游、欣赏美术作品等,通过感受这些美好的行为来增加孕妇的情趣,丰富美的内涵,陶冶人的情操。

9. 环境胎教法

孕妇的整个妊娠过程,绝大多数的时间是在家庭中度过的,家庭气氛和谐与否对胎儿的生长发育影响很大。和谐的家庭气氛是造就身心健康后代的基础。在和睦相处的氛围中,孕妇得到的是温馨的心理感受,胎儿也能在良好的环境中获得最佳熏染,从而促进身心的健康发育。要创造好的家庭氛围,夫妻双方的修养都有必要加强,夫妻之间要互敬、互爱、互勉、互慰、互谅、互让。经常交流感情,彼此相敬如宾,尤其是丈夫更要积极热忱地为妻子及腹内的孩子服务,不断地给孕妇的精神与饮食上输入营养,给正在孕育着的这株"秧苗"以阳光雨露,扮演好未来父亲的荣耀角色,使妻子觉得称心,胎儿也感到惬意。在如此和谐的家庭氛围中生活,对母儿的身心健康均大有裨益。

第三节　妊娠晚期的优生指导

一、妊娠晚期孕妇生理特点

在怀孕最后 3 个月,随着分娩临近,孕妇的生理和心理都会发生很大变化,一般体重可增加 4.5～5.4 kg,胎儿体重为 3～3.6 kg。

1. 妊娠第 8 个月的特点

随着怀孕进程,孕妇的体重继续迅速增加,子宫底已上升到最高点,达脐以上 12 cm,阴道分泌物、排尿次数也增多了,胎动频繁,不规则宫缩也时有发生,胎儿的骨骼、肌肉和肺部发育正日趋成熟。这时孕妇的乳头周围、下腹及外阴部的颜色越来越深,妊娠纹和脸上的妊娠斑也更为明显。子宫底已上升到了横膈膜处,压迫胃部,因此最好少吃多餐,以减轻胃部的不适。很多孕妇睡眠会更加不好,特别是腹部大了,起、卧、翻身都有些困难,可采用左侧卧位的姿势睡觉。

孕妇要避免再独自出远门,多休息,适当活动,可以饭后散步,做孕妇体操,缓解身体不适。这时一定要坚持每两周一次的孕检,如果有头痛、恶心、腹痛、发热等症状,一定要及时去医院检查。

2. 妊娠第 9 个月的特点

从第 9 个月开始,由于胎头不断下降,压迫膀胱,孕妇会感到尿意频繁,骨盆和耻骨联合处酸痛不适(有的孕妇还会感到手指和脚趾的关节胀痛),腰痛加重,不规则宫缩的次数增多,腹部经常阵发性地变硬变紧。全身的关节和韧带逐渐松弛,这是在为分娩做身体上的准备。此后孕妇可能会发现脚、脸、手水肿更厉害了,即使如此也不要限制水分的摄入量,因为母体和胎儿都需要大量的水分。相反,摄入的水分越多,反而越能帮助孕妇排出体内的水分,减轻水肿。

随着腹部变得更加沉重,孕妇起居坐卧会颇为费力,上下楼梯和洗澡一定要注意安全,防止滑倒,做家务时也一定要注意动作轻缓,不要过猛,尽量不要做弯腰和下蹲动作,更不能做有危险的攀高动作。这时孕妇还应该了解有关临产征兆的知识,了解什么是宫缩、见红、破水,该如何处理等,因为现在孕妇随时有可能临产。

3. 妊娠第 10 个月的特点

进入第 10 个月,孕妇会逐渐感觉下腹部的压力越来越大,突出的腹部逐渐下坠,这就是胎儿入盆,即胎头降入骨盆,为分娩做准备。同时由于子宫底的位置逐渐下降,孕妇的肺和胃都会觉得松快一些,呼吸和进食也比前一段时间舒畅了,食欲因此也有所好转,但是行动却日益艰难。从现在起,孕妇很可能会经历"演练性收缩",这时子宫收缩变硬,持续大约 30 秒后再松弛下来。

在怀孕晚期,分娩来临的焦虑、睡眠不足产生的疲劳和渴望结束怀孕等多种情绪混杂到一起,使一些孕妇陷入抑郁。家人要积极地做好孕妇的心理保健,孕妇也要注意自我调适。

到了第 40 周左右,生命中那个重大时刻就要来临了,期待已久的小生命很快就要投入孕妇温暖的怀抱中。现在医生可以根据胎儿和孕妇的身体情况确定分娩方式,大多数孕妇都能采用阴道分娩,这是最自然、最健康的分娩方式。特殊产妇应听从医生的建议,选择更为合适的分娩方式。

二、妊娠晚期孕妇营养与优生指导

孕晚期母体基础代谢率增至最高峰,同时胎儿各组织器官及生长速度达到最高峰,此期胎儿体内营养素储存速度也加快,饮食上应在孕中期的基础上作相应调整。一些孕妇到孕晚期,担心胎儿太大,增加难产的概率,盲目地减少食物的摄入,殊不知这样做既不利于孕妇自身健康,又直接影响胎儿生长,尤其是脑部发育,甚至事关孩子的智商和一生健康。人类约有 140 亿个脑细胞,而人的脑细胞总数又与组织中的 DHA 含量密切相关,人脑在发育过程中 DHA 的合成有两个高峰,第一个高峰在妊娠 26 周左右,第二个高峰在接近预产期时,这两次高峰是胎儿脑组织中神经和神经胶质分化速度最快的时期,这时如果孕妇摄入的优质蛋白质、不饱和脂肪酸不足,将使胎儿脑细胞分化缓慢,使脑细胞总数减少,影响孩子将来的智商。另外,胎盘在妊娠 34～36 周期间,滋养层上皮细胞最多,以后不再增多。

1. 妊娠晚期饮食原则

妊娠晚期孕妇应根据生理需要及胎儿生长发育的特点,科学调节饮食,加强合理营养。要遵循两个原则:一是要吃得饱,吃得好,营养丰富,碳水化合物、优质蛋白质、不饱和脂肪酸、各种维生素、钙、铁、微量元素、纤维素等,缺一不可,合理搭配,起到营养互补作用,提高食物的营养价值;二是要有规律,避免饥一顿、饱一顿,特别是早餐,要保质保量。

(1) 重视对钙的摄取。孕晚期,机体对钙的需求量大增,达到 1 200 mg/天。胎儿骨骼中 90% 的钙在妊娠晚期 3 个月内积聚,50% 在妊娠最后一个月积聚,如果缺钙,很容易造成早产。

(2) 重视对维生素 B_1 的摄取。孕妇对维生素 B_1 的需求量也大增,如果缺乏,会出现类似早孕反应的症状,甚至影响生产时的子宫收缩,导致难产,所以孕晚期要格外注重维生素 B_1 的补充。

(3) 重视对铁的摄取。一方面,孕晚期,孕妇血容量增加 40%～50%,机体需要储备相当数量的铁,以补偿分娩时失血造成的损失;另一方面,胎儿生长发育过程中需要制造血液和肌肉组织,还要在肝脏内储存一定数量的铁,以备出生后消耗,这是因为无论母乳或牛乳含铁均很少,产后 6 个月婴儿都要消耗自身储存的铁。

2. 不同月份主打营养素

(1) 碳水化合物是怀孕第 8 个月的主打营养素。第 8 个孕月,胎儿开始在肝脏和皮下储存糖原及脂肪。此时如碳水化合物摄入不足,将造成蛋白质缺乏或酮症酸中毒,应保证能量的供给,增加主粮的摄入,如大米、面粉等。一般来说,孕妇每天平均需要进食 400 g 左右的谷类食品,这对保证能量供给、节省蛋白质有着重要意义。另外在米、面主食之外,要增加一些粗粮,比如小米、玉米、燕麦片等。

(2) 膳食纤维是怀孕第 9 个月的主打营养素。孕后期,逐渐增大的胎儿给孕妇带来负担,孕妇很容易发生便秘。由于便秘,又可发生内外痔。为了缓解便秘,孕妇应该注意摄取足够量的膳食纤维,以促进肠道蠕动。全麦面包、芹菜、胡萝卜、白薯、土豆、豆芽、花菜等各种新鲜蔬菜水果中都含有丰富的膳食纤维。孕妇还应该适当进行户外运动,并养成每日定时排便的习惯。

(3) 硫胺素(维生素 B_1)是怀孕第 10 个月的主打营养素。最后 1 个月里,必须补充各类维生素和足够的铁、钙、充足的水溶性维生素,尤其以维生素 B_1 最为重要。如果维生素 B_1 不足,易引起准妈妈呕吐、倦怠、体乏,还可影响分娩时子宫收缩,使产程延长,分娩困难。硫胺素在海鱼中的含量比较高。

三、妊娠晚期孕妇保健与优生指导

妊娠晚期,胎儿在腹中的位置不断下降,使孕妇感到下腹坠胀。此期除了继续指导孕妇保证充足的营养和适当的活动外,保健的重点是:按时产前检查,做好家庭自我监护,预防和处理妊娠并发症,做好分娩准备。

1. 按时产前检查

妊娠 28 周后应每 2 周产前检查一次;妊娠 36 周后,每周检查一次。高危孕妇根据病情增加产检次数,必要时住院治疗。

2. 孕妇自我监测

(1)数胎动。正常情况下,每小时胎动在 3 次以上,12 小时胎动在 30 次以上,表明胎儿情况良好。如果少于 20 次,就意味着胎儿有宫内缺氧,10 次以下说明胎儿有危险,需要马上去医院检查。

(2)测量宫高。在孕 32~34 周,宫高应达到剑突下 1~2 横指。如果连续 2 周宫高没有变化,孕妇需立即去医院检查。

(3)测量腹围。每周一次用皮尺围绕脐部水平一圈进行测量。怀孕 34 周后,腹围增长速度减慢。若腹围增长过快,应警惕羊水过多。

3. 妊娠晚期卫生与保健

(1)阴部清洁:怀孕后期,阴道分泌物增多,外阴部容易污染,所以要每天清洗以保持清洁。由于局部充血,皮肤黏膜特别容易受伤,所以洗澡时动作要轻缓。

(2)乳房保健:如果孕妇乳头扁平或下陷,第 8 个月的时候,就要开始做乳房按摩了。将乳晕往上下左右的方向推压,每天 1~2 次,每次做数分钟。第 9 个月时,就要每天做促使乳腺畅通的按摩,将乳房用拇示食指扶住,轻轻推压,每次 1~2 分钟,每天坚持做。这种按摩能促使乳液的产生,并能使乳腺畅通。

(3)衣着宽松:怀孕后期,鞋子应宽大软适一些。因为在怀孕后期,双脚可有轻微肿胀的趋势;衣服也要选择宽松舒适的;选用布胸罩,以免合成纤维胸罩造成乳房的摩擦裂伤和纤维浸入,影响今后泌乳。避免用乙醇(酒精)涂乳头,乙醇会使皮肤变得过分干燥,引起乳头裂伤,妨碍哺乳。

(4)生活有规律:孕妇应该保证每天 1~2 小时午休,总睡眠时间每天 8~9 小时。每天保证一定的运动量,这样可以帮助孕妇正常分娩。避免重体力劳动、盆浴及性生活,以防感染或早产。

(5)稳定情绪:充满自信地度过这个时期,顺利分娩。一旦发现不明原因的阴道流血应及时入院治疗。

第四节　围产期的优生与保健

围产期是指怀孕 28 周开始的分娩前准备期,到产后 1 周或数周,为非常关键的时期。围产期保健是指生产前、产时和产后的一段时间内,对母亲、胎儿和新生儿进行一系列的保健工作,使母亲健康同时胎儿、新生儿的成长发育得到很好的保护。围产期保健的目的是降低新生儿及母亲的发病率和死亡率,是优生的一项重要内容。

一、围产期孕妇生理特点

(一)围产期产前生理特点

"十月怀胎,一朝分娩",280 天左右的漫长妊娠期,将要经过分娩而告结束。在母体内生长发育 10 个月后,胎儿发育成熟。一旦胎儿发育成熟后,子宫会发生强烈的收缩,进入临产阶段。

1. 临产征兆

孕妇临产前往往会出现一些症状,医学上称为临产征兆,包括子宫底下降、子宫收缩、阴道分泌物流出。

(1) 子宫底下降。产妇在分娩前数周,会发现子宫底下降,降到了相当于妊娠 8 个月时的高度。这种变化会使孕妇感到上腹部不再那么憋闷,胃口也会好一些。但与此同时,下腹部会更加沉重突出,小便次数增加,走路也会显得更加笨重,经常会感觉到腰酸腿痛,还会出现小腿抽筋的现象。子宫底的下降,意味着胎儿的头下降入盆。但有的胎儿入盆较晚,要至分娩前夕。

(2) 子宫收缩。分娩之前数周,子宫肌肉会变得敏感起来,往往会出现不规则宫缩。孕妇感觉不规律的腹部变紧、变硬,称为子宫收缩。这种宫缩与真正分娩时的阵缩不同,因此医学上称为假阵缩。假阵缩持续时间短,间歇不规律,收缩大多只是在下腹部。假阵缩不会使子宫颈扩张,也不会伴有阴道血性分泌物。假阵缩的特点是持续时间短,常常<15 秒,间隔时间长短不一,长时间行走或长时间站立时较明显,晚上出现较白天多。

(3) 阴道分泌物流出。在妊娠最后数周,子宫颈分泌物增加。在分娩开始前 24 小时内,常有一些带血的黏液性分泌物从阴道排出,血量一般很少,不超过月经量。若阴道出血量较多,大于平时月经量,应考虑是否为异常情况如前置胎盘等。这种带血的分泌物,俗称"见红",是分娩即将开始的先兆。一般在见红后 24～48 小时,出现宫缩即临产。

2. 分娩先兆

分娩开始的标志为有规律的子宫收缩且逐渐增强,持续 30 秒以上,同时伴随进行性宫颈管消失、宫口扩张和胎儿先露部下降。主要表现如下。

(1) 规律宫缩。第一产程开始时,宫缩持续时间较短(约 30 秒)且弱,间歇期较长(5～6 分钟),随着产程进展,持续时间渐长(50～60 秒),且强度不断增加,间歇期渐短(2～3 分钟)。

(2) 宫颈扩张。通过肛诊或阴道检查,可以确定宫颈扩张程度。当宫缩渐频且不断增强时,宫颈管逐渐短缩直至消失,宫颈逐渐扩张。宫颈扩张在潜伏期速度较慢,进入活跃期后扩张速度加快。

(3) 胎膜破裂。随宫缩继续增强,子宫羊膜腔内压力增加到一定程度时胎膜自然破膜。破膜多发生在宫口近开全时。

(4) 排便感。宫口开全后,宫缩较前增强,当胎头降至骨盆出口压迫骨盆底组织时,产妇有排便感,不自主地向下屏气,为第二产程。随着产程进展,会阴渐膨隆和变薄,肛门松弛。宫缩时胎头露出于阴道口,宫缩间歇期,胎头又缩回阴道内,称为胎头拨露,直至胎头双顶径越过骨盆出口,宫缩间歇也不再缩回,称为胎头着冠。此后会阴极度扩张,产程继续进展,胎头娩出。

(5) 胎盘排出。胎儿娩出后,进入第三产程,此时子宫底隆至脐平,产妇感到轻松,宫缩暂停数分钟后重又出现。当子宫体变硬呈球形、阴道口外露的一段脐带自行延长、阴道少量流血时,表明胎盘已从子宫壁剥离,即将排出。

(二) 围产期产后生理特点

1. 生殖系统

(1) 子宫复旧。子宫在胎盘娩出后逐渐恢复至未孕前状态的过程,称为子宫复旧,需时 6～8 周。胎盘娩出后,子宫便开始复旧,子宫开始收缩,一方面缩小子宫的体积;另一方面可压迫子宫的血管停止出血。刚产后的子宫可在脐下扪及硬的块物,此时有 1 000～1 200 g,1 周后降为 500 g,2 周后隆至骨盆腔,约 300 g。4 周后,便恢复到未怀孕的重量,50～70 g。子宫的缩小,主要是肌细胞体积的缩小而不是数目的减少。

(2) 产后痛。产后痛是由子宫间歇性的强烈收缩所引起的,在初产妇较不明显(为持续性收缩),过度疼痛可要求使用止痛剂,一般在第 3 天后会逐渐减轻。

(3) 恶露。在产后 5～6 天内,子宫蜕膜便开始坏死、脱落。这些坏死组织和血上皮细胞及细菌混在一起排出阴道,称为恶露。最初 2～3 天为红色,3～4 天后颜色渐渐变淡,量也变少,到第 10 天左右,变为淡黄色或乳白色,这种恶露可能会持续 3～6 周。

正常恶露有血腥味,持续 4～6 周,总量为 250～500 ml。若子宫复旧不全或宫腔内残留胎盘、多量胎膜或合并感染时,恶露增多,血性恶露持续时间延长伴有臭味。通过对恶露的观察,注意其质和量、颜色及气味的变化以及子宫复旧情况,可以了解子宫恢复是否正常。

(4)子宫内膜重建。子宫内膜的重建很快,产后2~3天内,残留的蜕膜开始分化成两层,表层坏死,随恶露排出。底蜕膜则为重建子宫内膜的来源,第7~10天就可以恢复接近未怀孕时的状态。除了胎盘所在处以外,完全的重建需2~3周。

(5)阴道、外阴的变化。生产时阴道会较为松弛、宽阔,产后逐渐复原,但很少能完全恢复到未生产前的状态。约3周后阴道折皱便会恢复。阴道及会阴的裂伤也会逐渐复原。整个恢复过程大约需要6周。

阴道分娩后外阴出现水肿,产后数日内消退。处女膜因分娩时撕裂而呈现残缺不全的痕迹;阴唇后联合可有轻度裂伤,缝合后3~5日能愈合。分娩可造成盆底组织(肌肉及筋膜)扩张过度,弹性减弱,一般产褥期内可恢复。但分娩次数过多,间隔时间过短,造成盆底组织松弛,较难完全恢复正常,这也是导致子宫脱垂、阴道壁膨出的重要原因。

2. 乳房的变化

乳房的主要变化为泌乳。由于分娩后雌、孕激素水平急剧下降,抑制了催乳激素抑制因子的释放,在催乳激素的作用下,乳房腺细胞开始分泌乳汁。婴儿每次吸吮刺激乳头时,可以通过抑制下丘脑多巴胺及其他催乳激素抑制因子,致使催乳激素呈脉冲式释放,促进乳汁分泌。吸吮乳头还可反射性地引起神经垂体释放缩宫素,缩宫素具有使乳腺腺泡周围的肌上皮细胞收缩的功能,使乳汁从腺泡、小乳导管进入输乳导管和乳窦而喷出,进而排出乳汁,此过程又称为喷乳反射。乳汁产生的数量和产妇足够睡眠、充足营养、愉悦情绪以及健康状况密切相关。产后7天内分泌的乳汁,称为初乳,初乳色偏黄是由于含有较多胡萝卜素的缘故。母乳中含有丰富的营养物质,尤其是初乳中含有大量抗体,有助于新生儿抵抗疾病的侵袭。母乳中还含有丰富的蛋白和脂肪,多种免疫物质、矿物质、维生素和酶,对新生儿的生长发育有重要的作用,是新生儿的最佳天然食物。

3. 循环系统

子宫胎盘循环结束后,大量血液从子宫进入产妇的体循环,加之妊娠期潴留在组织中的液体亦进入母体血液循环中。产后72小时内,产妇血液循环量增加15%~25%,尤其是最初24小时,因此产后72小时内心脏负担明显加重,应注意预防心衰的发生。一般产后2~6周,血液循环量恢复到孕前水平。

在产褥早期血液仍处于高凝状态,对子宫创面恢复、预防产后出血有利。此阶段血液中的白细胞总数仍较高,一般1~2周内恢复正常。血小板亦逐渐上升恢复正常。产褥早期可继续贫血,一般产后10天血红蛋白上升,红细胞沉降率于分娩后逐渐恢复至正常。

4. 泌尿系统

产后第1周,一般为多尿期,因孕期潴留在体内的大量液体在产褥早期主要通过肾排出。由于分娩过程中膀胱受压,黏膜充血水肿对尿液刺激敏感性下降以及外阴疼痛使产妇不愿用力排尿,可出现暂时性尿潴留,尤其在产后最初12小时。

5. 消化系统

产后1~2周内消化功能逐渐恢复正常。产褥早期胃肠肌张力仍较低,产妇食欲欠佳,喜进汤食,加之产妇活动少,肠蠕动减弱,容易发生便秘。

6. 内分泌系统

产后1周,产妇血清中雌、孕激素水平恢复至孕前水平。胎盘分泌的胎盘生乳素,一般在产后6小时内消失。不哺乳妇女一般在产后6~10周恢复排卵,甲状腺功能在产后1周恢复正常,肾上腺皮质功能分娩后逐渐下降,约产后4日恢复正常。排卵的恢复与是否哺乳及哺乳时间长短有关,哺乳妇女一般在哺乳阶段不来月经,但也可以有排卵。

7. 免疫系统

在产褥期,机体免疫功能逐渐恢复,NK细胞和LAK细胞活性增加,有利于对疾病的防御。

8. 腹壁皮肤的变化

腹壁皮肤受子宫膨胀的影响,肌纤维增生,弹力纤维断裂,产后腹壁松弛,至少6周后方能恢复。妊娠时出现的下腹正中线色素沉着在产褥期逐渐消退,腹壁原有的紫红色妊娠纹变白,成为永久性的白色旧妊娠纹。

二、产程临床表现与保健

胎儿离开母体要经过 3 个阶段,医学上称为 3 个产程,是从子宫有节奏的收缩到胎儿胎盘娩出的全部过程,完成这个过程,才算分娩结束。3 个产程所需要的时间为:初产妇为 12～16 小时,经产妇为 6.5～8.5 小时[①]。

(一)第一产程

1. 临床表现

第一产程又称宫颈扩张期,从规律性宫缩到宫口开全。初产妇平均需 11～12 小时,经产妇需 6～8 小时。其中从规律宫缩至宫口扩张 3 cm 称为潜伏期,宫口扩张速度平均每 2 小时扩张 1 cm,最慢速度每 4 小时扩张 1 cm。从宫口扩张 3 cm 至宫口扩张 10 cm 称为活跃期,宫口扩张速度是每 1 小时扩张 2 cm,最慢速度每 1 小时扩张 1 cm。

一般来说临产前都有征兆,如见红、规律宫缩、宫口扩张、胎膜破裂、排便感、胎盘排出等现象。如有这些状况出现,应该立即前往医院检查。

产程刚开始时,子宫每隔 10 多分钟收缩一次,收缩持续时间短,间歇时间较长,子宫收缩力较弱,产妇感觉腹痛程度较轻,能够忍受。这时如果医生同意,可以适当下床活动。宫缩时做均匀的深呼吸,间歇时全身放松休息,也可以在宫缩的间歇,吃一些易消化吸收的食物。很多产妇喜欢吃巧克力,因为巧克力含热量较高,能用于补充产妇所需能量。要注意勤排小便,因为充盈的膀胱不仅影响胎儿先露部位的下降,还会影响宫缩。在第一产程,如果没有禁忌证的话,医生会给产妇灌肠,灌肠后产妇要尽量排大便。

随着宫口不断扩张,宫缩会越来越强,持续时间可达 1 分钟,间隔时间缩短到 1～2 分钟,产妇的腹痛会越来越严重,间隔时间逐渐缩短,往往会感到连喘气的机会都没有。这时,产妇可以通过深呼吸止痛法、腰骶部压迫止痛法、按摩止痛法等来减轻一些不适感。

腹痛次数增多,强度增强,这并非是坏事。一般来说,如果产妇骨盆和胎儿没有异常的话,分娩速度和腹痛的程度呈正比,疼痛越重,宫缩越强,宫口扩张越快,产程进展越快。所以产妇一定要尽力控制自己的情绪,不要大声呼叫,要和医生密切配合,以顺利度过漫长的第一产程。

2. 保健要点

(1)变换姿势,尝试找到让产妇感觉最舒服的体势。随着胎头的下降,产妇阵痛的部位也会有所改变,所以尽量找到感觉舒服的姿势才能更好地放松。由于阵痛的时候子宫是一面前倾一面向下收缩的,所以把身体略微前倾不仅可以减少疼痛,还可以让肌肉放松。晚上侧卧的姿势好一些,如果是白天就尽量坐起来。

(2)阵痛的时候最好大口呼气。缓解阵痛的基本方法就是采用呼气式呼吸法。如果强忍疼痛身体会变得僵硬,产痛就会增加。通过大口呼气可以释放疼痛的感觉。不要高声喊叫,持续高声喊叫反而会打乱缓解阵痛的呼吸节奏。

(3)按压、抚摸、温暖身体。用手按压、抚摸疼痛的地方可以在疼痛中让自己稍微放松一些。用热水袋放在腰部进行热敷也有助于舒缓身体、缓解疼痛。

(4)学会放松,分散对阵痛的"过分关注"。产妇注意力不要从一开始就过分集中,不要刻意地进行记录,也不要闭上眼睛,因为闭起眼睛不仅会让自己听到身体内部的声音,还可能让孕妇感到头晕。

(5)阵痛来临的时候不要过分用力。如果肩膀等部位过分用力,体力消耗会很快,特别是过分用力收紧臀部很可能把正在下降的胎儿再挤回去,所以阵痛时应避免过分用力,阵痛过后尽快松口气,短暂释放一下紧绷着的身体。

(二)第二产程

1. 临床表现

第二产程,又称胎儿娩出期,从宫口开全到胎儿娩出。初产妇需 1～2 小时,经产妇需 0.5～1 小时。宫

---

① 张玉秋、钱金花. 怀孕优生必读[M]. 延边:延边大学出版社,2008,270

缩持续 1 分钟,间隔时间缩短到 1～2 分钟。宫缩时,胎儿先露部位压迫盆底组织,产妇会有排便感,并不由自主向下屏气用力。第二产程是最紧张、体力消耗最大的时期,也是保障母子安全的关键时期。产妇在这时期要和医生密切配合,听从指挥,掌握正确的用力方法。在宫缩时先行深吸气,然后再如解大便一样屏气向下方用力以增加腹压,在宫缩间歇期全肌肉放松,安静休息。正确使用腹压,可以缩短产程,加速分娩。如果用力不当,徒然消耗体力,反而会因为疲劳过度造成宫缩乏力,影响到产程进展。当胎头露出会阴口,助产人员告诉产妇张嘴"哈气",千万不要再屏气用力,可以做短促的呼吸动作,以防胎儿娩出过快而撕裂会阴部。

2. 保健要点

(1) 感觉很吃力可以短暂地使劲。在子宫口全部打开以前是克服宫缩痛、保存体力的时期。但是本能地无法克制用力可以随着吐气在最后的时候给腹部一点压力。

(2) 呼吸时要格外集中注意力。呼出气流后自然地吸气,对于预防呼吸过度是十分有效的。如果无法慢慢地呼气短促地呼气也是可以的。但不要憋气,憋气时身体会不自觉地用力,这样会增强产痛的感觉,甚至会出现头晕的现象。

(3) 压迫肛门更容易缓解宫缩痛。腰或肛门附近疼痛加剧时,用拳头等按压肛门可减轻疼痛。同时配合呼吸法会更有效,在按压肛门的时候呼气,松开的时候吸气。

(4) 选择舒服的姿势躺下来,这样更容易克服宫缩痛。一般来说侧卧比仰面躺着更能减缓阵痛,可采用纠正胎位不正的胸膝卧位,趴在地板或是床上,胸部和膝盖着地,臀部翘起,重力就会向相反的方向起作用,疼痛就会减轻。后仰只会加剧宫缩痛。另外尽量不要采取坐蹲的姿势或坐在椅子上。因为这种姿势在重力作用下,会让要排便的感觉有增无减。

(三) 第三产程

1. 临床表现

第三产程又称胎盘娩出期,从胎儿娩出到胎盘娩出,需 5～15 分钟,最长不超过 30 分钟。这时,产妇感到轻松,子宫底下降至脐平,宫缩暂停数分钟后又会重新开始。子宫体变硬呈球形,宫底升高达脐上,阴道有少量流血,阴道口外露的脐带自行下降变长,这些症候表示胎盘已经从子宫壁剥离。接产人员会轻轻按子宫底部,牵拉脐带,娩出胎盘。伴随着一些血液流出,继而子宫收缩较紧,流血量变少,分娩过程至此全部结束。

胎盘娩出后,接产人员会把胎盘压平,仔细检查胎盘胎膜是否完整。如胎盘、胎膜完整,检查会阴、小阴唇内侧、尿道口周围及阴道和宫颈有无裂伤。发现裂伤,应立即消毒、缝合。

2. 保健要点

(1) 调整好心态。有些产妇看到自己的宝宝会心花怒放,情绪高涨,还有一些产妇因宝宝性别或宝宝有异常症状,情绪低落,甚至沮丧,这都会影响子宫收缩,引起产后出血。

(2) 抓紧休息。分娩是体力消耗较大的过程,会感到疲倦,会不知不觉地睡意袭来,这时要抓紧时间休息,可闭目养神或打个盹儿,但不要熟睡,因为产妇还要照顾新生儿,要给新生儿喂第一次奶。

(3) 及时排便。顺产的产妇,分娩后 4 小时就要排尿,最迟产后 6 小时排出尿,24～48 小时排大便。

(4) 尽早下床活动。产后就要在床上活动,如翻身、抬腿、收腹、提肛等,顺产 8～12 小时即可下床活动。

三、分娩方式与优生

生孩子是母亲的天职。每一位产妇应选择适合自己的分娩方式。常见的分娩方式有自然分娩和剖宫产分娩两种。

(一) 自然分娩

胎儿发育正常,孕妇骨盆发育也正常,孕妇身体状况良好,靠子宫阵发的有节律收缩将胎儿推出体外,这便是自然阴道分娩。自然阴道分娩是最为理想的分娩方式,因为它是一种正常的生理现象,对母亲和胎儿都没有多大的损伤,而且母亲产后很快能得以恢复。

1. 自然分娩的优缺点

在自然分娩中,胎儿经历子宫的收缩、产道的挤压,进一步促进肺和脑细胞的发育成熟,同时将胎儿肺内的羊水挤压、排出,减少了因湿肺造成的肺部感染和吸入性肺炎。自然分娩优点表现为:①产后恢复快,生产当天就可以下床走动,一般 3～5 天可以出院,花费较少;②产后可立即进食,可喂哺母乳;③仅会阴部位会有伤口,并发症少。缺点表现为:①产前阵痛,且持续时间较长;②阴道生产过程中突发状况较多;③阴道松弛;④伴有骨盆腔子宫膀胱脱垂的后遗症。

2. 决定自然分娩的因素

决定自然分娩的主要因素为产力、产道、胎儿等 3 个要素。若各因素均正常并能相互适应,配合协调,那么胎儿能顺利经阴道自然娩出,为正常分娩。

(1)产力。是指把胎儿及附属物从母体子宫内逼出的力量,包括产妇的子宫收缩力,腹肌和肛提肌的收缩力,其中子宫收缩力是主要产力。正常情况下,子宫收缩应当有一定的强度和频率,并持续一定的时间。随着产程的进展,强度不断加大,持续时间也相应延长,才能在第一产程中使子宫颈口逐渐开全,胎儿先露部位逐渐下降。如果子宫收缩乏力,会影响第一产程进展,需要采取措施加强宫缩。腹肌、膈肌和肛提肌的收缩,主要运用于第二、第三产程。在第二产程中,医生会嘱咐产妇屏气用力,使腹肌及膈肌强力收缩,有利于胎儿娩出,缩短第二产程。

(2)产道。娩出胎儿的通道,分为骨产道和软产道。骨产道是产道的重要部分,是指母体的骨盆。骨盆的大小、形态直接影响分娩。如果骨盆畸形,虽然胎儿和胎位正常,产力也正常,仍可能因胎儿无法通过骨产道而发生难产。软产道是指产妇的宫颈、阴道及外阴,如果宫颈口开全、阴道没有阻力,胎儿就能顺利通过,正常分娩。

(3)胎儿。胎儿的大小、有无畸形及胎位是否正常,直接与分娩相关。纵产位时,胎儿通过产道较易,头位较臀位易于娩出。发生臀位时,因胎头娩出时未能变形,使胎头在胎体娩出后再娩出有一定困难。发生横位时,足月的胎儿也不能经阴道分娩。胎儿过大或颅骨过硬、可塑性差、不易变形,也常常会发生分娩困难。正常情况下,产力推动胎儿下降,在下降过程中克服产道阻力,胎儿正常分娩。反之,如果产道或胎儿异常可能影响到产力,引起产力异常。在分娩过程中,医生会注意观察了解产程进展情况,发现异常给予及时纠正,争取顺产。

(二)剖宫产分娩

剖宫产分娩是经腹部切开子宫壁取出胎儿的分娩方式。如果骨盆狭小、胎盘异常、产道异常或胎膜早破、胎儿出现异常,需要尽快结束分娩时应采取剖宫产分娩方式,以确保母子平安。

1. 剖宫产分娩的缺点

剖宫产毕竟是一种手术,而且并发症也比阴道分娩的要多,主要有如下缺点。

(1)剖宫产必须施行麻醉,麻醉本身可能使产妇血压下降,偶尔还会发生麻醉意外,造成难以挽回的损失。

(2)手术造成的失血。正常情况下,阴道分娩平均出血量在 50～200 ml,而剖宫产的平均出血量在 200～300 ml,甚至更多。大量的失血会使产妇产后恢复的时间延长。此外,剖宫产还可能伴有伤口裂开、感染、腹壁子宫瘘(腹壁和子宫形成瘘管)等并发症。

(3)进行剖宫产后,子宫上会留有瘢痕,一旦发生意外妊娠,需要人工流产时,手术难度也会较大,容易发生并发症,严重的将危及生命。

(4)对新生儿来说,由于没有经过产道挤压,新生儿的肺没有锻炼,出生后不易适应外界环境的骤变,容易发生新生儿窒息、呼吸道窘迫综合征、吸入性肺炎等。另外剖宫产手术还增加了新生儿感染的机会,使之患病率明显增加,甚至给新生儿带来危险。因此,剖宫产并不是首选的最佳分娩方式,只有发生难产时才采用这一方法。

2. 剖宫产的适用人群

行剖宫产分娩有适用的人群,是否行剖宫产要根据具体情况来分析。以下情况可考虑行剖宫产分娩。

(1)产妇方面。产道异常,如骨盆狭小,畸形;骨盆腔内或阴道肿块堵塞产道;先兆子宫破裂;重度妊娠高压血压综合征;某些妊娠合并症,如合并心脏病、糖尿病、慢性肾炎等;临产前子宫收缩无力,经用催产素无效者;产前发生严重大出血,如前置胎盘,胎盘早期剥离,引产失败而需要短时间内结束分娩;产程过长(>24小时者);高龄初产妇(年龄>35 岁);孕产妇患有急性疱疹或阴道有性病病灶者。

(2) 胎儿方面。骨盆虽正常,但胎儿过大,头盆不称;胎位异常,如臀位,尤其胎足先入盆者,枕后、横位,产程停止,胎儿从阴道分娩困难;胎儿尚未分娩,而胎盘提早剥离,或脐带先行由阴道脱出者;胎儿宫内窘迫、缺氧,经治疗无效者等。有研究显示,未经子宫收缩和产道挤压的剖宫产分娩的孩子容易发生以儿童感觉统合失调为主的"剖宫产儿综合征",表现为定位差,注意力不集中、多动症和出现阅读、画线、打球困难等,主要是感觉刺激信息不能在中枢神经系统有效组合,使身体各个部分不能协调而有效的运动所致。

(三) 无痛分娩

医学界一直都在探寻一种简单易行的,既不影响母婴健康,又能解决或减轻分娩疼痛的方法。无痛的意义,不仅仅在于降低产妇分娩时的痛苦,更重要的是,它能够减少产妇不必要的耗氧量和能量消耗,防止母婴代谢性酸中毒的发生,提高产程进展的速度,降低产后出血率。同时,它还可以使子宫胎盘血流量减少,从而改善胎儿氧合状态,降低胎儿缺氧及新生儿窒息状况的出现。

通常所说的"无痛分娩",在医学上称为"分娩镇痛",是用各种方法使分娩时的疼痛减轻甚至使之消失。目前通常使用的分娩镇痛方法有两种:①药物性,是应用麻醉药或镇痛药来达到镇痛效果,这就是通常所说的无痛分娩;②非药物性,是通过产前训练、指导子宫收缩时的呼吸等来减轻产痛;分娩时按摩疼痛部位或利用中医针灸等方法,也能在不同程度上缓解分娩时的疼痛,属于非药物性分娩镇痛。

1. 无痛分娩的优点

无痛分娩的优点表现为:①解除产妇对分娩疼痛的恐惧感;②起效快,作用可靠;③缓解产痛带来的不良生理反应。但是无痛分娩技术含量高,需专业麻醉医生操作。

2. 无痛分娩的适用人群

虽然无痛分娩的适应人群很广,但仍需在产科和麻醉科医生认真检查后才能确定孕妇是否可以采取这种分娩方式。有妊娠合并心脏病、药物过敏、腰部有外伤史的情况,应该向医生说明,由医生决定是否可以进行无痛分娩。有阴道分娩禁忌证、椎管内麻醉禁忌证或者是有凝血功能异常,应禁止使用无痛分娩。

四、产妇营养与身心保健

分娩对于产妇来讲,不仅要忍受肉体上的痛苦,而且要承担身体上的巨大消耗。产后母体除了要有足够的营养素用以补充分娩时的消耗和生殖器官的恢复外,还要供给婴儿乳汁,以保证婴儿健康生长。因此,产妇产后的营养需要量要比妊娠时更多,所以产后必须进食营养丰富的食物。

(一) 产妇营养指导

1. 产妇饮食要求

(1) 适量增加蛋白质的摄入量。怀孕分娩过程中损失的蛋白质较多,分娩后如果哺乳也需要较多的蛋白质,一般哺乳期产妇每天比一般人要多摄入 20 g 蛋白质。如蛋白质不足影响母体康复也影响泌乳质量。

(2) 增加钙的摄入。围产期产妇都需要补钙,因为产妇本人和婴儿都需要钙,乳母每天需要 1 200 mg 钙,而且乳母普遍都会发生骨密度低下,甚至骨质疏松的情况,但这种骨质疏松是有可逆性的,一般停止哺乳后,营养摄入充足会很快恢复的。

(3) 适当的能量摄入。要视是否哺乳来决定,如不哺乳就不需要太多的能量,就按一般的能量就可以了,如哺乳每天应比正常人增加 500 kcal 能量。

(4) 多进水分。围产期产妇在分娩过程中因失血等原因,流失的体液比较多,而且分娩后子宫内膜、宫腔内壁都需要修复,乳汁的分泌也要有充足的液体,所以更应补充水分。一般每天不少于 6 杯(1 200 ml)。

(5) 补充充足的微量营养素及生物活性物质。围产期产妇因康复及哺乳,微量营养素的需要量比常人更多,此外还有大量对人体有益的各种生物活性物质,存在于食物中特别是各种植物,围产期产妇必须摄入充足。

2. 产妇月子餐安排

月子中应该有良好的营养,合理的饮食,以利于母婴健康,但也应防止产后大吃大补。每天饮食搭配应多种多样,要有主食、奶豆类、鱼禽肉类、蔬菜水果类,最好还要有干果、坚果等。每天除 3 次正餐外,可增加 2~3 餐副餐。大致可以分为以下 3 个阶段。

(1) 第一阶段(产后第 1 周):细软温热食物。主要以排出恶露、静心休养为主,可以喝些红糖水、小米粥、热牛奶等易消化的食物。这时产妇比较疲乏,而且还有伤口留下的疼痛,饮食要以易消化细软温热食物为主。顺产的产妇从第 2 天要准备开始哺乳,可以逐步恢复到正常的饮食,如剖宫产者则需要产后 3~4 天的过渡,再恢复正常饮食。产后 1 周内,可以增加蛋白质食物,如牛奶、鸡蛋等,高蛋白可以促使伤口尽快愈合,防止瘢痕瘙痒。多摄入粗纤维的食物,以防形成硬便难以排出,影响会阴伤口。便秘时,多吃些香蕉有利通便。

(2) 第二阶段(产后第 2 周):清补修复为主。这一阶段盆腔和子宫逐步恢复,产时的伤口已愈合,恶露排出也从多到少,下床活动也比较方便。此时食物内容以补气、养生、修复为主,此阶段食物不宜太油腻,以清补为主。

前 2 周(一、二阶段)总的原则不宜大补,因为此时各系统在转变调整阶段,传统医学上属于不受补的阶段,主要是调理恢复各系统的功能。这时如大补反而会造成内环境紊乱而影响健康,可在第一阶段的基础上适当增加食物的品种和数量。

(3) 第三阶段(产后 3~4 周):均衡、充足、多样。这一阶段产妇进入调理进补期,许多患有贫血等情况的产妇可以在这一阶段逐步得到恢复。这阶段的膳食应均衡、多样而充足,但不过量,要有充足的蛋白质、足够的新鲜蔬菜和适量的水果。主副食合理配比、粗细粮搭配,还要有一定的活动量,保持合适的体重。

(二) 产妇身心保健

1. 产妇身体保健

(1) 产妇的伤口护理。顺产一般会留下阴道撕裂伤,或者会阴侧切留下的伤口,因伤口位尿道口、阴道口、肛门交汇的部位,所以在护理上要特别小心。①防止外阴感染,勤换卫生垫,避免湿透,让伤口浸泡在湿透的卫生垫上将会很难愈合。②每天要用温水勤冲洗会阴部,尤其每次便后要用苯扎溴铵(新洁尔灭)消毒球棉擦拭冲洗外阴,切忌由后向前擦,应该由前向后。③防止会阴切口拆线后裂开。④避免伤口发生血肿。

如果是剖宫产,更要注重伤口的护理保健,一般要注意以下几点:①清洁干燥,避免发生感染:回家 1 周内勿淋湿皮肤,以防浸透伤口;出院时贴在伤口的透气胶带一周后即可去掉,并可洗澡;一旦伤口出现了局部的红、肿、热、开裂等现象,出现脓性分泌物、全身发热(即使孕妇的伤口看上去很好)等,一定要尽快到医院检查。②少活动,勿提重物。回家后尽量多休息,但也要有规律地起床四处走走。走路可以促进术后的恢复,还有助于预防诸如血栓等并发症的发生,只要活动不过度即可。开始时可以慢一些,逐渐增加活动量。③每天用手指轻轻按摩伤口 3~5 分钟,可有效减少瘢痕产生。避免阳光直接暴晒伤口,使瘢痕颜色加深。伤口愈合期间可能会出现发痒的症状,不要用手抓的方式止痒,以免加剧局部刺激。瘢痕的刺痒一般会随着时间的延长而消失。④如果剖宫产后数周伤口还是没有愈合的迹象,需要去医院及时进行检查。

(2) 身体清洁。传统上认为产褥期不能洗澡、不能洗头,怕因此受风受凉留下病根。实际上这种认识是不合理的。产褥期产妇的会阴部分泌物较多,恶露产后 4~6 周才会干净,因此每天应用温开水清洗外阴部。勤换会阴垫并保持会阴部清洁和干燥。

一般产后 1 周可以洗澡、洗头,但必须擦浴,不能盆浴,以免洗澡用过的脏水灌入生殖道而引起感染。6 周后可以淋浴。

产妇要注意漱口刷牙,产褥期进食次数较多,进食量也较大,如不注意漱口刷牙,容易使口腔内细菌繁殖,发生口腔疾病。过去,有不少妇女盲目信奉"老规矩"围产期里不能刷牙,结果"坐"一次"月子"毁了一口牙。产妇每天应刷牙 1~2 次,可选用软毛牙刷轻柔地刷动。每次吃过东西后,应当用温开水漱漱口。只要体力允许产后第 2 天就应该开始刷牙,最好不超过 3 天。

产妇的剪指甲、趾甲也可以照常进行,指甲是角化了的上皮,根本不存在"剪刀风"的问题。

产妇哺乳前应用温开水清洗乳头,切忌使用肥皂、乙醇、洗涤剂等,以免除去保护乳头和乳晕皮肤的天然薄膜,造成乳头皲裂,影响哺乳。

(3) 围产期产妇的形体训练。不少产妇分娩过后,身体逐渐发胖,有些人乳房也随之下垂,体态变得臃肿,失去了孕前健美的风姿。造成这种现象的原因,主要是产后生活调理不当。如果产妇能从分娩后开始积极主动地采取多种有效的方法,是可以使原来的体形得以恢复的。

从产褥期开始,产妇就要坚持天天做仰卧起坐和腿部、头部同时向上翘的动作,以增强腹肌的收缩力。围产期的后阶段,产妇无论坐或站立时,都要有意识地收腹,不要让腹肌放松下来。哺乳期也要坚持锻炼,平时可做双腿上举运动,每天至少做仰卧起坐 20～30 次,并做俯卧撑和举哑铃等,以减少腹部、腰部、臀部的脂肪堆积,并能防止乳房下垂,使体形逐渐健美。

产后恢复体操可以帮助产妇进行骨盆韧带恢复、腹部和骨盆肌肉群的功能恢复,使产妇及早恢复体形,树立信心。专家称,产妇的盆底部位、肛门、阴道、腹部、臀部肌肉松弛,产妇可按照体操在第一时间内进行针对性锻炼,如呼吸运动、提肛运动、臀部运动、仰卧起坐等。在给婴儿喂奶时,产妇的头、颈、肩容易受累,抬头运动对防止头部、颈部和肩部劳累,缓解其压力有一定的作用。另外,由于有"坐月子"风俗,一些产妇会按照风俗在家"坐月子",但躺床时间久了易致下肢血液循环不畅,发生静脉栓塞,腿部运动能促进血液循环,"坐月子"的产妇不妨进行早期的针对性锻炼。

2. 产妇的心理调适

美国心理学家 Rubin 将围产期妇女的心理调适分为 3 个阶段。

(1) 依赖期:产后前 3 天。产妇的很多需求需要通过别人来满足,如对婴儿的关心、喂奶、沐浴等。在依赖期,丈夫及家人的关心帮助,医护人员的关心指导都极为重要。

依赖期最重要的是给产妇营造一个安静、舒适的家庭环境。产妇的家人要悉心照顾,在感情上给产妇以最大的安慰,创造良好的家庭气氛,使产妇能在和谐愉快的家庭环境中,顺利度过依赖期。

(2) 依赖至独立期:产后第 3～14 天,产妇身体逐渐恢复,开始表现为独立的行为,改变依赖期中接受特别照顾和关心的状态。此期产妇易产生抑郁症,在这一时期要倍加关心产妇并给予适当的指示,提高产妇的自信心和自尊感。

从丈夫方面来说,理应更加关心和爱护妻子,主动多承担一些家务,护理好围产期的妻子和刚出生的婴儿。但是,丈夫或家人难免有照顾不周的时候,做妻子的要正确对待,体谅丈夫,不要过分苛求。否则,家人稍有照顾不周,就发脾气、破坏和谐的气氛,影响家庭团结。同时自己心情不好,也会影响康复,严重时可能造成产后精神障碍。

(3) 独立期:产后 2 周至 1 个月。在这一时期,新家庭形成并运行。产妇和她的家庭逐渐成为一个系统,形成新的生活形态。这一时期,产妇往往会承受许多压力,如兴趣和需要的背离,哺育孩子,承担家务及维持夫妻关系中各自角色扮演的矛盾等。

产妇要尽快适应产后的家庭变化。小宝宝降生,会给家庭带来欢乐,但抚养教育的重任也落到了年轻父母的肩上,家庭会平添许多琐事,产妇既要养好身体,又要给小宝宝喂奶,进行科学护理和养育,与产前生活相比变化是很大的。因此,产妇要正确地面对这种变化,在思想上逐步适应这种变化。要乐观、豁达、宽容,配合家人适应变化,配合医生战胜各种疾病。

育儿宝典

月子餐食谱

姜糖水:生姜末(15 g)和红糖(25 g)加水煮开,当茶喝,有活血暖胃、和中散寒的作用。

红枣小米粥:糯小米洗净加适量水,水煮开后加红枣熬成粥,有益脾和胃、益气生津的作用。

酒酿卧鸡蛋:水下锅烧开,打入 1～2 只鲜鸡蛋,待蛋白凝固后加入 1 匙红糖、3 匙甜酒酿烧开即可。有通脉御寒、养血安神的作用。

麻油蒸鸡蛋:鲜鸡蛋打碎后加入适量鲜汤、少量盐,隔水蒸再加入 1 匙黑芝麻油或亚麻油蒸至熟即可。有滋养肝肾、补脾和胃的作用。

黄芪排骨汤:黄芪 15 g 浸泡,排骨 150 g 汆水后加入姜片和适量水清炖,煮开后加入黄芪,炖至肉脱骨,加入少许盐即可。具有补益精气、益肾强筋的作用。

黄豆猪蹄汤:隔夜将黄豆 100 g 浸泡,次日将去毛洗净的猪蹄汆水后放入炖锅加水、姜、黄豆清炖,待水开后加少许料酒,焖烧锅至黄豆酥烂,猪蹄脱骨即可,具有宽中益气、补血通乳、填肾精健腰脚的作用。

鲫鱼豆腐汤:活鲫鱼一条(300 g 左右),去鳞腮内脏后洗净,嫩豆腐 300 g,先将锅烧热,加适量油将鲫鱼两边煎一下加料酒、适量水、姜片烧至成奶白色状,加入豆腐烧开,调味加葱即可,此汤具有益气补肾、清热解毒、通络下乳的功能。

参杞炖鸡:小母鸡半只洗净待用,党参 15 g,杞子 15 g 浸泡待用,洗净母鸡汆水后,放入蒸锅或烧锅内加水、姜片,待水烧开加料酒,加入党参蒸(炖)至鸡熟,加杞子再炖至汤水沸后加调料即可。具有温中益气、明目养肝、补精填髓之作用。

家长沙龙

催产素的使用

催产素,是指产科医生常用的催产针,它的作用主要是加强子宫收缩,以使婴儿娩出。是否使用催产素并非由产妇或家属随意要求,它必须经产科医生对产妇的产程进行细致的评估,并对产妇和胎儿进行一系列检查和检测才可做出判断。如 B 超测定胎盘的成熟度、胎儿的大小、羊水的状况等检查,对产妇宫颈条件的检查,以及胎儿的入盆情况的检查等。正确使用催产素,可以起到催生的作用,若使用不当,对产妇和胎儿造成不利,情况严重时还会危及生命。所以,催产素的使用必须谨慎。

【反思实践】

1. 简述妊娠早、中、晚期孕妇的营养保健要点。
2. 比较自然分娩和剖宫产分娩的优、缺点。
3. 简述产妇在不同阶段的月子餐要求。

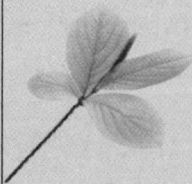

参考文献

一、书籍类

[1] 王雁.优生优育导论[M].北京:教育科学出版社,2003

[2] 李增庆.优生优育学[M].武汉:武汉大学出版社,2007

[3] 吴刚,伦玉兰.中国优生科学[M].北京:科学技术文献出版社,2000

[4] 郭应禄,沈绍基.现代泌尿外科诊疗手册[M].北京:北京医科大学-中国协和医科大学联合出版社,1998

[5] 吴阶平.吴阶平泌尿外科学[M].济南:山东科学技术出版社,2005

[6] 曲莉莉.1岁方案[M].长春:北方妇儿出版社,2009

[7] 戴淑凤.中国儿童早期教养工程[M].北京:中国妇女出版社,2005

[8] 石碗英.准妈妈健康生活百科[M].珠海:珠海出版社,2003

[9] 李晓琳,王毅,李达维.十月怀胎医学手册[M].广州:广东旅游出版社,2008

[10] 崔钟雷.预定一个健康宝宝——孕前准备要充分[M].沈阳:万卷出版公司,2009

[11] 张凡.0～1岁成长方案[M].上海:上海科学普及出版社,2006

[12] 严健民.实用婴幼儿优育优教手册[M].武汉:湖北科学技术出版社,2009

[13] 欧阳晓霞.胎教优生科学方案[M].北京:中国妇女出版社,2009

[14] 张玉秋,钱金花.怀孕优生必读[M].延边:延边大学出版社,2008

[15] 丁海红.胎教的10大关键与666个细节[M].石家庄:河北科学技术出版社,2007

[16] 罗红娟.简易有效胎教必读[M].广州:广州出版社,2003

[17] 张春改,刘大茔.胎教圣经[M].上海:上海科学普及出版社,2012

二、期刊类

[1] 庞琳.儿童抗青光眼联合晶状体摘除手术的远期疗效分析[J].中国实用眼科杂志,2007,25(10):36

[2] 刘希兰,陈陵.微量元素与胚胎生长发育[J].微量元素与健康研究,2003,(3):54

[3] 李琳,程中秋.浅论孕期的护理与保健养生[J].中国中医药现代远程教育,2010,(2):123

[4] 张敏.加强新型生育文化建设浅析[J].胜利油田党校学报,2002,72(5):87

[5] 杨旻.婚检作为婚姻登记必要条件的法律思考[J].法制与经济,2011,(2):13

[6] 曾秀存,朱燕.人类常见遗传性疾病的遗传方式、特征表现及防治方法[J].河西学院学报,2013,5:67

[7] 黄爱萍,胡永华.双生子方法在遗传流行病学研究中的应用及进展[J].国际遗传杂志,2006,5:350

[8] 江静雯,李晶,刘文军.罕见疾病及孤儿药物研究现状及进展[J].生物工程学报,2011,5:726

图书在版编目（CIP）数据

优生咨询与指导/陈雅芳总主编;严碧芳,蒋梅珠编著.—上海:复旦大学出版社,2015.1
(2024.8重印)
全国学前教育专业(新课程标准)"十二五"规划教材
ISBN 978-7-309-10847-7

Ⅰ.优…　Ⅱ.①陈…②严…③蒋…　Ⅲ.优生优育-幼儿师范学校-教材　Ⅳ.R169.1

中国版本图书馆CIP数据核字(2014)第162170号

优生咨询与指导
陈雅芳　总主编　严碧芳　蒋梅珠　编著
责任编辑/傅淑娟

复旦大学出版社有限公司出版发行
上海市国权路579号　邮编:200433
网址:fupnet@fudanpress.com　http://www.fudanpress.com
门市零售:86-21-65102580　　团体订购:86-21-65104505
出版部电话:86-21-65642845
上海新艺印刷有限公司

开本890毫米×1240毫米　1/16　印张8.5　字数273千字
2024年8月第1版第6次印刷

ISBN 978-7-309-10847-7/R·1401
定价:39.00元